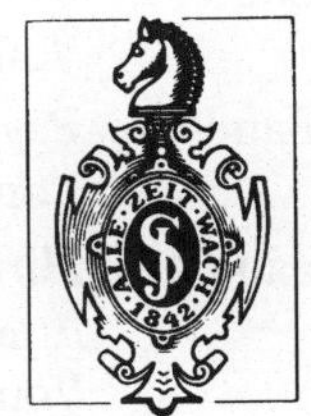

Monographien aus dem
Gesamtgebiete der Psychiatrie

47

Herausgegeben von
H. Hippius, München · W. Janzarik, Heidelberg
C. Müller, Prilly-Lausanne

M. Koukkou-Lehmann

Hirnmechanismen normalen und schizophrenen Denkens

Eine Synthese von Theorien und Daten

Mit 21 Abbildungen

Springer-Verlag
Berlin Heidelberg New York
London Paris Tokyo

Priv.-Doz. Dr. med. MARTHA KOUKKOU-LEHMANN
Psychiatrische Universitätsklinik Zürich
Forschungsdirektion
Lenggstraße 31, Postfach 68
CH-8029 Zürich 8

ISBN-13:978-3-642-83055-6   e-ISBN-13:978-3-642-83054-9
DOI: 10.1007/978-3-642-83054-9

CIP-Kurztitelaufnahme der Deutschen Bibliothek.
Koukkou-Lehmann, Martha:
Hirnmechanismen normalen und schizophrenen Denkens :
e. Synthese von Theorien u. Daten / Martha Koukkou-Lehmann.
– Berlin ; Heidelberg ; New York ; London ;
Paris ; Tokyo : Springer, 1987.
   (Monographien aus dem Gesamtgebiete der
   Psychiatrie ; Bd. 47)
   ISBN-13:978-3-642-83055-6

NE: GT

Satz: Fotosatz & Design, 8240 Berchtesgaden

2125/3130-543210

*Für alle, welche mir die Schönheit und die befreiende
Kraft des unvoreingenommenen Denkens zeigten,
vor allem Phaedra und Thalia, meinen Töchtern,
und Goldy Parin-Matthey*

Vorwort

Die vorliegende Arbeit beschreibt die hirnelektrischen Manifestationen der informationsverarbeitenden Hirnprozesse bei Gesunden, ihre Abweichungen während der ersten akuten Episode schizophrener Symptomatologie bei psychiatrischen Patienten und ihre Veränderungen während der Remission solcher Episoden. In der Arbeit werden die in der Literatur veröffentlichten Befunde und vorgeschlagenen Hypothesen über diese Manifestationen mit den Daten, die ich in den vergangenen 14 Jahren in Zürich gesammelt und analysiert habe, in einer Synthese vereinigt mit dem Ziel, Hypothesen und Ergebnisse dieser Forschungen in einen integrativen Zusammenhang zu bringen.

Methodisch befriedigende psychophysiologische Untersuchungen schizophrener Patienten sind nur möglich, wenn direkter Zugang zu den Neuaufnahmen einer psychiatrischen Klinik besteht und ein gut funktionierendes Labor für klinische Neurophysiologie vorhanden ist. Aufgrund meiner Mitarbeit in der Forschungsdirektion der Psychiatrischen Universitätsklinik in Zürich habe ich das Glück gehabt, von diesen zwei Möglichkeiten Gebrauch machen zu können. An dieser Stelle möchte ich daher ganz besonders dem Direktor der Forschungsdirektion der Psychiatrischen Universitätsklinik in Zürich, Herrn Prof. Dr. J. Angst danken, der mir die Durchführung dieser Studien und das Schreiben dieses Buches ermöglicht hat. Weiter bin ich zu großem Dank verpflichtet dem Direktor der Klinikdirektion der Psychiatrischen Universitätsklinik Zürich, Herrn Prof. Dr. K. Ernst, sowie den Kollegen und dem Pflegepersonal der Klinik, die mir mit ihrer freundlichen Mitarbeit die EEG-Registrierungen der Patienten ermöglichten. Den Probanden, die an der Studie teilgenommen haben und mir die Sammlung der Daten erlaubten, sei an dieser Stelle besonders gedankt.

Die Sammlung dieser schwierigen Daten und das Schreiben des Buches wäre aber nicht möglich gewesen ohne die freundliche, zuverlässige und kompetente Mitarbeit von Herrn W. Manske. Er hat die meisten EEG-Registrierungen und -Analysen durchgeführt, die Abbildungen gezeichnet und etwas noch Wichtigeres gemacht: für ein entspanntes, kooperatives Klima im Labor gesorgt, so daß diese Arbeit eine Freude war. Ihm bin ich in jeder Hinsicht dafür sehr dankbar.

Herzlich danken möchte ich auch den anderen Mitarbeitern des Labors, Frau M. Freudenreich, Frau B. Rapp (ehemalige Mitarbeiterinnen) und Frau B. Kocher, die entweder in den ersten Stadien der Datensammlung mitwirkten oder andere parallel laufende Projekte des Labors betreuten und damit zum gesamten Funktionieren des Labors entscheidend beitrugen.

Viele Anregungen bei der Entwicklung der theoretischen Aspekte sind aus langen Diskussionen mit meinem Mann, während der Jahre des Zusammenlebens, -denkens und -arbeitens, entstanden.

Große Hilfe verdanke ich für EEG-Analyse und Datenmanagement den Mitarbeitern der Forschungsdirektion, Herrn Dr. phil. H.H. Stassen und Herrn G. Bomben. Für Beratung und Mitarbeit bei der Statistik der Datenanalysen gilt mein Dank Herrn H. Bultmann, lic. phil., vom Institut für Biostatistik der Universität Zürich. Die Mitarbeiter der Forschungsdirektion, Frau A. Dobler-Mikola, lic. phil., Frau A. Fritz, Herr R. Isele, lic. phil. und Frau S. Zulauf waren immer verständnisvolle Interpreten der Geheimnisse des Universitätscomputersystems, und ihnen sei an dieser Stelle herzlich gedankt. Das Manuskript wurde von Frau S. Geser, Frau H. Bendel und Frau G. Camenisch geschrieben; für ihre geduldige, freundliche und zuverlässige Mitarbeit möchte ich an dieser Stelle ebenfalls herzlich danken. Frau G. Camenisch danke ich zusätzlich für ihre Mühe, Unebenheiten in meinem Deutsch zu glätten.

Zum Schluß möchte ich sagen, daß ich in diesem Buch Wissensgebiete zu integrieren versuche, die gewöhnlich wenig miteinander kommunizieren. Manche Sätze mögen deswegen unkonventionell klingen und andere mögen bei manchem Leser je nach theoretischer Einstellung Überraschung auslösen. Vielleicht mit Recht; ich möchte aber diese Leser bitten, sich von den angenehmen Aspekten der Überraschung führen zu lassen und der Sprache dieser in der Entwicklung stehenden Integration eine Entfaltung zu erlauben.

Zürich, März 1987   M. KOUKKOU-LEHMANN

Inhaltsverzeichnis

Prolog

In diesem Buch geht es um zwei experimentelle Forschungsansätze, die, seit 50 Jahren der eine und seit 30 Jahren der andere, eine zentrale Rolle haben in der Untersuchung der Entstehungsmechanismen des menschlichen Verhaltens und seiner Abweichungen in der Schizophrenie. Der ältere Forschungsansatz untersucht die Beziehungen zwischen Hirnelektrophysiologie und Verhalten, der jüngere die Beziehungen zwischen menschlichen informationsverarbeitenden Hirnprozessen und psychischen Funktionen.

Es gibt nur wenige Versuche, diese zwei Ansätze im Rahmen einer integrativen Betrachtung der psychophysiologischen Mechanismen der menschlichen Funktion und Dysfunktion zu vereinen. Wichtig sind hier die Arbeiten von Callaway (1970), Callaway u. Naghdi (1982), Ciompi (1982), Nuechterlein u. Dawson (1984), Öhman (1979, 1981), Pribram (1971), Shapiro (1981), Venables (1973) sowie Zubin u. Spring (1977).

Die Entstehungs- und Kontrollmechanismen des normalen oder abnormen menschlichen Verhaltens sind komplex, und die verschiedenen Forschungsansätze können jeweils nur Teilaspekte dieser Mechanismen untersuchen. Deswegen erscheint eine Integration der Forschungshypothesen und Forschungsergebnisse der verschiedenen Ansätze sehr wichtig.

Ziel der vorliegenden Arbeit ist, unter dem integrativen Aspekt der menschlichen informationsverarbeitenden Hirnprozesse zuerst Hypothesen und Ergebnisse, die aus der Anwendung dieser zwei genannten Forschungsansätze und aus Nachbardisziplinen im normal-psychologischen Bereich entstanden, zu einem Arbeitsmodell der psychophysiologischen Entstehungsmechanismen des normalen menschlichen Verhaltens zusammenzufassen. Dieses Modell wird dann als Referenz für die Interpretation unserer eigenen Untersuchungen über die EEG-Korrelate der Informationsverarbeitungsprozesse in der Schizophrenie benutzt.

Wir sind uns bewußt, daß das „Universale" solcher Modelle mit größter Vorsicht und Zurückhaltung zu betrachten ist (Farrell 1983). Wir benutzen das Modell nur als eine Leitlinie für die Integration und Synopsis der vielseitigen Betrachtungsweisen, die für Studien des menschlichen Verhaltens, seiner physiologischen Korrelate und seiner Abweichungen in der Schizophrenie angewendet werden.

Die Formulierung des Arbeitsmodells, die Planung und Durchführung der psychophysiologischen Messungen dieser Studien und die Interpretation der Ergebnisse beruhen auf generellen Grundthesen, wissenschaftlichen Theorien und auf spezifischen Hypothesen, die wir z. T. von anderen Autoren übernommen und z. T. selbst formuliert haben. Die eigenen Hypothesen wurden in einer Reihe früherer Arbeiten und in den hier vorgestellten Untersuchungen überprüft; sie werden im Text beschrieben.

Die generellen Grundthesen betreffen die Modelle der Entstehungsmechanismen des menschlichen Verhaltens, dessen schwerste Dysfunktion, die Schizophrenie, Thema dieser Arbeit ist.

2

Bezüglich der Entstehungsmechanismen des menschlichen Verhaltens folgen wir einem Konzept, das u. a. von Hebb (1949), Hess (1968), Mountcastle (1978), Neisser (1967) und Sperry (1976) vertreten wurde (s. auch Akert 1981). Wir gehen davon aus, daß der Mensch durch das Aufwachsen in einer spezifischen Umgebung geformt wird und als biologischer Organismus funktionieren kann, durch eine dauernde Interaktion zwischen seiner inneren, d. h. physischen und psychologischen (erworbenen, gelernten) Welt und seiner äußeren, d. h. physischen und sozialen Umgebung. Das Verhalten ist das jeweilige Resultat der Interaktionen dieser Räume. Das Konzept der menschlichen Natur und des Verhaltens ist somit identisch mit dem Konzept der integrativen Kommunikation.

Das menschliche Verhalten als integrative Kommunikation wird durch die Funktion des Hirns geregelt, das als System dynamischer Organisation von sich gegenseitig beeinflussenden Subsystemen verstanden wird. Das Gehirn erreicht diese integrative Leistung durch seine im Laufe der Ontogenese entwickelte Fähigkeit, die zahlreichen dauernd eintreffenden Informationen mit spezifischen Adaptationsfunktionen so zu beantworten, daß sowohl die momentanen biologischen und psychologischen (erworbenen) Notwendigkeiten des Organismus berücksichtigt werden als auch das innere funktionelle Gleichgewicht (Homöostase) des Organismus (Hess 1965) erhalten wird. Die Entstehungsmechanismen der psychischen Krankheiten als multifaktorielle, polysymptomatische Zustände (z. B. Angst et al. 1985; Helmchen 1984) sind in der Störung dieser integrativen Leistungen des Hirns zu suchen.

Nach dieser Betrachtungsweise des menschlichen Verhaltens sind „psychologische Phänomene die im Hirn entstehenden Prozesse, welche regulativ auf die Hirnmikroprozesse wirken" (Pribram 1971), oder in anderen Worten: „Verhalten und Hirnphysiologie sind zwei verschiedene Ausdrucksmöglichkeiten der Hirnfunktionen, und damit ist für alle psychologisch beschreibbaren Lebensprozesse auch eine physiologische Basis zu postulieren" (Fahrenberg 1979).

Die basalen Funktionen, mit denen das Gehirn die Homöostase aufrecht erhält, sind a) die Plastizität (Lernfähigkeit), die durch die enorme Leistungsfähigkeit und Speicherkapazität zum Ausdruck kommt (z. B. Akert 1979; Cuénod et al. 1981; Hebb 1949; Konorsky 1967; Precht 1981, 1983), und die immer neue Bestimmung der Reaktionsprioritäten erlaubt (Pribram 1971); und b) die Reaktivität, mit der die erfolgreiche Interaktion zwischen Hirn und der inneren und äußeren Umgebung stattfindet (Hess 1968; Konorsky 1967; Pribram 1971). Als empfindliche Anzeige der Reaktivität haben sich Messungen der elektrischen Hirnaktivität, des Elektroenzephalogramms (EEG), bewährt (siehe u. a. Donchin 1979, 1984; Rösler 1982).

Die spezifischen Propositionen des Arbeitsmodells und die spezifischen Hypothesen unserer eigenen Untersuchungen betreffen die biologische Bedeutung der von ankommenden Informationen ausgelösten und mit der EEG-Reaktivität gemessenen Anpassung des funktionellen Hirnzustandes für die Optimierung der psychophysiologischen Mechanismen der Informationsverarbeitung bei normaler und abnormer Kognition.

Um die Richtigkeit dieser Hypothesen zu zeigen und um später die Ergebnisse der Untersuchungen spezifisch interpretieren zu können, werden wir im ersten Teil des Buches die aus den Forschungen im normal-psychologischen Bereich stammenden Aspekte, Begriffe, Ideen, Variablen und Ergebnisse besprechen, die für die Formulierung des Arbeitsmodells und der spezifischen Hypothese als Bausteine dienen. Sie werden uns helfen, die logischen Beziehungen zwischen Hypothesen und Ergebnissen zu bilden. In diesem ersten Teil werden wir das Hauptgewicht auf die Synthese der Ergebnisse und die Erklärung der Begriffe dieser Forschungsansätze legen, und wir werden auf die Darstellung der Forschungsstrategien und der speziellen Befunde verzichten. Für diese weitere Information wird der Leser auf Sammelreferate, Monographien und Originalarbeiten verwiesen.

In den Kap. 1.1.1 bis 1.1.5 des ersten Teils werden die Kenntnisse über das menschliche Informationsverarbeitungssystem zusammengefaßt, die hauptsächlich aus Studien der Kognitionspsychologie entstanden. Es werden die Hirnprozesse der Informationsverarbeitung definiert und die wichtigsten Begriffe besprochen. Die Rolle des Gedächtnisses für die Informationsverarbeitungs-Hirnprozesse, die Schritte der Informationsverarbeitung zwischen „Input" und „Output" und die heute diskutierten Modi der Informationsverarbeitungsprozesse werden vorgestellt. Am Ende werden diese Kenntnisse benutzt, um den Begriff der selektiven Aufmerksamkeit zu besprechen, da eine Störung der selektiven Aufmerksamkeit häufig als zentraler Störungspunkt in der Schizophrenie betrachtet wird.

Die Kap. 1.2.1 bis 1.2.3 fassen die Kenntnisse aus der EEG-Forschung der Hirnprozesse der Informationsverarbeitung im normal-psychologischen Bereich zusammen.

Die Kap. 1.3 und 1.5 führen zu den Konzepten der Orientierungsreaktion und der zustandsabhängigen Informationsverarbeitung (chemische Modifikation des Verhaltens), die Schlüsselbegriffe des Arbeitsmodells und der Interpretation der Daten sind. Das Kap. 1.4 bietet eine Integration der Ergebnisse über die Informationsverarbeitungsprozesse und ihre EEG-Korrelate an. Schließlich stellt Kap. 1.6 in Form des Hirnfunktionsmodells der psychophysiologischen Mechanismen der menschlichen Informationsverarbeitungsprozesse eine Synthese vor.

Im zweiten Teil des Buches (s. Kap. 2.1–2.3) wird ein Überblick über die psychophysiologischen Hypothesen der Entstehungsmechanismen der Schizophrenie, die mit elektrophysiologischen Daten überprüft sind, und eine Übersicht der Ergebnisse der EEG-Forschung in der Schizophrenie gegeben.

Der dritte Teil des Buches (s. Kap. 3.1–3.6) stellt die Ergebnisse der eigenen Untersuchungen über die elektroenzephalographischen Manifestationen der informationsverarbeitenden Hirnprozesse vor bei psychisch gesunden Probanden, bei noch unbehandelten Probanden während des ersten Schubes einer produktiven schizophrenen Symptomatik, bei medikamentfreien Probanden in einer guten Remission nach dem ersten Schub einer schizophrenen Symptomatik und bei medikamentfreien Probanden in einer guten Remission nach einem neurotischen Zusammenbruch. Es werden drei Fragestellungen überprüft. Der Leser, der an den Details der Methodik und der statistischen Überprüfung der Fragestellungen nicht interessiert ist, kann ohne Verlust der Kontinuität des Textes die entsprechenden Kapitel überspringen. Es gibt pro Fragestellung eine Zusammenfassung und eine Diskussion der Ergebnisse. In Kap. 3.6 folgt die Integration dieser Ergebnisse im Rahmen der psychophysiologischen Mechanismen der menschlichen Informationsverarbeitungsprozesse. Die Ergebnisse werden als Hinweise auf eine abweichende funktionelle Anpassung der Hirnfunktionen an die ankommende Information in der Schizophrenie diskutiert. Diese abweichenden funktionellen Anpassungen „erlauben" den Zugang zu den Gedächtnisinhalten (Daten und kognitiven Strategien), welche unter normalen Wachheitszuständen funktionell unzugänglich sind. Die daraus resultierenden kognitiven Verarbeitungen der sonst korrekt aufgenommenen Informationen sind die manifesten Schizophreniesymptome. Es werden die möglichen psychophysiologischen Entstehungsmechanismen dieser abweichenden funktionellen Anpassungen und ihre Rolle für die Manifestation der Symptome diskutiert. Schließlich werden die möglichen Konsequenzen dieser Betrachtungsweise der Pathogenese der Psychopathologie generell und der schizophrenen produktiven Symptomatik speziell für die biologischen Aspekte der psychiatrischen Forschung diskutiert.

1 Der normal-psychologische Bereich

1.1 Das menschliche Informationsverarbeitungssystem

Die Erforschung der Funktionsweise des menschlichen Informationsverarbeitungssystems ist hauptsächlicher Forschungsgegenstand der Kognitionspsychologie, die sich seit den 60er Jahren bemüht, die den Organismus erreichenden Informationen, die inneren Vorgänge, die auf sie wirken, und das daraus resultierende Verhalten in einer gemeinsamen Sprache der Informationsverarbeitung zu formulieren (z. B. Bower 1975; Lachmann et al. 1979; Neisser 1967, 1976; Norman 1968, 1976, 1984; Wimmer u. Perner 1979). Die menschliche Kommunikation mit der Umgebung, die Adaptation an die Umgebung und die Rolle dieser Prozesse für das menschliche physiologische und psychologische Funktionieren oder Dysfunktionieren ist auch Gegenstand der Streßforschung (z. B. Cox 1978; Cox et al. 1983; Lazarus 1976; Ursin 1978).

Die Psychophysiologie (z. B. Andreassi 1980; Schandry 1981; Venables u. Christie 1975) hat sich seit der Entdeckung der Orientierungsreaktion (Pavlov 1928) implizit mit der Erforschung der Reaktion des Organismus auf die ankommenden Informationen beschäftigt und integrativer gearbeitet als die Kognitionspsychologie, da sie sowohl psychologische als auch physiologische Messungen benutzt. Trotzdem begann die Psychophysiologie erst in den letzten Jahren, die Konzepte und Beobachtungen über Informationsverarbeitungsmechanismen und -schritte, die zwischen Input und Output im Zentralnervensystem stattfinden, in die Planung und Interpretation ihrer Studien einzubeziehen (Donchin 1979; Hillyard 1984; Hillyard u. Kutas 1983; Öhman 1979). Natürlich gibt es hier wichtige frühere Ausnahmen, wie z. B. Hebb (1949), French (1954) und Bernstein (1967, 1969). Auch die Neurophysiologie hat wichtiges Material zum Studium dieser Hirnprozesse beigetragen, obwohl sie leider selten ihre Ergebnisse mit dem Output (d. h. Verhalten) des studierten Organs (Zentralnervensystem) in Beziehung brachte. Hier gibt es aber ebenfalls wichtige Ausnahmen, wie z. B. Akert u. Hummel (1963), Cannon (1927), Evarts (1964), Hess (1965, 1968), Hubel u. Wiesel (1962), Jung (1961), Mountcastle (1975) und Pribram (1971), s. auch Akert u. Waser (1969).

Es gibt zahlreiche Studien über die Stimulus-Reaktions-Beziehungen, welche die klassische behavioristische Annahme verfolgen, daß man diese Beziehungen ohne das Postulat von sog. inneren Prozessen (Hirnprozessen) studieren sollte (z. B. Skinner 1957). Diese Studien zeigten eine große intra- und interindividuelle Variabilität der Resultate. Damit mußte man annehmen, daß es intervenierende Variablen gibt, die zwischen Stimulus und Reaktion im Organismus wirken und als interne Prozesse diese Beziehungen definieren: Die biologischen Organismen, und insbesondere die Menschen, reagieren nicht auf die Stimuli per se, sondern sie reagieren auf die Dekodierung

6

und Interpretation dieser Ereignisse mit der Adaptation von Strategien und der Selektion von Antwortalternativen, die auf ihren persönlichen Kenntnissen über die Umgebung basieren. Das Gedächtnis ist das wichtigste System für dieses adaptive Verhalten (Neisser 1967, 1976; Norman 1968, 1973; Pribram 1971; Schlank 1982).

Planung und Durchführung der experimentellen Überprüfung dieser Annahme wurden möglich durch die enorme Entwicklung der biokybernetischen und informationstheoretischen Konzepte, die sich auf die allgemeine Systemtheorie stützen (z. B. Brillouin 1962; Shannon 1948; s. auch Denenberg 1980; Miller 1969), und ihrer Anwendung in Computern. Möglich nicht nur, weil durch Computer mehr Daten differenzierter analysiert werden konnten, sondern hauptsächlich, weil durch die Arbeit mit dem Computer die sog. „inneren Prozesse" von der Tabuisierung ihrer Existenz befreit wurden. Der Output (das „Verhalten") des Computers wie des Hirns ist kausal abhängig von den eingegebenen Informationen und von den internen, nicht direkt beobachtbaren Operationen des Systems, die ihrerseits abhängig von der im Gedächtnis gespeicherten Information und den Programmen sind. Das Verstehen der Verarbeitungsschritte, die zwischen Input und Output im Computer stattgefunden haben, erlaubt das Verstehen des Outputs.

Im folgenden werden die für den Forschungsgegenstand unserer Untersuchung wichtigsten Begriffe und postulierten Prozesse zusammengefaßt, die aus den Studien stammen, welche sich „mit dem Stimulus und der Reaktion und was im Gehirn dazwischen stattfindet" (Hebb 1949) oder „mit der Sinnesinformation und deren Schicksal im Gehirn" oder „mit der dem Menschen gegebenen Information und den diese Information verändernden Hirnprozessen" (Neisser 1967) beschäftigen.

1.1.1 Das Gehirn als integrierendes, informationsverarbeitendes Organ

Das körperliche und psychische Wohlbefinden (Funktionieren) des Menschen wird durch das aktive Aufrechterhalten der Homöostase, d. h. des funktionellen Gleichgewichts des Organismus (Hess 1968; vgl. auch Akert 1981; Jung 1983), erreicht. Die Homöostase setzt voraus, daß der Mensch mit seinen inneren und äußeren Realitäten in Beziehung steht, sie mit unbewußten und bewußten Funktionen bewertet und sich unter Berücksichtigung des Endziels Homöostase an diese jeweiligen Realitäten reflexartig und bewußt ständig anpaßt.

Diese Anpassung setzt eine dauernde Interaktion des Menschen mit seiner inneren, d. h. physischen und psychischen (durch Erfahrung erworbenen), und seiner äußeren, d. h. physischen und sozialen, Umgebung voraus. Zugang zu seiner inneren und äußeren Umgebung hat der Mensch durch die Verbindung der inneren Organe und der Sinnesorgane mit dem Zentralnervensystem und durch die Verbindung der Zentralnervensystemgebiete untereinander. Das jeweilige, durch physiologische und/oder durch psychologische Messungen feststellbare menschliche Verhalten ist das jeweilige Teilresultat dieser Interaktionen. In anderen Worten: Eine gelungene Homöostase, die für sog. normales Verhalten Voraussetzung ist, setzt eine Interaktion voraus, welche sowohl die momentan geltenden Motivations- und Funktionsprioritäten des Organismus als auch die „Ansprüche" der ankommenden Information an den Organismus berücksichtigt. Dies wird durch die adaptiven und integrativen Funktionen des Zentralnervensystems möglich (siehe z. B. Akert 1978; Baumgartner 1983; Cannon 1932; Creutzfeldt 1979;

Cuénod et al. 1981; Cotman u. Nieto-Sampedro 1982; Hebb 1949; Hubel u. Wiesel 1977; Konorsky 1967; Precht 1981; Pribram 1971). Mit Informationsverarbeitungsprozessen sind also die Hirnfunktionen gemeint, mit denen die Menschen andauernd die nötigen physiologischen und psychologischen Anpassungen an die interne und externe Umgebung und die Bewältigung von Aufgaben erreichen.

Unter dem Begriff der Informationsverarbeitungsprozesse des Zentralnervensystems werden spezifischer die physiologischen und psychologischen Funktionen und Mechanismen zusammengefaßt, mit welchen die Informationen (interne und externe) transformiert, reduziert, in die Sprachen des Zentralnervensystems umkodiert, abgespeichert, mit Emotionen und früher gespeicherten Kenntnissen verglichen und kombiniert, abgerufen, weiterverwendet, vergessen etc. werden, sowie die Funktionen, mit denen die entsprechenden Reaktionen auf die behandelte Information organisiert und durchgeführt werden. Die psychologischen Leistungen wie Wahrnehmen, Vorstellen, Fühlen, Erinnern, Denken, Argumentieren, Problemlösen, Handeln etc. sind Funktionen des Informationsverarbeitungssystems.

Nur ein sehr kleiner Teil der ungeheuren Informationsmenge, die dauernd aus der inneren und äußeren Umwelt das Zentralnervensystem als neuronale Impulsserien erreicht, ist Information, auf die mit Verhaltensakten und/oder größeren physiologischen Änderungen reagiert wird. Die Interaktion des Organismus mit der Umgebung ist also selektiv. Das Sortieren der ankommenden Information geschieht durch mentale Hirnprozesse, die in der Zeit zwischen Informationsdarbietung und Reaktion stattfinden und die der bewußten Beobachtung nicht zugänglich sind.

Trotz großer Unterschiede sowohl in den Theorien als auch in den Resultaten der experimentellen Prüfung der Theorien, die sich mit diesen mentalen Prozessen beschäftigen, gibt es einige Annahmen, die übereinstimmend von verschiedenen Schulen als grundlegend für den Aufbau und die Arbeitsweise des menschlichen informationsverarbeitenden Systems akzeptiert werden. Diese hypothetischen kognitiven Prozesse, welche in der selektiven Interaktion des Organismus mit seiner Umgebung (Hebb 1949; Klix 1971, 1978; Neisser 1967; Norman 1968, 1976; Shiffrin u. Schneider 1977) stattfinden und welche als interne Ursache der jeweils unterschiedlichen Reaktion in intra- und interindividuellen Vergleichen verstanden werden, sind in den folgenden Kapiteln zusammengefaßt. Es wird nur eine orientierende, allgemeine Beschreibung gegeben. Die experimentellen Befunde, mit denen diese Annahmen und hypothetischen Konstrukte belegt sind, sind in der zitierten Literatur verfügbar.

1.1.2 Gedächtnis und Informationsverarbeitungsprozesse

Die Bausteine des menschlichen Informationsverarbeitungssystems bestehen 1) aus den im Zentralnervensystem strukturell eingebauten Programmen, hauptsächlich in Form von reflexhaften Informations-Reaktions-Sequenzen (sog. unkonditionierte Reflexe), und 2) aus den im Gedächtnis durch Lernen gespeicherten Informationseinheiten (Daten wie z. B. Sprache) und den durch Erfahrung entwickelten kognitiven Strategien (d. h. Programmen) für die Analyse der Informationen (Atkinson u. Shiffrin 1968; Beatty 1983; Norman 1968, 1976; Norman u. Rumelhart 1977; Shiffrin 1975, 1976).

Die eingebauten Programme sind beim Menschen relativ wenige und beschränken sich vorwiegend auf die Körperfunktionen auf Organebene (z. B. Regulation von Hormonen, Sekretion von Speichel beim Essen im Mund); sie werden im Laufe der individuellen Entwicklung durch die Anpassung an die spezielle Umgebung des Individuums (Lernen) modifiziert (Hubel u. Wiesel 1977; Konorsky 1967; s. auch Baumgartner 1983; Creutzfeldt 1979).

Die Informationen (Daten) und die entwickelten Strategien (Programme), also die Bausteine des Informationsverarbeitungssystems, haben von den verschiedenen Autoren unterschiedliche Namen erhalten, wie z. B. kognitive Schemata (Neisser 1976; Norman 1976), „gnostig units" (Konorsky 1967), Symbole (Simon 1976, 1979), Gedächtnisknoten (Bower 1975; Norman 1976; Shiffrin u. Schneider 1977). Rösler (1982), der eine ausführliche deutsche Zusammenfassung der Informationsverarbeitungsprozesse publizierte, nennt die Bausteine des menschlichen Informationsverarbeitungssystems „kognitive Elemente". Die kognitiven Elemente sind als abstrakte Einheiten zu verstehen, die sowohl Informationen (Daten) als auch kognitive Strategien beinhalten. Die kognitiven Elemente und ihre vielfältigen Verknüpfungen bilden die Inhalte des menschlichen Gedächtnisses.

In dieser Arbeit verfolgen wir die Hypothese, die auch von anderen Autoren vertreten wird (z. B. Bower 1981; Cannon 1927; Ciompi 1982; Koukkou u. Lehmann 1980, 1983 a; Martin 1984; Neisser 1976; Ploog u. Gottwald 1974; Rapaport 1977; Teasdale u. Russel 1985), daß im Gedächtnis sowohl die Eigenschaften der Informationen (Charakteristika von Objekten, Konzepten, Ereignissen, Episoden), die verbal oder durch andere Symbole kodiert werden, als auch die damit verbundenen emotionalen Eigenschaften, die aus der primären Wahrnehmung des Ereignisses, seinen Wiederholungen und seinen Folgen für das Individuum entstehen, als Dateneinheiten gespeichert werden. Dies spielt eine große Rolle für die Entwicklung der kognitiven Strategien und für die Wahl des Informationsverarbeitungsmodus, der im Prozeß der initialen Interpretation der Information gewählt wird (s. unten), um die von der Information geforderten Adaptationsleistungen und Aufgabenbewältigungen zu realisieren, und beeinflußt die Funktionen des Lernens und der Erinnerung (Bower 1981; Koukkou u. Lehmann 1980; Mandler 1975; Rapaport 1977).

Das menschliche Gedächtnis wird also definiert als die Summe aller gespeicherten Daten über die verbal-symbolischen *und* emotionalen Eigenschaften der Erfahrungen (externe und interne) und der entwickelten kognitiven Strategien für den Umgang (Analyse, Bearbeitung) mit diesen Erfahrungen. Die so definierten Gedächtnisinhalte werden im Buch mit dem Gesamtbegriff „Repräsentationen" behandelt.

Die Gedächtnisinhalte werden dauernd umstrukturiert durch neue Erfahrungen, d. h. aus früher gespeicherten Repräsentationen entstehen neue Dateneinheiten und komplexere Strategien, d. h. neue Repräsentationen (Norman 1976). Die gespeicherten Repräsentationen sind in Ebenen oder in hierarchischen Baumstrukturen organisiert und in einer assoziativen Art verbunden (Bower 1975; Metcalfe-Eich 1982; Norman 1976; Rumelhart et al. 1972; Shiffrin u. Schneider 1977).

Die Inhalte des Gedächtnisses stehen nicht dauernd alle für die menschlichen Informationsverarbeitungsprozesse zur Verfügung. Die Teilmenge der zu einer bestimmten Zeit zur Verfügung stehenden Repräsentationen bildet das Arbeitsgedächtnis. Das Arbeitsgedächtnis ist somit als ein zeitlich begrenzter Zustand von aktivierten Repräsentationen des Langzeitgedächtnisses zu verstehen (Baddeley u. Hitch 1974; Bower 1975; Lewis 1979; Neisser 1967; Shiffrin 1976).

Das Arbeitsgedächtnis wird dauernd neu gebildet und umfaßt Material in verschiedenen Phasen der Verarbeitung (Craik u. Lockhart 1972; Horton u. Mills 1984). In einem gegebenen Moment kann das Arbeitsgedächtnis von wenigen Repräsentationen oder von vielen verschiedenen Repräsentationen besetzt sein. Die Repräsentationen, die in einem gegebenen Moment das Arbeitsgedächtnis besetzen, beeinflussen die Charakteristika der Informationsverarbeitungsprozesse (s. unten). Welche Repräsentationen des Langzeitgedächtnisses sich zu einem bestimmten Zeitpunkt im Arbeitsgedächtnis befinden (aktiviert sind), wird durch den momentanen funktionellen Zustand des Zentralnervensystems bestimmt (s. auch Bower 1981), der für die Betrachtungsweise der Hirnphysiologie, die wir hier verfolgen, in der jeweiligen elektrischen Hirnaktivität reflektiert wird (s. unten und folgende Kapitel und für eine Zusammenfassung Kap. 1.6). Der funktionelle Hirnzustand wird vom aktuellen Motivationszustand, von den gerade auf das Individuum wirkenden Informationen (interne und externe), von den assoziativ aktivierten Repräsentationen (d. h. gespeicherten Erfahrungen mit ähnlichen Gesamtsituationen und kognitiven Strategien für das Umgehen mit diesen Erfahrungen) und von den vielseitigen Interaktionen und Wechselwirkungen dieser Faktoren bestimmt. In Kap. 1.6 sind diese Faktoren und ihre wechselseitigen Beziehungen in einem Hirnfunktionsmodell der menschlichen Informationsverarbeitungsprozesse zusammengefaßt, das die Leitlinie unserer Arbeit ist (s. auch Douglas 1972; Konorsky 1967; Öhman 1979).

Der Hauptsatz dieser Leitlinie lautet:

Die Charakteristika der jeweiligen Informationsverarbeitungsprozesse sind abhängig von dem jeweiligen, mit der elektrischen Hirnaktivität (EEG) gemessenen funktionellen Hirnzustand, der den Regeln des zustandsabhängigen Lernens und Erinnerns folgt und der bezüglich seiner funktionellen Bedeutung für die Informationsverarbeitungsprozesse gleichzusetzen ist mit dem Begriff des Arbeitsgedächtnisses. Eine Änderung der elektrischen Hirnaktivität bedeutet somit in dieser Denkrichtung eine Änderung in der Menge und Art der aktivierten Repräsentationen (Daten und kognitive Strategien), die das momentan für die Informationsverarbeitungsprozesse zur Verfügung stehende Arbeitgedächtnis besetzen.

In den folgenden Kapiteln werden wir diesen Satz mit psychophysiologischen Theorien und Daten aus der Literatur und aus eigenen Studien belegen.

Dem Arbeitsgedächtnis werden zwei Hauptfunktionen zugeteilt (Shiffrin u. Schneider 1977). Die erste Funktion ist, dem Langzeitgedächtnis ein „selektives Fenster" anzubieten, so daß die Menge der aktivierten Repräsentationen auf Relevantes reduziert werden kann. Die zweite Funktion ist, einen „Arbeitsplatz" anzubieten für die Verarbeitung der neu ankommenden Informationen, die eine sog. zentrale Prozessierung (Verarbeitung mit dem kontrollierten Informationsverarbeitungsmodus, s. Kap. 1.1.4.2) brauchen. Im folgenden Kapitel werden wir zeigen, daß die Zuteilung dieser zwei Funktionen zum Arbeitsgedächtnis nur für das Arbeitsgedächtnis des wachen Gesunden (Arbeitsgedächtnis des gesunden Wachbewußtseins) gelten soll. Während anderen Bewußtseinslagen, normalen wie z. B. Schlaf oder abnormen wie z. B. Psychose, bietet zwar das Arbeitsgedächtnis auch ein selektives Fenster für das Langzeitgedächtnis und einen Arbeitsplatz für die Verarbeitung der dauernd ankommenden Informationen an. Dieser Arbeitsplatz hat aber nicht alle die Eigenschaften, die das Arbeitsgedächtnis des Wachbewußtseins zeigt, und insbesondere benutzt er nicht den kontrollierten Informationsverarbeitungsmodus (s. Kap. 1.1.4.2).

Man nimmt an, daß der Kurzzeitspeicher (der dem Begriff des Arbeitsgedächtnisses entspricht) eine sehr limitierte Speicherkapazität (Norman 1976) und Dauer (Bower 1975; Koukkou u. Lehmann 1968), aber eine große Aufnahmekapazität (Norman 1976) hat. Hingegen wird die Aufnahmekapazität des Langzeitgedächtnisses als gering, aber die Speicherkapazität und Dauer dieses Gedächtnisses als sehr groß eingeschätzt.

Die Inhalte (Repräsentationen), die das jeweilige Arbeitsgedächtnis bilden, sind nicht identisch mit den Inhalten, die das momentane Zentrum der Aufmerksamkeit bilden. Das Arbeitsgedächtnis ist um viele Dimensionen reicher an zugänglichen (aktivierten) Repräsentationen als das Zentrum der Aufmerksamkeit, da es zusätzlich alle Repräsentationen beinhaltet, die für die zahlreichen parallel laufenden automatischen Prozesse benötigt werden. Diese Prozesse gelten auch als „Vorstufe" für komplexe, nicht im Zentrum der Aufmerksamkeit stehende, aber trotzdem durch den kontrollierten Informationsverarbeitungsmodus (s. unten) durchgeführte Informationsverarbeitungen (z. B. Autofahren beim Reden). Für eine Diskussion der Argumente über diese Darstellung siehe z. B. Neumann (1984), Rösler (1982), Schneider u. Shiffrin (1977) sowie Schneider u. Fisk (1982). Koh (1978), Süllwold (1971, 1980, 1983) und Zubin (1975) geben eine gute Zusammenfassung über die Benutzung dieser Begriffe und über ihre Abweichungen in der Schizophrenie (vgl. auch Cohen u. Plaum 1981; Hartwich 1980, 1983).

1.1.3 Die Schritte der Informationsverarbeitung

Im Informationsfluß von den Sinnesorganen bis zur jeweiligen meßbaren Reaktion (physiologische Veränderung und/oder bewußte Wahrnehmung und/oder motorische Reaktion) sind Verarbeitungsschritte beschrieben worden, die eine hierarchische Struktur aufweisen (siehe z. B. Neisser 1976) und als Funktionseinheiten gesehen werden können. Hier sei allerdings betont, daß die Schritte der Informationsverarbeitung als kontinuierlicher Prozeß verstanden werden sollen, in dem jeder Schritt die Ergebnisse des vorherigen voraussetzt und von diesem abhägt (z. B. Norman 1984). Für die Integrationsversuche dieser Arbeit und für die Interpretation der Ergebnisse unserer Studien im Rahmen einer informationstheoretischen Betrachtung der Hirnfunktionen sind zwei Gesamtschritte der Informationsverarbeitung wichtig: a) der Schritt der initialen Interpretation der Information (pre-attentive processing; Neisser 1967), der für die Definition der informationsinduzierten EEG-Veränderungen (EEG-Reaktivität, zentrale Komponente der Orientierungsreaktion) eine maßgebende Rolle spielt (s. Kap. 1.3), und b) der Schritt der darauffolgenden weiteren Verarbeitung (kognitive Interpretation, s. unten) der Information, deren Charakteristika von den Charakteristika der EEG-Reaktivität abhängig sind (s. Kap. 1.4.1.2).

1.1.3.1 Initiale Interpretation der Information

Die Theorien der menschlichen Informationsverarbeitung (Craik 1979; Neisser 1967; Norman 1976; Posner 1978) halten allgemein fest, daß nach der sensorischen Reizaufnahme (Kodierung der physischen Vorlage) und der folgenden Übersetzung (Dekodierung) der physischen Vorlage in die Sprachen des Zentralnervensystems (womit die verbal-symbolische *und* die emotionale Übersetzung gemeint ist) der Vergleich der Gesamtinformation mit den Inhalten des Arbeitsgedächtnisses erfolgt. Dieser Vergleich führt zu einer sehr schnellen (im Zehntelsekunden-Bereich) initialen Interpretation und damit Bewertung der ankommenden Information. Hier soll erwähnt werden, daß diese Verarbeitungsschritte aus z. T. gut bekannten Zwischenschritten bestehen („elementary information processes"; Posner u. Boies 1971; Posner et al. 1973; Posner u. McLeod 1982; Simon 1979), die aber im Rahmen der vorliegenden Arbeit nicht referiert werden sollen. Beispiele sind die von der Physiologie studierten Schritte der Übersetzung der Reize in die Sprache der Rezeptoren, die eine Haupteigenschaft der Rezeptorzellen darstellt (s. Konorsky 1967), die Analyse und Invariantenextraktion in den verschiedenen hierarchischen und parallelen Stufen des visuellen Systems (z. B. Baumgartner 1983) oder die Stufen der Dekodierung von Mustern, Buchstaben, Silben bis zur Wortbildung beim Lesen eines Wortes in einer Sprache, die das Individuum beherrscht (z. B. LaBerge 1973, 1981; Marcel 1978; Neeley 1977; Norman 1984).

Durch den Prozeß der initialen Interpretation wird die ankommende Information klassiert und damit bewertet als „von-früher-bekannt" oder „neu" und als „wichtig" oder „unwichtig" für den momentan geltenden Motivationszustand. Die Information wird also initial sortiert anhand der Eigenschaften der momentanen „Neuheit" und „Wichtigkeit" (s. z. B. Öhman 1979, 1983 und Kap. 1.3).

Für diese Klassierung der Information im Prozeß der initialen Interpretation werden Gedächtnisinhalte des gerade aktivierten Teils des Langzeitgedächtnisses benutzt, also die Repräsentationen des momentan zur Verfügung stehenden Arbeitsgedächtnisses (Neisser 1967, 1976; Norman 1976; Öhman 1979). Die Entscheidung über die momentanen Neuheits- und Wichtigkeitsaspekte der ankommenden Information, welche die initiale Interpretation und damit die initiale Reaktion definiert und welche ihrerseits die weitere Verarbeitung dieser Information mitbestimmt, hängt also von dem bereits existierenden und im Moment zugänglichen Wissen (Gedächtnisrepräsentationen) über die Information im Zentralnervensystem ab. Die momentan zugänglichen Repräsentationen sind durch den momentanen funktionellen Zustand des Gehirns bestimmt.

Die initiale Interpretation besteht also aus der Übersetzung des physischen Codes der Information in die Sprachen des Zentralnervensystems und des Gedächtnisses des Individuums und aus der Klassierung der Information durch den Vergleich mit den Repräsentationen des Arbeitsgedächtnisses anhand der obengenannten Eigenschaften. Die Klassierung wirkt dann als reaktionsauslösender Input für die Initialisierung der Reaktion. Die Reaktion besteht immer aus physiologischen und Verhaltenselementen (motorischen *und* emotionalen), wobei auch eine *Nichtänderung* als Reaktion verstanden werden muß.

Je nach Umfang und Art der Information geschieht die initiale Interpretation in den ersten 200–600 ms nach der Informationsdarbietung, d. h. für die Psychophysiologie bis zum Auftreten der sog. späten (endogenen) Komponenten der ereignisbezogenen EEG-Potentiale (z. B. Donchin 1979, 1981; Duncan-Johnson 1981; Näätänen 1982; Picton et al. 1978; Rösler 1982; s. auch Kap. 1.4.1.1). Die Dauer der initialen Interpretation wurde auch indirekt mit psychologischen Experimenten gemessen: Damit zwei Ereignisse als getrennt wahrgenommen werden können, sind Intervallzeiten von 50–950 ms nötig, je nach Komplexität der Ereignisse. Mit zunehmender Übung können diese Zeiten verkürzt werden, wobei schließlich ein Minimalintervall erreicht wird.

Dieses immer nötige Minimalintervall entspricht der Latenz der Komponenten der evozierten Potentiale, welche diejenigen Informationsverarbeitungsschritte reflektieren, die bis zum Vergleich der Information mit dem Gedächtnis stattfinden (s. z. B. Best u. Bartlett 1972; Michon 1978; Sanders 1980).

Die schnellste Ausführung der im Prozeß der initialen Interpretation definierten Reaktion fällt zeitlich zusammen mit der schnellsten Möglichkeit der bewußten Wahrnehmung der Information, welche die Reaktion auslöste. Wie wir in den Kap. 1.1.4.1 und 1.4.2.2 zusammenfassen, werden natürlich keineswegs alle parallel laufenden Informations-Reaktions-Beziehungen bewußt, mit denen der Mensch seine Position in der Umgebung organisiert und seine Homöostase erreicht. Ein guter Beweis dafür ist die Koordination der Augen-Kopf-Bewegungen (s. Henn et al. 1980). Bevor also eine Information ins Bewußtsein eintreten kann, ist sie mehreren miteinander interagierenden Prozessen unterworfen, welche der Selbst- und Fremdbeobachtung unzugänglich sind. Wie wir im nächsten Kapitel beschreiben, findet die Sequenz der Prozesse, die zur initialen Interpretation der Information führen, mit dem automatischen Informationsverarbeitungsmodus statt, der nach heutigen Annahmen immer unbewußt abläuft (s. auch z. B. Neumann 1984; Posner 1978; Shiffrin 1976).

Nach dem Informationsverarbeitungsschritt der Klassierung der Information im Prozeß der initialen Interpretation sind die Reaktionsalternativen ziemlich begrenzt. Die verschiedenen Forschungsdisziplinen haben implizit oder explizit verschiedene Aspekte dieser Reaktionsmöglichkeiten berücksichtigt. Die Erforschung der Orientierungsreaktion (s. Kap. 1.3) hat die Reaktionsalternativen mit den physiologischen Komponenten der Orientierungsreaktion gemessen. Die klassische Psychophysiologie hat die Reaktionsalternativen mit dem Begriff „Aktivierung" behandelt (s. z. B. Andreassi 1980). In unseren psychophysiologischen Studien werden die Reaktionsalternativen durch die informationsausgelösten Veränderungen der elektrischen Aktivität des Gehirns (EEG-Reaktivität) gemessen. Die experimentelle Psychologie hat häufig die Reaktionsalternativen unter dem Begriff der Aufmerksamkeit behandelt (z. B. Änderung der Richtung der Aufmerksamkeit oder keine Änderung, s. Kahneman 1973). Die kognitive Psychologie hat die Reaktionsalternativen unter dem Begriff des Informationsverarbeitungsmodus und seinem Wechsel von automatisch zu kontrolliert behandelt (s. nächstes Kapitel).

Wenn man die verschiedenen Betrachtungsweisen der Reaktionsalternativen auf die initiale Interpretation der Information überschaut, die von den verschiedenen Forschungsdisziplinen diskutiert wurden, entsteht folgendes Bild: Informationen, welche im Prozeß der initialen Interpretation als neu oder wichtig bewertet werden, führen bei gesunden, wachen Personen zu einer voll ausgebildeten Orientierungsreaktion, die mit einer kürzer oder länger dauernden Änderung der Richtung der Aufmerksamkeit parallel geht, von einer kürzeren oder längeren Änderung des physiologischen Funktionsniveaus des Organismus begleitet wird und die wir später mit dem Aufrufen des kontrollierten Informationsverarbeitungsmodus für die weitere Verarbeitung (kognitive Interpretation, s. unten) dieser Information in Verbindung bringen werden. Hingegen führen Informationen, die im Prozeß der initialen Interpretation als bekannt oder unwichtig für die momentane motivationale Lage bewertet werden, in allen normalen Bewußtseinslagen zu keiner meßbaren Orientierungsreaktion, d. h. zu keiner Änderung der Richtung der Aufmerksamkeit, des physiologischen Funktionsniveaus des Organismus und des Informationsverarbeitungsmodus. Im Rahmen dieser Arbeit wird die im Prozeß der initialen Interpretation initiierte Reaktion als Änderung des funktionellen Hirnzustandes beschrieben, die sich in einer mehr oder weniger intensiven und kürzer oder länger dauernden EEG-Reaktivität manifestiert (s. Kap. 1.3 und 1.4). Die jeweiligen Charakteristika der EEG-Reaktivität spielen eine maßgebende Rolle für die Charakteristika der Sequenz der weiteren Verarbeitung der Information, die im Buch mit dem Begriff kognitive Interpretation der Information behandelt wird (s. Craik 1979).

1.1.3.2 Kognitive Interpretation der Information

Die Prozesse der weiteren Verarbeitung der Information nach der initialen Interpretation, die mit der Interpretation der kontextuellen Information einhergeht, bezeichnen wir hier als kognitive Interpretation der Information, wobei der Begriff des Kognitiven auch all jene Erkenntnisprozesse umfaßt, in denen emotionale (konative) Inhalte verarbeitet werden.

Die aufgrund der Informationsverarbeitungsschritte der initialen Interpretation initiierte Reaktion (die auch das aktive Nichtsändern sein kann) fällt zeitlich zusammen mit der Initiierung der Verarbeitungssequenzen der kognitiven Interpretation der Information. Die kognitive Interpretation der Information, die keineswegs identisch ist mit einer „korrekten" Interpretation, benötigt einerseits Zusatzinformationen aus der Umgebung über die Zusammenhänge, in denen die angegebene Information gefunden wurde, andererseits Abruf dazu relevanter Informationen aus dem Gedächtnis und die Berücksichtigung der motivationalen Prioritäten, die im Augenblick für die Informationsbeurteilung gelten. Im Prozeß der kognitiven Interpretation der Information werden somit die soweit analysierten Ereignisse organisiert, im Rahmen der momentan zugänglichen vorexistierenden Kenntnisse über ähnliche Ereignisse (aktivierte Repräsentationen) eingeordnet und die weiteren Reaktionen geplant und durchgeführt.

Die kognitive Interpretation dauert erheblich länger als die initiale Interpretation; sie erstreckt sich, je nach Komplexität der Ereignisse, über Sekunden (Craik 1979; Norman 1976), führt zur endgültigen Bewertung sowie gegebenenfalls zu weiterer physiologischer Anpassung und zu Verhaltensakten.

Der Informationsverarbeitungsschritt der kognitiven Verarbeitung der Information ist ein Begriff, der nicht so ausführlich und klar definiert ist wie der Begriff der initialen Interpretation der Information. Dementsprechend gibt es keine Übereinstimmung sowohl in den psychologischen Funktionen und Verarbeitungsschritten, die zu Prozessen der kognitiven Interpretation gehören, als auch in ihren physiologischen Korrelaten. Die Hypothese unserer Forschungsarbeit ist, daß die elektrophysiologischen Korrelate dieser Phase der Informationsverarbeitung mit den Charakteristika der elektrischen Aktivität des Gehirns während der ersten Sekunden nach der initialen Interpretation als EEG-Reaktivität untersucht werden können (s. Kap. 1.4.1.2). Die EEG-Reaktivität definiert in dieser Auffassung die „Breite" des Arbeitsgedächtnisses (d. h. zugängliche, aktivierte Gedächtnisrepräsentationen), welches jeweils für die kognitive Interpretation der Ereignisse zur Verfügung steht. Die psychologischen Begleitphänomene dieses Informationsverarbeitungsschrittes können am besten mit der Selbstbeobachtung und der Beschreibung der Gedanken, Gefühle etc. oder mit der Selbst- oder Fremdbeurteilung des Verhaltens während dieser Zeit studiert werden. In der Psycho-

14

logie wird zusätzlich die Phase der Metakognition beschrieben (Kluwe 1979). Für die Zwecke dieser Arbeit schließt die Phase der kognitiven Verarbeitung der Information die Metakognition mit ein.

1.1.4 Die Modi der Informationsverarbeitung

Die im vorangegangenen Kapitel beschriebenen Schritte der Informationsverarbeitungsprozesse im Zentralnervensystem finden, gemäß heutigen Vorstellungen, in zwei Funktionsmodi statt: die Informationsverarbeitungsschritte können automatisch und/oder kontrolliert ablaufen.

Die Trennung der Informationsverarbeitungsmodi in kontrollierte und automatische Prozesse wurde von verschiedenen Autoren aus verschiedenen theoretischen und experimentellen Gründen vorgeschlagen. Neisser (1967) sprach als erster von „preattentive processing" vs. „focused attention"; Posner u. Mitarb. (Posner u. Boies 1971; Posner u. Klein 1973; Posner u. Snyder 1975; Posner 1978) sprechen von automatischen und bewußten Prozessen. Die Experimente von Fisk u. Schneider (1983), Hasher u. Zacks (1979), Shiffrin (1975, 1976), Schneider u. Shiffrin (1977), Schneider u. Fisk (1982) und Shiffrin u. Schneider (1977) erbrachten die experimentellen Daten, die den vorgeschlagenen automatischen Hirnverarbeitungsmodus bestätigen.

1.1.4.1 Der automatische Informationsverarbeitungsmodus

Der automatische Verarbeitungsmodus („automatic encoding") hat einen reflexartigen Charakter; d. h. daß spezifische Informationskonfigurationen mit „Reflexgeschwindigkeit" mit spezifischen Reaktionen beantwortet werden. In anderen Worten: Die Repräsentationen der Informations-Reaktions-Sequenzen, die zum automatischen Verarbeitungsmodus gehören, sind fest miteinander verknüpft. Diese Verknüpfungen sind allerdings nicht anatomisch festgelegt, wie bei den peripheren Reflexen und den angeborenen Wahrnehmungs-Reaktions-Sequenzen, mit denen der Säugling die Welt begrüßt (z. B. Saugbewegungen bei Betasten der Lippen), sondern sind das Resultat von Lernprozessen. Die automatisierten Wahrnehmungs-Reaktions-Sequenzen sind also das Resultat sowohl der Modifikation der angeborenen Reaktionsfähigkeiten im Licht der persönlichen Erfahrungen (s. Literatur über Konditionierungsprozesse, z. B. Grings 1973; Konorsky 1967; Martin u. Levey 1969; Öhman 1983) als auch – und hauptsächlich – das Resultat der Bildung von neuen Wahrnehmungs-Reaktions-Sequenzen und kognitiven Strategien (z. B. Dawson et al. 1982; Flavell 1977, Jeffrey 1968, 1980; Neisser 1967; Neumann 1984; Piaget 1963, 1968; Shiffrin 1976).

Die enorm ausgedehnte Literatur über Lernprozesse (für Übersicht s. Brazier 1979; Horton u. Mills 1984; Konorsky 1967; Wickelgren 1981) hat wiederholt gezeigt, daß die biologischen Organismen, und im höchsten Grad die Menschen, für Informationskonfigurationen, mit denen sie wiederholt konfrontiert werden, Anpassungsreaktionen bilden, die mit der Wiederholung und Erfahrung schneller und spezifischer werden: sie werden automatisiert (Fisk u. Schneider 1983; Horton u. Mills 1984; Neumann 1984; Schneider u. Fisk 1982).

Die Automatisierung ist also als eine wichtige Haupteigenschaft der Lernprozesse, d. h. der Plastizität der Hirnfunktionen, zu betrachten. Durch die Automatisierung wird eine Optimierung der Informationsverarbeitungsprozesse im Zentralnervensystem erreicht. Diese Optimierung besteht aus einer Zunahme der Geschwindigkeit und Genauigkeit der Reaktion des Organismus auf spezifische Informationskonfigurationen (Zunahme der Leistung), bei gleichzeitiger Befreiung des sog. zentralen Kanals (s. nächstes Kapitel), der den kontrollierten Informationsverarbeitungsmodus benutzt, von der Verarbeitung der automatisierten Informations-Reaktions-Sequenzen. Somit wird die vermutete begrenzte Kapazität des zentralen Kanals verfügbar für die Verarbeitung von Informationen, mit denen der Organismus nicht vertraut ist, oder für Informationen, welche hohe Ansprüche an die Homöostase des Organismus stellen (Konfliktinformationen, Signalinformationen, ungenaue Informationen, Problemlöse-Situationen, aktives Lernen von neuem Material etc.). Damit wird klar, daß die ersten Konfrontationen mit Informationskonfigurationen, die später mit dem automatischen Informationsverarbeitungsmodus verarbeitet werden, ursprünglich immer mit den kontrollierten Informationsverarbeitungsmodi bewältigt wurden (z. B. eine neue Sprache lernen; Shiffrin u. Schneider 1977).

Die gelernten, automatisierten, reflexhaften Reaktionen auf bestimmte Stimuluskonfigurationen können einfach und gleichsam „monosymptomatisch" sein, d. h. sie betreffen die Funktion nur eines Organs (z. B. die Habituation[1] eines Teils der physiologischen Komponenten der Orientierungsreaktion), oder sie können aus einer vielseitigen Kombination von physiologischen und Verhaltenskomponenten bestehen (z. B. motorische Akte, Emotionen, vegetative und hormonelle Veränderungen; Konorsky 1967; Grings 1979; Öhman 1983). Welche Kombination von Reaktionskomponenten auf eine wiederholt auftretende Informationskonfiguration automatisiert wird, hängt von der Bewertung dieser Reaktionskombination während der kognitiven Verarbeitung ab. Diese Bewertung betrifft die „Effizienz", mit der die angelernte Reaktion die funktionelle Anpassung des Organismus an die Ansprüche der Information erreichen kann, ohne daß die Homöostase des Organismus gestört wird. Dies geschieht während der Phase der kognitiven Verarbeitung der Information im Verlauf der Bildung der Automatisierung, also mit den wiederholten Erfahrungen mit ähnlichen oder gleichen Informations-Reaktions-Sequenzen (Hebb 1949; Neisser 1967; Neumann 1984; Norman 1976; Pribram 1971; Pribram u. McGuinness 1975).

Mit der Automatisierung einer Reaktion des Organismus auf eine bestimmte Informationskonfiguration verlaufen Informationsverarbeitungsschritte, die zu dieser Reaktion führen, so schnell, daß sie der Selbstbeobachtung nicht mehr zugänglich sind (s. dazu Kahneman u. Treisman 1984). Automatisierung wird identisch mit der Unzugänglichkeit der Informations-Reaktions-Sequenzen für das Bewußtsein gesehen (Mandler 1962; Neumann 1984; Posner 1978; Shiffrin 1976). Hier soll allerdings betont werden, daß für kompliziertere Handlungen (wie z. B. Lesen, Autofahren) die Automatisierung hauptsächlich die „Vorstufe" der Informations-Reaktions-Sequenzen betrifft (Neumann 1984; s. aber auch Hirst et al. 1980).

Die automatisch initiierten Reaktionen können frühestens während der Durchführung der Reaktion oder häufiger retrospektiv (d. h. während der kognitiven Verarbeitung) an ihren Folgen bewußt wahrgenommen werden, müssen aber nicht. Die experi-

---

[1] Für die heutigen Ansichten über die Entstehungsmechanismen der Habituation s. Kap. 1.3 über die Orientierungsreaktion und ihre Habituation; vgl. auch die von Tighe u. Leaton (1976) und von Siddle (1983) herausgegebenen Bände über Habituation.

mentellen Befunde also, welche den automatischen Informationsverarbeitungsmodus beweisen, deuten auf Hirnfunktionen hin, die mit der Erfahrung (Lernen) die Kommunikation des Organismus mit der internen und externen Umwelt regulieren und integrieren können, ohne bewußte Beteiligung des Individuums (Neumann 1984; Schneider u. Shiffrin 1977; Shiffrin u. Schneider 1977). Psychophysiologische Untersuchungen der Informationsverarbeitung während des Schlafes, z. B. beim selektiven Erwachen („Ammenschlaf"), oder beim Schlafwandeln (Jacobson et al. 1965) zeigen, daß Informationsverarbeitung in allen Bewußtseinslagen stattfindet (Koukkou u. Lehmann 1968, 1980, 1983 a; Lehmann u. Koukkou 1974; McDonald 1975).

Der automatische Verarbeitungsmodus hat eine enorme Kapazität, da er parallele Kanäle benutzt, d. h. ein automatischer Prozeß läuft ab, ohne Interferenz mit anderen gleichzeitigen automatischen und/oder kontrollierten Informationsverarbeitungsprozessen. Kahneman (1973), LaBerge (1981), Lindsay (1970), Neisser (1967), Rösler (1982), Wimmer u. Perner (1979) u. a. haben ausführliche Zusammenfassungen experimental-psychologischer Ergebnisse publiziert, welche parallele Informationsverarbeitung in den sensorischen Kanälen zeigen (s. auch Baumgartner 1983).

Die hohe Geschwindigkeit und Spezifität (Genauigkeit) der automatisierten Informations-Reaktions-Sequenzen erleichtern zwar die Leistung des Organismus, beschränken aber seine Möglichkeiten, feinere Unterschiede der reaktionsauslösenden Informationskonfigurationen zu erkennen und die Reaktion entsprechend anzupassen. Der automatische Informationsverarbeitungsmodus bleibt somit effizient, solange die Informationskonfiguration konstant bleibt oder solange die konstante Reaktion auch für ähnliche, aber nicht identische Informationskonfigurationen gelten darf. Für das mögliche nachträgliche bewußte Erleben der Reaktion gilt, daß die Person mit ihrer Reaktion konfrontiert wird, daß also die Reaktion „unter der Kontrolle des Stimulus ist" (für eine Übersicht s. Horton u. Mills 1984; Neumann 1984). Wie wir in Kap. 1.5 sehen werden, wird ein ähnliches Phänomen während der Wirkung einiger zentral wirkender Substanzen beschrieben (Overton 1971, 1978, 1979; Winter 1974).

Unter Umständen ist also eine prompte Reaktion, die auf gut gelerntem Verhalten (automatisierte Reaktion) basiert, die falsche für eine Situation. Beispiel: Die falsche Reaktion des linken Fußes einer Person beim Bremsen (fehlerhafter Versuch, das Kupplungspedal zu bedienen), wenn die Person nach Lernen mit der Kupplungsschaltung erstmals ein Auto mit automatischem Getriebe fährt. Nur die Reorientierung erlaubt die Anpassung an die neue Situation. Die Reorientierung ist nur möglich, wenn die Informations-Reaktions-Sequenzen wieder im zentralen Kanal (s. Kap. 1.1.5) mit dem kontrollierten Informationsverarbeitungsmodus verarbeitet werden, d. h. ihr automatischer Ablauf außer Kraft gesetzt wird (s. z. B. Neumann 1984; Öhman 1979). Wir haben vorgeschlagen, daß diese Eigenschaft des Zentralnervensystems, auf wiederholt auftretende Informationskonfigurationen automatische Anpassungsreaktionen zu bilden, den Entstehungsmechanismus des sog. neurotischen Verhaltens darstellt (Koukkou u. Lehmann 1980, 1983 b). Zum Schuß sei betont, daß der automatische Informationsverarbeitungsmodus nicht als ein Prozeß verstanden werden soll, der der Kontrolle des Individuums entzogen ist, sondern als ein Prozeß, der durch Mikroprozesse, die dem Individuum unbewußt sind, kontrolliert wird (Neumann 1984).

1.1.4.2 Der kontrollierte Informationsverarbeitungsmodus

Im Gegensatz zum automatischen Informationsverarbeitungsmodus sind die Repräsentationen der Informations-Reaktions-Sequenzen des kontrollierten Informationsverarbeitungsmodus nicht fest miteinander verknüpft. Somit laufen diese Sequenzen langsamer ab. Die Reaktionen auf eine Informationskonfiguration im Rahmen des kontrollierten Informationsverarbeitungsmodus sind intentional aufrufbar und steuerbar, d. h. sie können sehr spezifisch für die Situation bewußt ausgewählt werden und sind damit nicht starr informationsgebunden (Fisk u. Schneider 1983; Posner u. Snyder 1975; Shiffrin u. Schneider 1977). Da der kontrollierte Informationsverarbeitungsmodus langsam funktioniert, hat der Organismus Zeit, sowohl mehr Kontextinformation zu berücksichtigen, als auch im Arbeitsgedächtnis und, wenn dies nicht ausreicht, im Langzeitgedächtnis andere alternative Reaktionen zu suchen, sie im Prozeß der kognitiven Verarbeitung auszuprobieren und bewußt zu initialisieren. Durch den kontrollierten Informationsverarbeitungsmodus können automatisierte Informations-Reaktions-Sequenzen koordiniert und, wenn nötig, in ihrer momentanen Wirksamkeit eingeschränkt werden (s. z. B. Neumann 1984; Norman 1984).

Der kontrollierte Informationsverarbeitungsmodus setzt die Bereitstellung einer bestimmten Menge an Kontrollkapazität (s. nächstes Kapitel) voraus. Als Entstehungsmechanismen dieser Bereitstellung von Kontrollkapazität wurden von Öhman (1979) die Entstehungsmechanismen der Orientierungsreaktion vorgeschlagen. Diese Mechanismen sortieren im Prozeß der initialen Interpretation die ankommenden Informationen nach ihren Bedeutsamkeitsaspekten. Je nach Klasse der Information wird reflexartig der Ruf nach Kontrollkapazität initiiert oder es wird der automatische Informationsverarbeitungsmodus weiter benutzt (s. Kap. 1.3 und Öhman 1979).

Die Kontrollkapazität ist begrenzt (s. nächstes Kapitel), und somit wird klar, daß die Zahl der parallel ablaufenden, kontrollierten Verarbeitungssequenzen ebenfalls begrenzt ist. Mit dem kontrollierten Informationsverarbeitungsmodus sind einige komplizierte Wahrnehmungs-Reaktions-Sequenzen parallel durchführbar, z. B. Autofahren und sich unterhalten, die aber auf automatischen, einfacheren Sequenzen basieren (Fisk u. Schneider 1983; Schneider u. Fisk 1982).

Die geringste Zunahme der Anforderungen, die ein Informationsverarbeitungsprozeß an das Zentralnervensystem stellt, führt zur Verminderung bis Verschlechterung der Leistungscharakteristika einer oder beider parallel laufenden, kontrollierten Prozesse, wie z. B. Verlangsamung der Verarbeitung und Zunahme der Fehlerzahl. Es ist wiederholt gezeigt worden (z. B. Griffith 1976; Schneider u. Fisk 1982), daß Aufgaben unterschiedlicher Komplexität und unterschiedlichen Übungsgrades das Informationsverarbeitungssystem unterschiedlich beanspruchen.

Die Informationsverarbeitungsschritte des kontrollierten Verarbeitungsmodus sind der gleichzeitigen oder retrospektiven Selbstbeobachtung zugänglich. In anderen Worten: Die kontrollierten kognitiven Prozesse können als Gedanken, Gefühle, Handlungen etc. in ihrer Sequenz beschrieben werden.

Kontrollierte Prozesse allerdings sind nicht nur die Prozesse, die im Zentrum der Aufmerksamkeit stehen. Kontrollierte Prozesse können als Prozesse während ihrer Durchführung bewußt sein, müssen aber nicht. Sie müssen aber, im Gegensatz zu den automatischen Prozessen, jeden Moment steuerbar und retrospektiv erinnerbar sein

(Neumann 1984; Shiffrin u. Schneider 1977; Schneider u. Fisk 1982; s. auch Rösler 1982). Die kontrollierten Informationsverarbeitungsprozesse reflektieren also eine Funktionseigenschaft des Zentralnervensystems, die mit dem Begriff des Wachbewußtseins gleichgesetzt werden kann (s. auch Edelmann u. Mountcastle 1978; McGuinness u. Pribram 1980; Pribram 1979).

Zusammenfassung: Wir unterscheiden zwei „Gesamtschritte" der Informationsverarbeitungsprozesse im Gehirn, welche mit zwei „Gesamtmodi" realisiert werden:

a) Die Informationsverarbeitungsschritte der initialen Interpretation, die innerhalb von Zehntelsekunden geschieht, die immer mit dem automatischen Informationsverarbeitungsmodus und damit für alle Eingangskanäle parallel durchgeführt wird und die nur bestimmte beschränkte Eigenschaften der Information berücksichtigen kann. Dementsprechend sind die Reaktionsalternativen des Organismus nach diesen Schritten eingeschränkt. Die Schritte der initialen Interpretation der Information werden im Rahmen der Psychophysiologie, die sich mit der elektrischen Hirnaktivität beschäftigt (und die hier nur berücksichtigt wird), mit den evozierten Potentialen (z. B. Donchin 1979, Rösler 1982) oder mit der EEG-Reaktivität (z. B. Koukkou 1980 a u. b, 1982, 1985; Koukkou u. Manske 1986; Lehmann u. Koukkou 1974) untersucht.

b) Die Informationsverarbeitungsschritte der kognitiven Interpretation, die im Rahmen von Sekunden vervollständigt wird, die mit kontrollierten und automatischen Informationsverarbeitungsmodi durchgeführt wird, dementsprechend viele Eigenschaften der Information berücksichtigen kann und die flexiblere und kompliziertere Reaktionsweisen des Organismus erlaubt. Die kognitive Interpretation der Information kann psychophysiologisch im Hinblick auf sehr eng begrenzte Eigenschaften mit dem Erwartungspotential (Contingent Negative Variation = CNV) und hauptsächlich mit den informationsinduzierten EEG-Zuständen untersucht werden und ist auch Gegenstand der in dieser Arbeit vorgestellten Untersuchungen.

Die jeweilige Entscheidung über den Informationsverarbeitungsmodus (kontrolliert oder automatisch), der für die weitere kognitive Verarbeitung der ständig ankommenden Informationen benutzt wird, fällt durch die initiale Interpretation, die die Inhalte des Arbeitsgedächtnisses dafür benutzt und die durch den Mechanismus der Orientierungsreaktion den gewählten Modus einführt (s. auch Öhman 1979 und Kap. 1.3).

1.1.5 Die selektive Aufmerksamkeit und der zentrale Kanal mit begrenzter Kontrollkapazität

Aus dem pro Zeiteinheit sehr reichen Informationsangebot, das aus der internen und externen Umgebung in das Zentralnervensystem gelangt, kann nur ein Teil bewußt wahrgenommen werden. Die bewußte Aufmerksamkeit, d. h. die Zahl der gleichzeitig bewußtseinsfähigen kognitiven Prozesse, ist also begrenzt. Dieses Phänomen wird in der experimentellen Psychologie Wahrnehmungsselektivität genannt und ist als Begriff der begrenzten Kontrollkapazität oder der Begrenztheit der Zahl der pro Zeiteinheit kontrollierten Verarbeitungssequenzen Grundannahme der kognitiven Psychologie (Bower 1975; Neisser 1967; Norman 1976; Norman u. Bobrow 1976). Die physiologischen und psychologischen Mechanismen, die für die Wahrnehmungsselektivität verantwortlich sind, sind Gegenstand der Forschung aller Disziplinen, die sich mit den menschlichen Informationsverarbeitungsprozessen beschäftigen, und haben auch schon immer die Psychologen und Psychiater beschäftigt. Eine spezifische Störung der Mechanismen der selektiven oder der Gesamtaufmerksamkeit wird in den meisten Hypothesen über die Schizophrenie-Entstehungsmechanismen angenommen (Bleuler 1971; Heimann 1983; Zubin 1975 u. a.).

Es gibt verschiedene Erklärungsversuche für das Phänomen der selektiven Aufmerksamkeit (vgl. z. B. Neisser 1967, 1976; Pribram u. McGuinness 1975; Skinner u. Yingling 1977), auf die hier nicht näher eingegangen wird. Es soll nur der heutige Stand des Wissens über die psychophysiologischen Mechanismen der Wahrnehmungsselektivität zusammengefaßt werden, d. h. diejenigen Erklärungsansätze, welche das Phänomen unter dem Gesichtspunkt der Informationsverarbeitung behandeln, mit EEG-Daten untersuchen und damit für unsere Modellbildung eine wichtige Rolle spielen. Wir möchten auf die Beschreibung der einzelnen experimentellen Befunde, die zu diesem Wissen geführt haben, verzichten und den Leser auf die Literatur verweisen.

Die Erklärungsansätze, welche die Wahrnehmungsselektivität unter dem Gesichtspunkt der Informationsverarbeitung behandeln, sind weitgehend vom ersten Modell von Broadbent (1958) über Wahrnehmung und Kommunikation ausgelöst worden. Dieses Modell ist heute überholt und wurde von Broadbent selbst (1970, 1984) und anderen Autoren revidiert und verändert (vgl. Deutsch u. Deutsch 1963; Neisser 1967, 1976; Norman 1968, 1973; s. auch Kahneman 1973). Darauf sei hier besonders hingewiesen, da das Modell bei der Interpretation der Befunde der Informationsverarbeitungsprozesse in psychotischen Zuständen heute noch häufig in seiner ursprünglichen Fassung verwendet wird.

Broadbent (1958) führte den Begriff der begrenzten Kontrollkapazität ein, um die begrenzte Menge der pro Zeiteinheit bewußt wahrnehmbaren Information, und damit die selektive Aufmerksamkeit zu erklären. Das Modell postulierte im menschlichen Informationsverarbeitungssystem am Eingang der Sinnesinformationen eine Verarbeitungsstufe, die als Übertragungskanal mit begrenzter Kapazität funktioniert und damit als Filter für die ankommenden Informationen wirkt (Ein-Kanal-Kommunikationssystem; Filter-Modell). Im Hauptinhalt nimmt dieses Modell an, daß die Selektion der Informationen, welche ins Bewußtsein gelangen, anhand der physischen Eigenschaften der Information in einem sehr frühen Stadium der Informationsverarbeitung geschieht, bevor die Umkodierung der Sinnesinformationen in die endgültigen Sprachen des Zentralnervensystems stattfindet. Es handelt sich also um eine passive Konzeption des Wahrnehmungsvorganges, welche die selektive Aufmerksamkeit, d. h. die Begrenzung der pro Zeiteinheit bewußten Wahrnehmungen, durch eine strukturelle Einschränkung des Informationsverarbeitungssystems erklärt. Unterschiede der selektiven Aufmerksamkeit werden dann durch strukturelle Unterschiede dieses Kanals erklärt.

Die experimentelle Überprüfung dieses Modells hat allerdings wiederholt gezeigt, daß nicht die physischen Eigenschaften der Information, sondern inhaltliche Eigenschaften der Information wie Bedeutsamkeit, Familiarität etc. bestimmen, was jeweilig bewußt wahrgenommen wird. Für ausführliche Darstellungen der theoretischen und experimentellen psychologischen Dokumentationen dieser Aussage siehe z. B. Bower (1975), Neisser (1967, 1976), Wimmer u. Perner (1979). Für die psychophysiologische

Dokumentation dieser Annahme siehe z. B. Donchin (1979), Hillyard (1981), Hillyard u. Picton (1979), Hillyard u. Kutas (1983), Kutas et al. (1977), Rösler (1982).

Zusammenfassend haben diese Experimente gezeigt, daß die bewußte Wahrnehmung der Sinnesinformationen zwar durch die zeitliche und strukturelle Begrenztheit des Informationsverarbeitungssystems eingeschränkt ist, die Entscheidung aber über die Selektion der Information, die ins momentane Bewußtsein eintritt (die selektive Aufmerksamkeit, Filterung), kann für die sog. höheren psychischen Funktionen durch diese Begrenztheit nicht erklärt werden. Die selektive Aufmerksamkeit ist als zentrales und funktionelles Phänomen zu verstehen, das erst in den späteren Phasen der Informationsverarbeitung und nicht in den Eingangsstufen wirksam ist. Die Selektion ist zentral, da sie in den Informationsverarbeitungssequenzen der initialen Interpretation nach dem Vergleich der Information mit den Inhalten des Arbeitsgedächtnisses, anhand von Eigenschaften wie Bedeutsamkeit, Familiaritätsgrad etc., stattfindet, und funktionell, da die jeweiligen Inhalte des Arbeitsgedächtnisses, die die Selektion definieren, von dem jeweiligen funktionellen Hirnzustand abhängig sind (s. auch Kap. 1.1.2 und 1.6). In dieser Betrachtung des Phänomens der Wahrnehmungsselektivität wird der Filter (d. h. die Begrenzung der gleichzeitigen bewußten Wahrnehmungen) am ehesten verstanden als die Begrenzung der Möglichkeit, mehrere Informationen mit dem kontrollierten Informationsverarbeitungsmodus, dem eine begrenzte Kontrollkapazität zur Verfügung steht, nach ihrer initialen Interpretation parallel weiterzuverarbeiten. *Damit sind die psychophysiologischen Mechanismen der Begrenzung der bewußten Wahrnehmungen nicht die gleichen wie die psychophysiologischen Mechanismen der Selektion der Informationen, die pro Zeiteinheit bewußt wahrgenommen werden.* Die Begrenzung der pro Zeiteinheit bewußten Wahrnehmungen ist das Resultat der begrenzten Kontrollkapazität des angenommenen zentralen Kanals (ob strukturell oder nicht, wird hier nicht diskutiert). Die Selektion aber der Informationen, die in einem gegebenen Moment mit dem kontrollierten Informationsverarbeitungsmodus verarbeitet werden, und damit die Möglichkeit haben, bewußt wahrgenommen zu werden, ist das Resultat der initialen Interpretation der Information, welche als automatische Dekodierung keine Kontrollkapazität in Anspruch nimmt und die Entscheidung anhand von Kriterien, die als motivationale Prioritäten zusammengefaßt werden können, trifft. Diese motivationalen Prioritäten werden durch die aktivierten Repräsentationen gesetzt, die das Arbeitsgedächtnis im Moment der initialen Interpretation besetzen. Wie wir gesehen haben, kann das Arbeitsgedächtnis in einem gegebenen Moment von wenigen oder vielen verschiedenen Repräsentationen besetzt sein.

Rösler (1982) hat experimentelle Befunde zusammengefaßt, welche für die auch von anderen Autoren (z. B. Kahneman 1973; Norman u. Bobrow 1975; Shiffrin u. Schneider 1977) vertretene Annahme sprechen, daß die Kontrollkapazität (Aufmerksamkeit) eine funktionale Entität sei, mit der zwar begrenzt, aber bedarfsspezifisch und kurzfristig variierend der kontrollierte Informationsverarbeitungsmodus aufgerufen werden kann. Oder in anderen Worten: Die sog. Kontrollkapazität kann als ein flexibler und kurzfristig variierender Prozeß verstanden werden, der beliebig auf verschiedene Repräsentationen des Gedächtnisses verteilt werden kann. Die Annahme einer flexiblen Kapazitätszuordnung impliziert die Möglichkeit einer Informationsselektion („Filterung") auf verschiedenen Strukturebenen, die allerdings für die komplexen psychischen Funktionen in späteren Phasen des Prozesses der initialen Interpretation stattfindet und damit nicht strukturell, sondern funktionell zu sein scheint.

Öhman (1979), der die Begriffe des zentralen Kanals und des Kurzzeitgedächtnisses (was wir hier in dem Begriff des Arbeitsgedächtnisses einschließen) als praktisch identisch betrachtet („... mit dem zentralen Kanal ist der Verarbeitungsmodus und mit dem Kurzzeitgedächtnis sind die Speichermechanismen gemeint ..."), schlägt anhand von psychophysiologischen Messungen (allerdings ohne EEG-Daten miteinzubeziehen) vor, daß der Mechanismus, mit dem die Einstellung des zentralen Kanals, d. h. die Zuteilung der Kontrollkapazität („allocation of processing capacity") erreicht wird, die Orientierungsreaktion ist: „Die Orientierungsreaktion bedeutet den Ruf nach Verarbeitung der durch den prä-attentiven Mechanismus gewählten Informationen im zentralen Kanal." Wir (Koukkou u. Lehmann 1980, 1983 a) haben experimentelle Befunde aus verschiedenen Disziplinen, und insbesondere aus Studien der Informationsverarbeitungsprozesse während des Schlafes, der frühen Kindheit und chemisch modifizierter Zustände zusammengefaßt, welche für folgende Annahme sprechen: Die EEG-Komponenten der Orientierungsreaktion (EEG-Reaktivität) reflektieren die psychophysiologischen Mechanismen, womit die bedarfsspezifische, bedarfsabgestufte und kurzfristig variierende Anpassung des funktionellen Hirnzustandes an die Ansprüche stattfindet, welche die ankommenden internen und externen Informationen nach ihrer initialen Interpretation an den Organismus stellen. Ein breites „Spektrum" dieser vielen verschiedenen Anpassungsmöglichkeiten entspricht dem Begriff des zentralen Kanals. Der zentrale Kanal kann den kontrollierten Informationsverarbeitungsmodus benutzen und beinhaltet die jeweils aktivierten Repräsentationen des Arbeitsgedächtnisses, das für die Informationsverarbeitungsprozesse während des Wachbewußtseins des Gesunden zur Verfügung steht (s. auch Kap. 1.3 und 1.6).

Zusammenfassung: Für die Argumente dieser Arbeit findet die Wahrnehmungsselektivität durch den im Prozeß der initialen Interpretation geschehenen Vergleich der Information mit den Inhalten des Arbeitsgedächtnisses statt. Durch diesen Vergleich wird entschieden, welche der Informationen in den vielen Eingangskanälen mit dem automatischen und welche mit dem kontrollierten Informationsverarbeitungsmodus weiterverarbeitet werden, d. h. für welche Eingangskanäle der Aufruf von Kontrollkapazität nötig ist. Dieser Aufruf wird mit der Orientierungsreaktion erreicht, welche bedarfsspezifisch und kurzfristig variierend den funktionellen Hirnzustand (d. h. EEG-Zustand, s. Kap. 1.4 und 1.6) und den Gesamtorganismuszustand an die momentanen Ansprüche der Information anpaßt. Unterschiedliche funktionelle Hirnzustände nach der Darbietung einer Information weisen also hin auf eine unterschiedliche initiale Interpretation der Information oder auf eine sekundäre Hemmung der initiierten funktionellen Anpassung (Reaktion) durch die folgende initiale Interpretation der Reaktion oder auf eine „Störung" der Mechanismen, der Wahl und/oder der Durchführung der initial berechneten nötigen funktionellen Anpassung.

Die Charakteristika des funktionellen Hirnzustandes (Charakteristika der EEG-Reaktivität) definieren auch die Art und die Menge der aktivierten Repräsentationen (Daten und Strategien) im Arbeitsgedächtnis, welche für die dauernd laufenden vielen automatischen Prozesse und für die wenigen (oder, wie z. B. im Schlaf, keine) kontrollierten Prozesse zur Verfügung stehen. Die jeweils aktivierten Repräsentationen des Arbeitsgedächtnisses definieren die Charakteristika des jeweiligen „Denken-, Fühlen-, Wahrnehmen- und Handeln-Stils" (kognitive Interpretation) des Individuums.

1.2 Das Elektroenzephalogramm (EEG)

Die hirnelektrischen Aktivitäten werden als zeitabhängige Spannungsschwankungen zwischen je zwei auf der Kopfhaut aufgeklebten Elektroden registriert. Die üblicherweise im EEG registrierten Signale liegen zwischen etwa 5 und 200 μV Amplitude und etwa 0,1–40 Hz Frequenz. Beim intakten Menschen ist das EEG bis heute die einzige physiologische Methode zur direkten Erfassung der Hirnfunktionen während psychischer Vorgänge mit Zeitauflösung im Sekunden- und Subsekundenbereich.

Die EEG-Messungen erfassen Funktionsweisen des Gehirns, die sowohl auf die Disposition („trait") als auch auf den momentanen funktionellen Zustand der Person („state") bezogen sind.

Die Studien der EEG-Korrelate der Hirndisposition oder Funktionseigenart betreffen sowohl rein genetische Fragen, wie z. B. Zwillingsforschung (Buchsbaum 1974; Dumermuth 1968; Lykken et al. 1974, 1982; Vogel 1970), als auch Fragen der Dispositionen, deren Natur, d. h. ob genetisch oder biographiebedingt, noch nicht klar ist, wie z. B. Prädisposition zu bestimmten spontanen Erlebnissen (Koukkou et al. 1976; Koukkou u. Lehmann 1976, 1977, 1979, 1983 c; Lehmann et al. 1981), Persönlichkeitsmerkmale (Becker-Carus 1971; Schmettau 1970) oder psychiatrische Krankheitsbilder (s. Kap. 2.2).

Die Funktions-EEG-Studien betreffen Fragen der Beziehungen zwischen funktionellen Hirnzuständen, EEG-Reaktionsarten und mentalen Prozessen und sind für das Studium der EEG-Korrelate psychiatrischer Krankheitsbilder oder psychotischer Symptome sehr wichtig.

Zusammenfassend wird das EEG in der Psychologie, Psychophysiologie und Psychiatrie für Untersuchungen der elektrophysiologischen Korrelate oder Begleitphänomene sowohl psychischer Gesamteigenschaften (z. B. Erregungsgrad, Persönlichkeit, psychische Krankheitssyndrome) als auch normaler oder abnormaler psychischer Funktionen (z. B. Wechsel der Richtung der Aufmerksamkeit, Erinnerung, isolierte psychotische Symptome, durch halluzinogene Substanzen induzierte Erlebnisse etc.) gebraucht.

Die Literatur über EEG-Korrelate der psychischen Funktionen oder Dysfunktionen kann aufgeteilt werden in 1) Studien des spontanen EEGs (Ruhe-EEG), 2) Studien des Funktions-EEGs (aktiviertes EEG) und 3) Studien der ereignisbezogenen Hirnaktivität (evozierte Potentiale = EP). Diese verschiedenen EEG-Analysewege weisen, ob reflektiert oder nicht, auf die Grundhypothesen hin, welche von den Autoren benutzt wurden, um EEG-Studien zu planen und durchzuführen und um die Ergebnisse der Studien zu interpretieren. Für unsere Studien der EEG-Begleitphänomene der normalen und abnormen Kognition benutzen wir das Funktions-EEG und die EEG-Reaktivität auf die angebotene Information, die wir gleichsetzen mit dem Begriff der EEG-Korrelate der Orientierungsreaktion (s. Kap. 1.3). Im folgenden werden die EEG-Studien im Rahmen der normalen Psychologie anhand dieser drei EEG-Registrierungs- und -Analysewege getrennt kurz vorgestellt.

1.2.1 Ruhe-EEG (Spontan-EEG)

Als spontanes EEG bezeichnet man die elektrische Hirnaktivität während sog. Ruhe-perioden. Dabei sind die Augen geschlossen, die Person versucht sich zu entspannen, und es wird keine externe Information angeboten. Größen, die in Studien des sponta-nen EEGs am häufigsten gemessen werden, sind 1) Amplitude und Frequenz der Hirn-wellen bestimmter Elektrodenkombinationen (tonische EEG-Charakteristika); 2) spontan auftretende phasische EEG-Ereignisse, wie z. B. die Epilepsiezeichen (Spit-zen-Wellen-Komplexe, Spitzen, steile Abläufe) oder die bei allen Menschen im Schlaf auftretenden K-Komplexe und Vertex-Zacken; 3) Verhältnis bestimmter Variablen eines EEG-Frequenzbandes zwischen homologen Gebieten der Hemisphären.

Die Studien, die das spontane EEG benutzen, haben lange Perioden von 2–20 min Dauer analysiert. Bei gesunden, wachen Erwachsenen sind minutenlange EEG-Perio-den in gewissen statistischen Grenzen so „stabil", daß die EEG-Resultate von einer gegebenen Person bei wiederholten Tests in längeren Zeitabschnitten genetische Stu-dien des EEGs möglich machen (Buchsbaum u. Gershon 1984; Lykken et al. 1974; Vogel 1970).

Implizit ist die Grundannahme der Studien des spontanen EEGs, daß das EEG etwas aussagt sowohl über die Funktion des Gehirns als auch über die psychologischen Besonderheiten des Individuums. Ferner wird impliziert, daß verschiedene Menschen zu verschiedenen Zeiten eine experimentelle Bedingung, in der sie keine Handlungs-anweisungen haben, auf die gleiche Weise verarbeiten. Diese Betrachtungsweise der Beziehungen zwischen elektrischer Hirnaktivität und Verhalten ist die älteste, aber allerdings zu global, um spezifischere Fragen über Hirnmechanismen der Kognition an das EEG stellen zu können und um spezifische Aussagen zu erwarten, da sie die enorme kurzfristige Variabilität der elektrischen Hirnaktivität und der kognitiven Funktionen nicht berücksichtigt. Die bis vor einigen Jahren geringe Ergiebigkeit der EEG-Forschung in der Psychologie wird damit z. T. erklärt (s. Gale u. Edwards 1983; Gale 1981). Die Schwäche dieser Art von EEG-Studien wird auch bei den EEG-Stu-dien in der Psychopathologie deutlich.

In den letzten Jahre wurde mit Hilfe neuerer Methoden der Signalanalyse die ange-nommene Stabilität des EEGs Gegenstand der Untersuchung. Es zeigte sich, daß die Stationarität der EEG-Prozesse nur für kurze Zeit vorhanden ist; Zeitstücke zwischen Sekunden und Sekundenbruchteilen werden schließlich als „homogen" erkannt (Bar-low et al. 1981; Bodenstein u. Praetorius 1977; Lehmann 1975, 1984; Lehmann u. Skrandies 1984; Lopez da Silva et al. 1974). Damit stellte sich das Ruhe-EEG letztlich als ein Mosaik von aufeinanderfolgenden Einzelereignissen dar, und der Kreis zu den Komponenten der evozierten Potentiale ist geschlossen. Es bleibt also für jede Studie zu entscheiden, welcher Zeitbereich als problemangemessen betrachtet wird.

Die Messung des spontanen EEGs wird in der Psychophysiologie und den experi-mentellen Studien der Psychopathologie sehr häufig mit der Dimension des einheitli-chen Kontinuums der Aktivierung[1] des Organismus in Verbindung gebracht. Aktivie-

---

[1] Die Begriffe Aktivierung, Aktivation, Aktiviertheit (im Englischen: tonic arousal level, phasic arousal level, arousal, activation) werden sowohl in deutscher als auch in englischer Literatur nicht immer eindeutig benutzt. In Übereinstimmung mit Pribram u. McGuinness (1975) werden wir, wenn wir den Begriff benutzen müssen, als Aktivierung (arousal) die informationsinduzier-

rung ist ein wichtiger, aber unscharf definierter und wiederholt in Frage gestellter (Cohen u. Plaum 1981; Fahrenberg 1979; Lacey 1967; Vanderwolf u. Robinson 1981) Begriff der Psychophysiologie. Da dieser Begriff allerdings häufig in den psychopysiologischen Studien der Schizophrenie benutzt wird (neulich von Dawson u. Nuechterlein 1984) und u. E. nicht alle Aspekte dieses Begriffes und der Theorie, auf der er basiert, als ungültig betrachtet werden sollen, werden wir ihn in Kap. 2.3.1 kurz vorstellen.

Die Ergebnisse der Ruhe-EEG-Studien in der Psychologie wurden mehrfach zusammengefaßt (z. B. Andreassi 1980; Gale 1981; Gale u. Edwards 1983). In der vorliegenden Arbeit werden diese Ergebnisse nicht erneut referiert. Die Ruhe-EEG-Ergebnisse in der Schizophrenie, für die es auch neue Zusammenfassungen gibt (z. B. Itil 1975, 1977; Shagass 1976; Small 1983; Spohn u. Patterson 1979) werden in Kap. 2.2 besprochen.

1.2.2 Funktions-EEG (aktiviertes EEG)

Als Funktions-EEG oder aktiviertes EEG bezeichnet man die Messung der Hirnaktivität *während* einer bestimmten psychischen Funktion (bei Verarbeitung eines Ereignisses oder Erlebnisses) oder während der Durchführung einer Problemlösungsaufgabe, für die spezifische psychische Funktionen vorausgesetzt werden. Funktions-EEG-Studien messen also, was im Gehirn elektrophysiologisch während des Ablaufs möglichst gut definierter, kurz dauernder psychischer Aktivitäten geschieht. Die Frage, welche in diesen Studien gestellt wird, ist in anderen Worten: Welche durch das EEG gemessenen funktionellen Hirnzustände begleiten oder erlauben oder korrelieren mit bestimmten psychischen Funktionen?

Die Funktions-EEG-Studien basieren auf den Ergebnissen der Neuro- und Psychophysiologie, welche zeigten, daß Gesamthirnfunktionen, aber auch Funktionen von Hirnsubsystemen oder sogar Nervenzellengruppen die Erfahrungen des Organismus und seinen momentanen Funktionszustand reflektieren (z. B. Adey 1966; Bremner 1970; Creutzfeldt 1979; Edelmann u. Mountcastle 1978; Jung 1984; Mountcastle 1975, 1978; Perret et al. 1982; Pribram 1979; Sperry 1976; von der Heydt et al. 1985; s. auch Rosenzweig u. Benett 1976). Parallele Beobachtungen liegen auch von neurochemischen und neuroanatomischen Beobachtungen vor (Dunn 1980; Shashoua 1982). Mountcastle z. B. hat gezeigt, daß die momentane motivationale Bedeutung eines Stimulus in der unterschiedlichen Antwort einzelner Neuronen im parietalen Kortex reflektiert wird: die gleichen Zellen reagierten unterschiedlich auf das Angebot eines Futterstimulus, wenn das Tier hungrig oder wenn es satt war. Dies zeigt den Einfluß der momentanen kontextuellen Beurteilung einer ankommenden Information auf die Charakteristika einer physiologischen Antwort in der Ebene der Einzelneuronenaktivität.

---

ten EEG-Veränderungen bezeichnen, die gleichzusetzen sind mit „Funktions-EEG", „phasischer Aktivierung", „EEG-Reaktivität", „Desynchronisation", „zentraler Komponente der Orientierungsreaktion". Als Aktiviertheit werden wir die elektrische Aktivität des Gehirns während Zeiten ohne gezielt angebotene externe Information bezeichnen, die gleichzusetzen ist mit „Ruhe-EEG", „spontanem EEG", „tonischer Aktivierung", „Grundaktivität" und „Niveau des Aktivierungsprozesses" (s. auch Fahrenberg 1979).

Adey (1966) hat gezeigt, daß die raum-zeitliche Verteilung des EEGs anders ist, wenn eine Aufgabe korrekt ausgeführt wird, als wenn sie inkorrekt ausgeführt wird. Weiter wurde gezeigt, daß Einzelneuronen des motorischen Kortex mit einem besonderen Entladungsmuster während der Beantwortung eines vorbereitenden Reizes arbeiten, wenn die auf den Reiz folgende Antwort korrekt ist, und daß diese gleichen Einzelneuronen mit einem anderen Muster den vorbereitenden Reiz beantworten, wenn eine falsche Antwort auf den endgültigen Reiz folgt (Tanji u. Evarts 1976).

In Funktions-EEG-Studien wird implizit oder explizit das EEG als Prozeßvariable behandelt, d. h. als Variable, die in Zuständen untersucht wird, welche in einer dynamischen Interaktion mit den Fluktuationen der gemessenen Leistungen oder Funktionen stehen (siehe z. B. Emrich 1976; Gale u. Edwards 1983; Koukkou u. Lehmann 1968; Lehmann u. Koukkou 1974; Van Winsum et al. 1984). Da diese Interaktionen sehr schnell ablaufen, analysieren die Funktions-EEG-Studien im Gegensatz zu den Ruhe-EEG-Studien kürzere EEG-Abschnitte, die in enger zeitlicher Beziehung zu der studierten Funktion oder Leistung stehen.

Vogel et al. (1968) betonten, daß die beschränkte Ergiebigkeit der EEG-Studien auf dem Gebiet der Psychologie und Psychiatrie wenigstens z. T. darin liegen könnte, daß man Beziehungen zwischen sehr komplexen physiologischen (Gesamt-EEG) und psychologischen Messungen (Intelligenz, Persönlichkeit, Krankheit) in zeitlich getrennten Messungen gesucht hat. Vogel et al. (1968) haben dann hohe positive Korrelationen zwischen umgrenzten kognitiven automatischen Leistungen und bestimmten EEG-Charakteristika (langsamen Alpha- und Beta-Wellen) während der Ausübung dieser Leistungen beschrieben. Vogel hat vorgeschlagen, daß im EEG der momentane „Denkstil" reflektiert wird (s. auch Callaway 1975; Donchin 1979; Helmchen u. Künkel 1964; Künkel 1975, Lehmann 1980). Dies ist die Grundhypothese aller Funktions-EEG-Studien, in denen elektrophysiologische Begleitphänomene psychischer Funktionen oder Informationsverarbeitungsprozesse untersucht werden.

Das methodische Vorgehen der Funktions-EEG-Studien hat gegenüber der Registrierung des Ruhe-EEGs und späterer unabhängiger Messung der Funktion den großen Vorteil, daß es *während* der Funktion abgeleitete EEG-Messungen von Beziehungen erlaubt, die spezifisch für die Funktion sind. Was diese Methode allerdings auch nicht eliminieren kann, ist die große Zahl von nicht zwingend mit der untersuchten Funktion verbundenen Nebenfunktionen physiologischer und psychologischer Art, die während der Registrierzeit auftreten. Die Tatsache allerdings, daß in experimentellen Situationen diese parallel ablaufenden psychologischen Funktionen, wie etwa Einstellung dem Experiment gegenüber, Müdigkeit, Vorkenntnisse, sich nicht konstant bei Versuchspersonen wiederholen, hingegen die untersuchte Funktion konstant bleibt, erlaubt bei entsprechender Zahl von Versuchspersonen, die EEG-Merkmale der angezielten Funktion zu erfassen (Emrich 1976; Gale u. Edwards 1983; Rösler 1982).

Viele der Funktions-EEG-Studien beschreiben, daß während der Durchführung einer Aufgabe eine aufgabenkorrelierende EEG-Veränderung eintritt, die aus einer Reduktion der Amplitude und einer Beschleunigung der Frequenz besteht („Aktivierung"). Autoren, welche die elektrische Hirnaktivität als unspezifischen Ausdruck des Gesamtzustandes des Hirns betrachten und sie in einem postulierten einheitlichen Kontinuum des Aktiviertheitskonzepts einordnen (s. auch Kap. 2.3.1), sehen diese aufgabengebundene EEG-Veränderung als ein unspezifisches Phänomen an (z. B. Gevins 1980; Gevins et al. 1979; Shagass et al. 1982; Shaw et al. 1977; Venables 1973).

Diejenigen Studien allerdings, welche spezifische Fragen über die Beziehung EEG – psychische Funktionen stellten, haben gezeigt, daß a) während der Durchführung einer Aufgabe nicht immer eine Reduktion der Amplitude und Beschleunigung der Frequenz eintritt und daß b) die aufgabenkorrelierenden EEG-Veränderungen spezifisch sind, da sie von der Biographie des Individuums und seinem funktionellen Hirnzustand während der Untersuchung abhängig sind (s. unten). Folgende psychologische Prozesse sind auf ihre EEG-Korrelate mit Funktions-EEG-Studien besonders untersucht worden:

1) Lernphase,
2) die Speicherungsprozesse und besonders dabei ihre Dauer,
3) die sematischen Aspekte der Information,
4) die unterschiedliche hemisphärische Beteiligung bei verschiedenen Klassen kognitiver Leistungen.

Einige hier zu erwähnende Beispiele und die späteren Kapitel über die EEG-Korrelate der Informationsverarbeitungsprozesse und der Orientierungsreaktion werden das erläutern.

Die erste Darbietung einer Information, welche für die Person unerwartet war oder auf welche die Versuchsperson aufpassen soll, oder die erste Durchführung einer Aufgabe, bringen bei praktisch allen wachen gesunden Erwachsenen eine generalisierte Verminderung der Amplitude und eine Beschleunigung der Frequenz des EEGs mit sich. Dieser durch die Informationsdarbietung ausgelöste EEG-Zustand wird „Desynchronisation des EEGs", „Arousal-Reaktion", „Aktivierung", „Alpha-Blockade", „ereignisbezogene Desynchronisation des Alpha-Rhythmus" oder „zentrale Komponente der Orientierungsreaktion" genannt und häufig mit dem Begriff der Aufmerksamkeit (auch oft ohne genauere Spezifikation der Aufmerksamkeitsaspekte, s. Kahneman 1973) in Zusammenhang gebracht. Mit der Wiederholung der Darbietung der Information allerdings treten beim Individuum spezifische Veränderungen der Charakteristika der EEG-Reaktivität ein.

Thompson u. Obrist (1963) und Thompson u. Thompson (1965) zeigten als erste, daß der Ausprägungsgrad der EEG-Alpha-Wellen in einer Serienlernaufgabe in einer systematischen Beziehung zur Phase des Lernprozesses steht: Der Ausprägungsgrad der Alpha-Wellen ist gering (es findet eine „Aktivierung" oder „Desynchronisation des EEGs" statt) während der ersten, aktiven Phase des Lernens, hingegen beim „Überlernen", d. h. beim Erreichen guter Leistung, nimmt der Ausprägungsgrad der Alpha-Wellen deutlich zu (Entspannungs-EEG). Die EEG-Begleitphänomene während des Lernens ändern sich also systematisch mit der Phase des Lernprozesses. Die Abnahme der Amplituden und Beschleunigung der Frequenzen, die während des aktiven Lernens erscheinen, verschwinden vollkommen, wenn der Übungsvorgang die Ebene automatisierter Antworten erreicht. In anderen Worten: *Gute Leistungen, gemessen als fehlerlose Durchführung einer Aufgabe, was auch oft als „Aufmerksamkeits"-Messung benutzt wird, sind nicht von einem aktivierten, sondern von einem Entspannungs-EEG begleitet* (s. auch Kap. 1.4.2.1). Studien der Konditionierungs- und Lernprozesse bei Tieren mit kortikalen und subkortikalen EEG-Ableitungen und bei Menschen mit Skalp-EEG-Ableitungen haben wiederholt diese Beziehungen zwischen Lernphasen und Hirnfunktionszustand, gemessen mit dem EEG, bestätigt. Diese Studien haben allerdings auch gezeigt, daß es sich bei den EEG-Korrelationen der Lernprozesse nicht um einheitliche Verschiebungen des Aktiviertheitsniveaus im postulierten Kontinuum der Arousaltheorien während der verschiedenen Phasen des Lernens handelt (s. auch Kap. 2.3.1), sondern daß es sich um EEG-Zustände handelt, die durch systematische Beziehungen zwischen kortikalen und subkortikalen EEG-Merkmalen oder zwischen EEG-Merkmalen bestimmter Hirnregionen gekennzeichnet sind (siehe z. B. Adey 1966; Bremner 1970; Creutzfeldt et al. 1969; Destrade u. Ott 1982; Dolce u. Waldeier 1974; Gale 1977; Gale et al. 1978; Koukkou u. Lehmann 1968; Koukkou et al. 1978; Kramis et al. 1975; Larbic et al. 1982; Lehmann u. Koukkou 1974; McGuigan 1973; Pribram 1971; Rosenzweig u. Bennet 1976; Rugg u. Dickens 1982; Rugg u. Venables 1980; Vanderwolf et al. 1975; Yoshii et al. 1959).

Eine andere Richtung der Funktions-EEG-Studien, die u. E. die gleichen Fragen stellt wie die Studien der EEG-Korrelate der Lernprozesse, untersucht die EEG-Korrelate der Speicherungs- und Erinnerungsfunktionen, die Gedächtnisleistungen. Diese Studien zeigen, daß einige Komponenten der EEG-Charakteristika, die jede kognitive Leistung begleiten, gleichzeitig verknüpft sind mit den Speicherungs- und Wiederauffindungsmechanismen und so mit den Gedächtnisleistungen korrelieren (z. B. Chow 1961; Jasper et al. 1960; Koukkou et al. 1978, 1980; Warren et al. 1976; Van Winsum et al. 1984; s. auch Callaway 1983; Koukkou u. Lehmann 1980; Yingling 1980). Die Funktion der Speicherung ist effizienter während des sog. aktivierten EEG-Zustandes, d. h. während Zeiten mit schnellerer und niedrigerer EEG-Aktivität. Hingegen benötigt die Funktion der Erinnerung (Wiederauffindung von gespeicherten Informationen) Hirnzustände, die mit dem sog. Entspannungs-EEG gekennzeichnet sind.

EEG-Studien der Informationsverarbeitungsprozesse während des Schlafes, während dessen im Vergleich zur Wachheit das EEG-Wellenspektrum deutlich zu langsameren Frequenzen verschoben ist, haben zur Klärung der Beziehung zwischen den EEG-Zuständen und den Speicherungs- und Erinnerungsmechanismen der Information im Hirn beigetragen: Die Speicherung einer während der verschiedenen Schlafphasen aufgenommenen Information in einer Form, die in späterer Wachheit ihre Erinnerung erlaubt, setzt voraus, daß nach der Darbietung der Information ein kritisches „Minimum" an Wachheit (gemessen mit dem EEG, eine bestimmte EEG-Veränderung in der Richtung der Wachheit) eintritt (Emmons u. Simon 1956; Lehmann u. Koukkou 1974; Tani u. Yoshii 1970; Williams 1973) und für eine bestimmte Zeit andauert (Koukkou u. Lehmann 1968; Oltman et al. 1977; Shimizu et al. 1977). Je höher das erreichte Wachheitsniveau (bis zu einer bestimmten Grenze) nach dem aufgenommenen Stimulus ist (wobei die Schlaftiefe eine maßgebende Rolle spielt), desto besser ist die Qualität der spontanen Erinnerung oder Wiedererkennung in der späteren Wachheit (Lehmann u. Koukkou 1974). Der Bekanntheitsgrad der eingetroffenen Information ist ein mitbestimmender Faktor für die Dauer und den Grad der für eine in der Wachheit erinnerbare Speicherung notwendigen EEG-Veränderung. Je bekannter der angebotene Stimulus ist, desto geringer und kürzer ist die Dauer der nötigen EEG-Veränderung in Richtung Wachheit, um den gleichen Lernerfolg zu erzielen. Dabei bleibt jedoch ein Minimum an Wachheitsniveau die Voraussetzung für eine in der Wachheit erinnerbare Speicherung (Lehmann u. Koukkou 1974).

Die Erinnerungsschwierigkeiten nach Informationsangebot im Schlaf sah man ursprünglich als Schwäche oder sogar Unmöglichkeit der Funktion der Speicherung von Informationen während des Schlafes, d. h. während elektrischer Hirnzustände, die der erwachsenen Wachheit nicht entsprechen. Es gibt allerdings deutliche Hinweise, daß das Sich-nicht-erinnern-Können in der Wachheit an Lernmaterial, das während des Schlafes angeboten wurde und nur eine geringe Veränderung des EEGs in Richtung der Wachheit verursachte, oder das Vergessen von Input-Output-Beziehungen, die mit Erfolg während des Schlafes stattgefunden haben (etwa beim Schlafwandeln), z. T. durch die Phänomene des zustandsabhängigen Lernens (ZAL) und des zustandsabhängigen Erinnerns (ZAE) erklärt werden können (s. Bower 1981; Goodenough 1978; Koukkou u. Lehmann 1980, 1983 a, Overton 1972 b sowie Kap. 1.5 dieser Arbeit).

Beziehungen zwischen Funktionsniveau des Organismus und Speicherungs- und Wiederauffindungsmechanismen wurden sehr häufig mit den peripheren Indikatoren der sog. Aktivierung studiert. Die peripheren Indikatoren der Aktivierung entsprechen den peripheren Komponenten der Orientierungsreaktion, wie z. B. Hautleitfähigkeit. Venables u. Christie (1975) fassen diese Ergebnisse zusammen. Sie berichten, daß es in der Literatur eine Übereinstimmung gibt bezüglich Stabilität der Speicherungsqualität und Aktivierung: eine höhere Aktivierung führt zu besserer Speicherung. Die Beziehungen hingegen zwischen Erinnerungsmechanismen und den peripheren Indikatoren der Aktivierung sind unklar, hauptsächlich wegen der fehlenden Korrelation zwischen den Indikatoren (Grings 1979). Die Überlegungen in den Kap. 1.3, 1.4 und 2.3.1 über die Definition der funktionellen Bedeutung und Messung des Konzeptes der Aktivierung erlauben eine Erklärung dieser widersprüchlichen Befunde. In dieser Arbeit konzentrieren wir uns jedoch nur auf die EEG-Korrelate dieser psychischen Funktionen.

Komponenten der EEG-Charakteristika nach Darbietung einer Information reflektieren zusätzlich zu den oben erwähnten Funktionen die Wichtigkeitsaspekte und die semantische Bedeutung der Information für die Person: Warren et al. (1976) z. B. haben gezeigt, daß die EEG-Zustände nach der Darbietung von emotional wichtigen Wörtern mehr aktiviert sind, d. h. niedrigere Amplituden und höhere Frequenzen aufweisen als die EEG-Zustände nach der Darbietung von neutralen Stimuli (siehe z. B. auch Berlyne 1960, 1969; Van Winsum et al. 1984). Die Ergebnisse unserer Studie über die Charakteristika der EEG-Reaktivität auf wiederholte Darbietung von Stimuli unterschiedlicher Qualitäts- und Familiaritätsgrade in Kap. 1.4.1.2 bestätigen diese Beziehungen. Die Charakteristika der elektrischen Hirnaktivität nach der Darbietung einer Information ändern sich als Funktion der Informationsaspekte, wie Vertrautheit und Qualität. Diese Veränderungen allerdings betreffen nicht gleichermaßen alle Frequenzbänder und Variablen pro Frequenzband, die wir untersucht haben (Koukkou 1983; Koukkou u. Manske 1986).

Die Tatsache, daß während der Durchführung einer kognitiven Leistung eine Veränderung der elektrischen Aktivität des Gehirns eintritt, wurde auch für die Erforschung der funktionellen Asymmetrie der Hemisphären benutzt, d. h. um die unterschiedliche Beteiligung der beiden Hemisphären bei bestimmten kognitiven Leistungen zu prüfen. Das experimentelle Schema war ursprünglich das gleiche wie bei den Funktions-EEG-Studien: das EEG wurde von homologen Skalporten während der Durchführung einer Aufgabe registriert, für die eine Lateralisation der Hirnfunktionen aufgrund anderer Experimente bekannt ist (Benton 1972; Milner 1971), z. B. während Visualisierung oder verbaler Verarbeitung.

Die Ergebnisse dieser Studien sind für unsere Überlegungen insofern wichtig, als sie auch auf empfindliche Beziehungen zwischen elektrischer Hirnaktivität und mentalen Prozessen hinweisen (z. B. Andreae 1983; Beaumont et al. 1978; Davidson u. Schwartz 1977; Galin u. Ornstein 1972; Galin 1974; Koukkou et al. 1981 a u. b; Ornstein et al. 1979; Warren et al. 1976).

Zusammenfassend haben diese Studien gezeigt, daß die mit dem EEG gemessene interhemisphärische funktionelle Hirnorganisation systematisch mit der Art der kognitiven Leistung fluktuiert: Die elektrische Aktivität der für die jeweilige Funktion spezialisierten Hemisphäre ist während der Durchführung der Aufgaben „aktivierter", d. h. niedriger-amplitudig als die der anderen Hemisphäre. Die rechte Hemisphäre ist intensiver aktiviert während nichtverbaler, holistischer Verarbeitung von Informationen, während der Verarbeitung von Emotionen und während Visualisierung und räumlicher Orientierung; hingegen ist die linke Hemisphäre intensiver aktiviert während verbal-analytischer Verarbeitung von Informationen (s. Flor-Henry 1983; Gale 1981; Springer u. Deutsch 1981 und Abb. 1–3). Diese EEG-Aktivitätsasymmetrien sind ursprünglich für Aufgaben gezeigt worden, welche nach externen Stimuli initialisiert wurden und welche motorische Handlungen verlangten. Gevins et al. (1979) fanden während der Durchführung von allerdings vorher sehr gut geübten Aufgaben, welche die gleiche motorische Beteiligung, aber unterschiedliche kognitive Leistungen verlangten, keine deutlichen EEG-Asymmetrien und haben vorgeschlagen, daß die EEG-Unterschiede aller anderen Studien *nur* die Unterschiede in der motorischen Beteiligung reflektieren. Hemisphärische EEG-Asymmetrien, die nicht alle EEG-Frequenzen gleichermaßen betreffen, sind jedoch beschrieben worden während der Ausführung von kognitiven Leistungen *ohne* externe Stimuli, *ohne* Befehl für die Durchführung der Aufgabe und *ohne* motorische Reaktionen (Andreae 1983; Davidson u. Schwartz 1977; Ehrlichmann u. Wiener 1980; Koukkou et al. 1981 a u. b; s. auch Yingling 1980).

Damit sollten die negativen Ergebnisse von Gevins et al. (1979) durch andere Faktoren als die der gleichen motorischen Durchführung der Aufgabe zu erklären sein; die methodologischen und theoretischen Probleme dieser Arbeit werden ausführlich von Yingling (1980) diskutiert. Diese negativen Ergebnisse sind u. E. durch das experimentelle Paradigma zu erklären: Gevins et al. (1979) haben diejenigen EEG-Abschnitte für Unterschiede zwischen den Hemisphären verglichen, welche während der Durchführung der vorher sehr gut geübten Aufgaben registriert wurden. Solche gut gelernte, d. h. automatisierte Informations-Reaktions-Sequenzen brauchen, wie wir gesehen haben, keine EEG-Veränderungen, was in der Sprache der kognitiven Psychologie heißt, sie brauchen keine Verarbeitung im zentralen Kanal, der die flexiblen und unterschiedlichen kognitiven Strategien (d. h. den kontrollierten Informationsverarbeitungsmodus) benutzt und auch die unterschiedliche Beteiligung im „Aktivierungsgrad" der zwei Hemisphären verursacht hätte. Gevins et al. (1981) revidierten auch später selbst ihre These über Beziehungen zwischen elektrischer Hirnaktivität und mentalen Prozessen. Die Arbeit von 1979 wurde trotzdem etwas genauer besprochen, da sie die Befunde über EEG und Lernen bestätigt.

Zusammenfassung: Die Funktions-EEG-Studien zeigten, daß während der Durchführung von bestimmten kognitiven Funktionen aufgaben- und leistungsabhängige EEG-Änderungen auftreten. Diese Änderungen dauern einige Sekunden und beste-

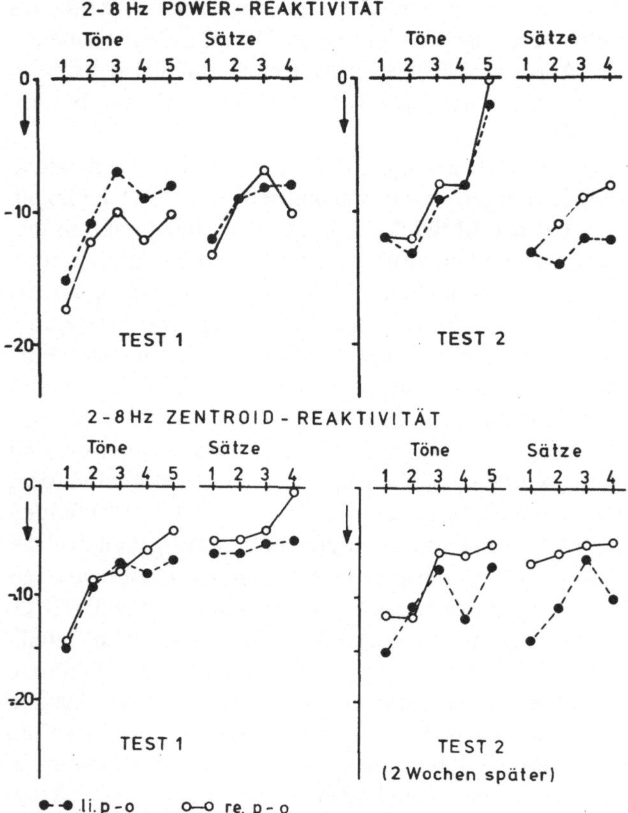

Abb. 1. 2–8-Hz-EEG-Reaktivität auf Töne (mit motorischer Reaktion) und auf kurze Sätze, gemessen mit der mittleren Power *(oben)* und der mittleren Frequenz (Zentroid, *unten*). Die Resultate des ersten Tests sind links, die des zweiten rechts dargestellt. Horizontal (Zeit) sind die Darbietungen der 5 Töne und der 4 Sätze aufgetragen. Vertikal ist die durch die Darbietung verursachte Veränderung des 2–8-Hz-Frequenzbandes aufgetragen, dargestellt als arithmetische Differenz zwischen den EEG-Werten während der initialen Ruhe (Ausgangslage = 0) vor der ersten Darbietung und den Meßwerten während jeweils 20 s nach den Darbietungen. Jeder Wert ist das Mittel von 50 gesunden Personen

hen aus Veränderungen im Ausprägungsgrad der EEG-Merkmale innerhalb der gleichen Hirnregion oder aus Veränderungen der Beziehung dieser Merkmale zwischen den Hirnregionen. Diese systematischen, prozeßinduzierten und funktionsabhängigen EEG-Veränderungen reflektieren die funktionelle Hirnorganisation während der psychischen Funktionen der Erinnerung und Erkennung, des Lernens und der Speicherung der Information, also der Verarbeitung der Information, und sind abhängig von der momentanen kontextuellen Beurteilung der Information.

1.2.3 Ereignisbezogene oder evozierte Hirnpotentiale

Die ereignisbezogenen Hirnpotentiale sind Serien von elektrischen Veränderungen, die in experimentell definierter zeitlicher Beziehung zu einem physischen oder menta-

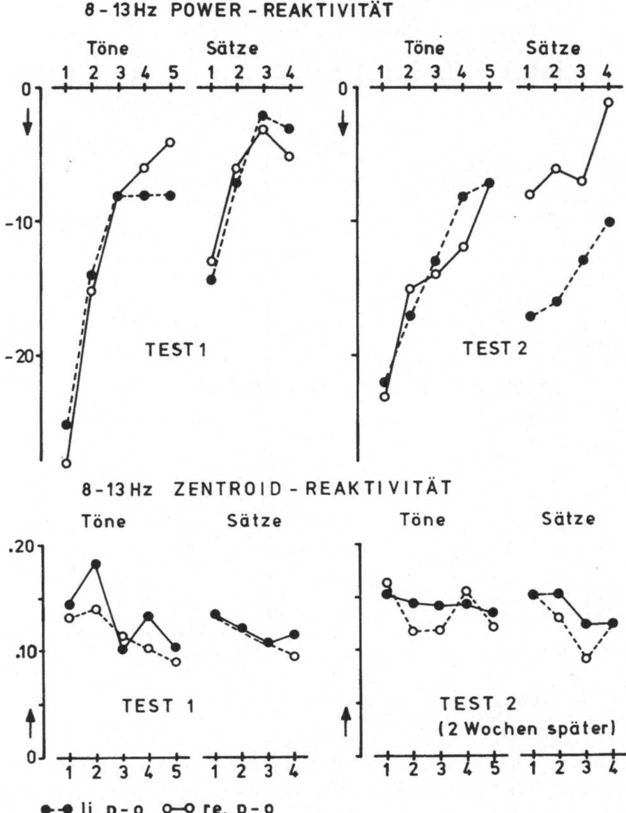

Abb. 2. 8–13-Hz-EEG-Reaktivität auf Töne (mit motorischer Reaktion) und auf kurze Sätze, gemessen mit der mittleren Power *(oben)* und der mittleren Frequenz (Zentroid, *unten*). Die Resultate des ersten Tests sind links, die des zweiten rechts dargestellt. Horizontal (Zeit) sind die Darbietungen der 5 Töne und der 4 Sätze aufgetragen. Vertikal ist die durch die Darbietung verursachte Veränderung des 8–13-Hz-Frequenzbandes aufgetragen, dargestellt als arithmetische Differenz zwischen den EEG-Werten während der initialen Ruhe (Ausgangslage = 0) vor der ersten Darbietung und den Meßwerten während jeweils 20 s nach den Darbietungen. Jeder Wert ist das Mittel von 50 gesunden Personen

len Ereignis innerhalb ca. 2 s vor und nach dem Ereignis von der Kopfhaut registriert werden können. Diese ereignisbezogenen Potentiale haben im Vergleich zum Spontan-EEG niedrige Amplituden, und ihre Darstellung wird durch Computermittelung des EEGs mit fixierter Zeitbeziehung auf wiederholte gleiche Ereignisse möglich. Das setzt aber Grenzen technischer und interpretatorischer Natur für die Benutzung dieser Methode zur Untersuchung von Informationsverarbeitungsprozessen. Diese Grenzen werden nützlich erweitert, wenn es gelingt, das von einem einzigen oder sehr wenigen Ereignissen ausgelöste Potential zuverlässig zu schätzen.

In definierter zeitlicher Beziehung zu den Ereignissen lassen sich folgende ereignisbezogene Hirnpotentiale registrieren: 1) die Potentiale *nach* Ankunft einer Information (das eigentliche evozierte Potential = EP); 2) die Potentiale *vor* einem angekündigten Ereignis (das Erwartungspotential oder Contingent Negative Variation = CNV); 3) die Potentiale *vor* einem willkürlich durchgeführten motorischen Akt (das

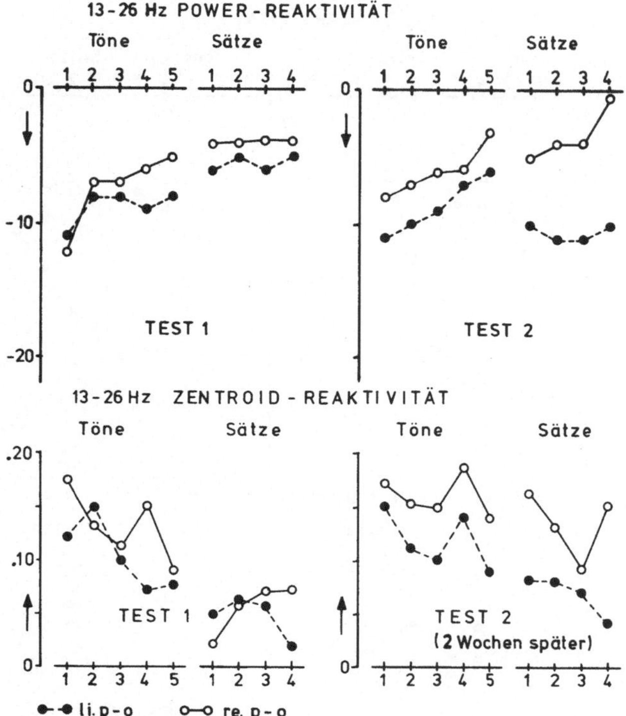

Abb. 3. 13–26-Hz-EEG-Reaktivität aufTöne (mit motorischer Reaktion) und auf kurze Sätze, gemessen mit der mittleren Power *(oben)* und der mittleren Frequenz (Zentroid, *unten*). Die Resultate des ersten Tests sind links, die des zweiten rechts dargestellt. Horizontal (Zeit) sind die Darbietungen der 5 Töne und der 4 Sätze aufgetragen. Vertikal ist die durch die Darbietung verursachte Veränderung des 13–26-Hz-Frequenzbandes aufgetragen, dargestellt als arithmetische Differenz zwischen den EEG-Werten während der initialen Ruhe (Ausgangslage = 0) vor der ersten Darbietung und den Meßwerten während jeweils 20 s nach den Darbietungen. Jeder Wert ist das Mittel von 50 gesunden Personen

Bereitschaftspotential). In diesem Kapitel werden die evozierten Potentiale kurz besprochen und die Beziehungen zwischen den Komponenten der evozierten Potentiale und den Informationsverarbeitungsprozessen zusammengefaßt. Neuere Übersichten über ereignisbezogene Potentiale und normale Kognition sind verfügbar, z. B. Brandeis u. Lehmann (1986), Donchin (1979), Haider et al. (1981); Näätänen (1982), Rockstroh et al. (1982), Rösler (1982); und abnorme Kognition, z. B. Callaway (1979), Callaway u. Jones (1975), Duncan-Johnson (1981), Shagass (1977); für ausführliche Diskussionen s. auch Donchin (1984). Die Beziehungen zwischen Informationsverarbeitungsprozessen und Erwartungs- oder Bereitschaftspotentialen gehen über den Rahmen unserer Arbeit hinaus.

Entsprechend den *Latenzzeiten* nach Stimulusdarbietung werden in der Literatur frühe, mittlere und späte Komponenten der evozierten Potentiale unterschieden. Die zeitlichen Grenzen zwischen den Komponenten sind allerdings nicht scharf. Das trifft besonders für die sog. späten Komponenten zu, die nach ca. 200 ms beginnen (siehe z. B. Donchin 1979).

Die frühen Komponenten der evozierten Potentiale haben ihre maximale Amplitude über dem Kortex des jeweiligen afferenten Inputs und lassen sich durch Manipulation der physischen Eigenschaften der Stimuli wie Intensität und Qualität ändern. Sie sind bei normalen Verhältnissen nur gering abhängig vom funktionellen Zustand des Organismus und unabhängig vom semantischen Inhalt des Stimulus.

Die mittleren Komponenten der evozierten Potentiale, die in der Literatur etwa zwischen 40 und 200 ms angegeben werden, zeigen eine relativ modalitätsunabhängige Charakteristik. Diese Komponenten werden von Faktoren wie der plötzlichen Änderung der physischen Eigenschaften der Information beeinflußt und sind vom funktionellen Zustand des Organismus, wie Wachheit oder medikamentösen Beeinflussungen, abhängiger als die frühen Komponenten; hingegen werden diese Komponenten vom semantischen Inhalt des Stimulus nur wenig beeinflußt. Die frühen und mittleren Komponenten der evozierten Potentiale werden exogene Komponenten genannt und sind am zuverlässigsten durch die Darbietung von einfachen Stimuli auszulösen.

Die späten Komponenten der evozierten Potentiale haben Latenzzeiten von über 200 ms und werden am deutlichsten im Rahmen von Diskriminationsaufgaben ausgelöst. Diese Komponenten, die auch endogene Komponenten genannt werden (am bekanntesten sind die Komponenten P300 oder P3 und die „late negativity"), sind weitgehend unabhängig von den physischen Eigenschaften des Stimulus. Sie können durch Manipulation des Signalkontextes des Stimulus geändert werden, wobei sowohl die Amplituden als auch die Latenzcharakteristika variieren: Physisch identische Stimuli sind von unterschiedlichen Amplituden und Latenzen gefolgt, abhängig vom psychologischen Kontext und von der Leichtigkeit der Diskrimination des Stimulus.

Die Komponenten evozierter Hirnpotentiale können somit eingeteilt werden in vom funktionellen Zustand des Organismus *nicht* beeinflußbare Komponenten (exogene) und in vom Organismus und seinem funktionellen Zustand abhängige Komponenten, die biographisch-individuell determiniert sind (endogene). Je früher eine Komponente des ereignisbezogenen Potentials erscheint, desto starrer und unabhängiger ist sie vom funktionellen Zustand und der Biographie des Systems (z. B. Deecke et al. 1976; Grünewald 1982).

Ereignisbezogene Hirnpotentiale dienen im normalen und abnormen psychologischen Bereich hauptsächlich für das Studium der menschlichen Informationsverarbeitungsprozesse, gesehen als Zusammenhang zwischen experimentell-psychologisch gemessenen psychischen Funktionen und hirnelektrischer Aktivität. Für unsere Überlegungen relevant sind die mit den evozierten Potentialen gewonnenen Kenntnisse über die Informationsverarbeitungsprozesse, die während des Informationsverarbeitungsschrittes der initialen Interpretation geschehen.

1.3 Die Orientierungsreaktion und ihre EEG-Korrelate

Die Orientierungsreaktion[1] ist eine komplexe Reaktion des Organismus auf Informationen, welche für seinen aktuellen funktionellen und motivationalen Zustand

---

[1] In der Literatur über die Orientierungsreaktion wird relativ häufig unterschieden zwischen Orientierungs-, Verteidigungs- und Überraschungsreaktion (siehe z. B. Graham 1979). Diese Trennung ist in unserer Arbeit nicht notwendig (s. auch Öhman 1979, 1983).

bestimmte Eigenschaften aufweisen: Die Orientierungsreaktion wird ausgelöst durch Reize, welche neu, unerwartet, ungenau, intensiv und für den aktuellen motivationalen Zustand spezifisch sind, aber auch durch „Signalreize", d. h. Reize, welche im Laufe der individuellen Lerngeschichte eine besondere Bedeutung erlangten (Bernstein 1969; Öhman 1979; Velden 1978).

Die Orientierungsreaktion wurde von Pavlov (1928) als eine komplexe Reaktion (physiologische und Verhaltensänderung) von Tieren auf neue Stimuli beschrieben. Sie bekam erst den Namen „psychic reflex". Später wurde sie als „Was-ist-das?"-Reflex bezeichnet. Der Name Orientierungsreaktion statt Orientierungsreflex wird in der Literatur der letzten 20 Jahre benutzt.

Die Wiederholung eines neuen Stimulus führte in den Studien von Pavlov zur Reduktion bis zum Verschwinden der verschiedenen Komponenten der Orientierungsreaktion. Dieses Zurücktreten der Orientierungsreaktion bei Wiederholung des gleichen Stimulus wurde ursprünglich als Müdigkeit oder Adaptation der reagierenden Organe verstanden und als Habituation bezeichnet. Gegen Ende der 50er Jahre allerdings zeigte Sokolov (1960, 1963, 1969), daß die Habituation der Orientierungsreaktion nicht durch Müdigkeit oder einfache Adaptation der Nervenzellen erklärt werden kann. Er hat bei Menschen und Tieren zeigen können, daß praktisch jede Änderung in einer experimentell wiederholten Stimulussituation, sogar eine Reduktion der Intensität oder das Nichteintreten des erwarteten Stimulus, eine Dehabituation der Orientierungsreaktion, also das Wiedererscheinen einer Orientierungsreaktion, auslösen kann. Diese experimentellen Befunde beim Menschen bestätigten die neurophysiologischen Studien der Orientierungsreaktion von Sharpless u. Jasper (1956).

Die 50jährige Forschung über die Orientierungsreaktion hat gezeigt, daß es eine erhebliche inter- und intraindividuelle Variabilität gibt, sowohl in den Komponenten der Orientierungsreaktion, ihres Ausprägungsgrades und ihrer Beziehungen als auch in den Reizparametern, die zur Orientierungsreaktion und ihrer Habituation führen können. Diese Beobachtungen stellten die ursprüngliche Annahme, die von einigen Autoren bis heute vertreten wird (z. B. Kimmel et al. 1979), einer einheitlichen, reflexhaften Natur der Orientierungsreaktion in Frage (siehe z. B. Bernstein 1969; Öhman 1979; Rohrbaugh 1984; Velden 1978). Die heutige Ansicht über die biologische Bedeutung der Orientierungsreaktion ist, daß sie einen flexiblen Adaptationsmechanismus darstellt, der eine wichtige Rolle für die erfolgreiche Interaktion des Organismus mit seiner Umgebung spielt (Bernstein 1969; Pribram 1979). Dieser Mechanismus wird von Öhman (1979) als Ruf für Verarbeitung der wichtigen Information im zentralen Kanal („call for processing resources in a central, capacity limited channel: the allocation of processing capacity") und von uns (Koukkou u. Lehmann 1980, 1983 a) als psychophysiologischer Mechanismus der Anpassung des funktionellen Hirnzustandes an die aktuellen Bedürfnisse des Organismus interpretiert (s. auch Kap. 1.6).

1.3.1 Die Komponenten der Orientierungsreaktion

Eine voll ausgebildete Orientierungsreaktion besteht aus motorischen Akten (Augenbewegungen, orientierende Wendung des Kopfes, Änderung des Muskeltonus), aus Veränderungen der elektrischen Aktivität des Gehirns, aus vegetativen Änderungen, welche hauptsächlich an den Funktionen der Drüsen (elektrodermale Leitfähigkeit), der Vasomotorik (Pulsamplitude), der Atmung (Atemfrequenz), der Augen (Pupillen-weite) und des Herzens (Herzfrequenz) gemessen werden, und aus chemischen Änderungen (cholinergische und aminergische Veränderungen; s. Lynn 1966; Schmidt 1979; Turpin 1983). Diese informationsinduzierten Änderungen verschiedener Körperfunktionen werden Komponenten der Orientierungsreaktion genannt. Man trennt auch zwischen zentralen (EEG = elektroenzephalographischen) und peripheren (motorischen und vegetativen) Komponenten der Orientierungsreaktion. In dieser Arbeit beschäftigen wir uns ausschließlich mit den EEG-Komponenten der Orientierungsreaktion, die als informationsinduzierte EEG-Veränderungen erscheinen und hier als EEG-Reaktivität untersucht werden.

Diese informationsinduzierten EEG-Veränderungen („Alpha-Blockade", „Desynchronisation", „EEG-Aktivierung"; s. Andreassi 1980; Venables u. Christie 1975) gehören zwar zu den klassischen Komponenten der Orientierungsreaktion (Horn 1969; Lynn 1966; Schmidt 1979), sie wurden aber selten (z. B. Otto 1967) in Arbeiten über die Orientierungsreaktion systematisch untersucht. Untersuchungen der EEG-Komponenten der Orientierungsreaktion beschränken sich auf die gemittelten evozierten Hirnpotentiale, also auf die kurz dauernden (etwa 500 ms), stimulusinduzierten elektrischen Veränderungen, und die Autoren sind sich nicht einig darüber, welche Komponenten der ereignisbezogenen Potentiale zur Orientierungsreaktion gehören (vgl. z. B. Donchin 1979; Loveless 1983; Näätänen 1979, 1982, Näätänen et al. 1983; Öhman 1979; Rohrbaugh 1984; Rösler 1982; Roth u. Kopell 1973).

Die länger dauernden, informationsinduzierten EEG-Veränderungen sind Gegenstand neurophysiologischer Untersuchungen gewesen (z. B. Douglas 1972; Pribram u. McGuinness 1975; Sharpless u. Jasper 1956; Skinner u. Yingling 1977) und wurden als EEG-Korrelate der Aufmerksamkeits- und Lernfunktionen als Funktions-EEG (s. Kap. 1.2.2) oder als ereignisbezogene kortikale Desynchronisation (ERD) in Zusammenhang mit motorischen Handlungen (Pfurtscheller u. Aranibar 1977, 1979, 1980) untersucht. Es gibt allerdings Bemühungen, eine informationstheoretisch orientierte Interpretation dieser Daten der Orientierungsreaktion zu benutzen (z. B. Grünewald-Zuberbier et al. 1975, 1978; Rohrbaugh 1984; Van Winsum et al. 1984), was auch wir vorschlagen (s. Koukkou 1980 b, 1985; Koukkou u. Lehmann 1980, 1983 a; Koukkou u. Manske 1986; Koukkou et al. 1980, 1982).

Die klassischen EEG-Komponenten der Orientierungsreaktion bestehen aus Reduktion der Amplitude und Zunahme der Grundfrequenz der elektrischen Hirnaktivität, die nach der Darbietung einer Information eintritt, einige Sekunden dauert und mit der Wiederholung der Information nicht mehr erneut auftritt (Lynn 1966; Schmidt 1979; Van Winsum et al. 1984; s. auch Kap. 1.2.2). In unserer Studie über die EEG-Charakteristika der Orientierungsreaktion auf wiederholte Darbietung von Informationen unterschiedlicher Qualität wurden die EEG-Komponenten der Orientierungsreaktion systematisch untersucht. Die Abb. 1–3 zeigen diese Komponenten, gemessen mit drei Frequenzbändern (2–8 Hz, 8–13 Hz und 13–26 Hz) und zwei Variablen (mittlere Frequenz = Zentroid und mittlere Amplitude pro Frequenzband). Die Ergebnisse dieser Studien weisen auf große Unterschiede in der Intensität, Dauer und Form der EEG-Reaktivität hin. Die Unterschiede hängen ab von der Wiederholung des gleichen Stimulus innerhalb und zwischen den Sitzungen, und von der Qualität der Information. Zusätzlich wird klar, daß die EEG-Komponente der Orientierungsreaktion auch die hemisphärische Spezialisierung für bestimmte kognitive Prozesse reflektiert (s. auch Kap. 1.2.3 und 2.2.1.2).

Zusammenfassung: Die EEG-Korrelate der Orientierungsreaktion bestehen zwar aus dem klassischen Befund der informationsinduzierten Frequenzbeschleunigung und Amplitudenreduktion der elektrischen Hirnaktivität nach dem Stimulus. Der Ausprägungsgrad dieser informationsinduzierten EEG-Veränderungen ist allerdings in den verschiedenen Frequenzbändern und in den verschiedenen Variablen innerhalb jedes Frequenzbandes nicht gleich. Zusätzlich sind die informationsausgelösten EEG-Veränderungen situationsspezifisch, was auf eine adaptive Funktion dieser Veränderungen hinweist und die Hypothese einer einheitlich reflexhaften Natur der Orientierungsreaktion widerlegt.

1.3.2 Reizeigenschaften, die eine Orientierungsreaktion auslösen

Die Reizeigenschaften, die eine Orientierungsreaktion auslösen, waren für Jahre das hauptsächliche Forschungsobjekt der Orientierungsreaktionsforschung, besonders in der westlichen Literatur. Einen Überblick über den Stand der Forschung zu diesem Thema geben die Artikel von Bernstein u. Taylor (1979), Dawson (1979) sowie Velden (1978); s. auch Rohrbaugh (1984).

Die ursprüngliche Annahme war, daß Orientierungsreaktion ausgelöst wird durch die Neuheits- und Ungewißheitsaspekte, die durch die physischen Eigenschaften des Reizes definierbar sind. Diese Annahme, in Zusammenhang mit der Annahme einer reflexhaften Natur der Orientierungsreaktion, impliziert allerdings eine sehr große Intoleranz des Zentralnervensystems auf jede Änderung in der Umgebung. Diese Intoleranz wäre mit der großen Plastizität der informationsverarbeitenden Hirnprozesse in den meisten neuro- und psychophysiologischen Befunden nicht in Einklang zu bringen (s. Bindra 1978, Creutzfeld 1979; Hubel u. Wiesel 1977; Mountcastle 1975, 1978; Öhman 1979; Perret et al. 1982; Pribram 1979; von der Heydt et al. 1985). Genauere Untersuchungen über die Eigenschaften der Information, die Auslöser für die Orientierungsreaktion sein können, kamen zum Schluß, daß zusätzlich zu den physischen Eigenschaften (und besonders der Intensität) hauptsächlich der Informationsgehalt, d. h. die aktuelle Bedeutung des Reizes für den Organismus für die Auslösung der Orientierungsreaktion relevant ist (Bernstein 1969; Bernstein et al. 1981; Öhman 1979; Velden 1978). Physisch verschiedene Stimuli können die gleiche relevante Information für das Zentralnervensystem enthalten, und physisch gleiche Stimuli können je nach Kontext verschiedene Informationswerte und entsprechend verschiedene elektrophysiologische Folgen haben (siehe z. B. auch Brown u. Lehmann 1979; Hugdahl et al. 1983; Picton et al. 1974; Rösler 1982). Dies verdeutlicht, daß für die Erklärungsversuche der Entstehungsmechanismen der Orientierungsreaktion die Ergebnisse der Kognitionspsychologie und der Neurophysiologie über informationsverarbeitende Hirnprozesse miteinbezogen werden müssen.

1.3.3 Entstehungsmechanismen der Orientierungsreaktion und ihrer Habituation

Sokolov (1960, 1963) formulierte ein wichtiges Modell der Entstehungsmechanismen der Orientierungsreaktion und ihrer Habituation. Diesem Modell entsprechend führt die wiederholte Darbietung einer Information im Zentralnervensystem zur Bildung eines neuronalen Musters der Eigenschaften der Informationen (Repräsentationen), wobei physische Reizcharakteristika und auch besonders zeitliche Parameter wie Dauer des Reizes und Inter-Stimulus-Intervalle gespeichert werden. Wenn die ankommende Information mit dem neuronalen Muster übereinstimmt, kommt es zu einer aktiven Hemmung der Orientierungsreaktion (Habituation). Jede neu ankommende Information wird mit diesem neuronalen Muster verglichen, und jede Nichtübereinstimmung (Diskrepanz) zwischen Reiz und dem *jetzt* gespeicherten Muster löst die Orientierungsreaktion als eine reflexhafte automatische Antwort des Organismus auf jede Änderung der physischen und zeitlichen Charakteristika der Information aus. Das Modell liefert zwar eine Erklärung für die innerhalb eines Experimentes erscheinende Phänomene der Habituation und Dehabituation der Orientierungsreaktion, läßt aber die zwischen den Experimenten erscheinenden Phänomene der Habituation („savings", siehe z. B. Öhman 1979, 1983) und das Auslösen der Orientierungsreaktion durch „Bedeutungsaspekte" der Reize unbeantwortet. Zusätzlich betrachtet dieses Modell die Speicherung der Repräsentationen im Gedächtnis als „etwas", das dauernd neu gebildet wird, ein Konzept, das von den Studien über Gedächtnismechanismen widerlegt wird (siehe z. B. Norman 1973, 1976).

Bernstein (1969) hat als erster die generelle Gültigkeit des Sokolovschen Modells in Frage gestellt und den Vorschlag gemacht, die Modelle, Vorstellungen und Daten der kognitiven Psychologie und Neurophysiologie über informationsverarbeitende Hirnprozesse in die Erklärungsversuche einzubeziehen. Öhman (1979) stellte ein Modell der Entstehungsmechanismen der Orientierungsreaktion vor, das eine weit umfassende Integration von Befunden aus der Orientierungsreaktionsforschung und aus der kognitiven Psychologie einschließt, die EEG-Forschung jedoch nicht berücksichtigt.

Das Öhmansche Modell lautet: Die Orientierungsreaktion bedeutet den Ruf nach Verarbeitung der Information in einem zentralen Kanal mit limitierter Kapazität („call for processing resources in a central, capacity limited channel", wie z. B. von Posner u. Boies 1971 vorgeschlagen) und reflektiert die Manifestation dieses „Rufs". Die Entscheidung, welcher Stimulus im zentralen Kanal verarbeitet werden soll, findet statt mit den „prä-attentiven Mechanismen", die den automatischen Informationsverarbeitungsmodus benutzen (initiale Interpretation der Information; s. Neisser 1967; Shiffrin u. Schneider 1977). Die prä-attentiven Mechanismen treffen diese Entscheidung nach Abfrage des Kurzzeitgedächtnisses, welches die durch den Kontext jeweils aktivierten Gedächtnisinhalte des Langzeitgedächtnisses beinhaltet. Wenn die prä-attentiven Mechanismen die Information als neu („es läßt sich im Kurzzeitgedächtnis keine Repräsentation finden") und/oder als momentan wichtig (Signalinformation) erkennen, wird die Verarbeitung im zentralen Kanal, d. h. die Orientierungsreaktion, ausgelöst. Diese Betrachtungsweise der Entstehungsmechanismen der Orientierungsreaktion erlaubt eine bequeme Erklärung aller wichtigen Befunde der Orientierungsreaktionsforschung und ist in Übereinstimmung mit den neurophysiologischen Erklärungsversuchen der Entstehungsmechanismen der Orientierungsreaktion, die sich hauptsächlich auf die hirnelektrischen Korrelate der Orientierungsreaktion beschränken. Schließlich sind in diesem Modell die Kenntnisse der Kognitionspsychologie über die Funktionsart des Gedächtnisses (s. auch Kap. 1.1.2) miteingeschlossen.

In neurophysiologischer Terminologie treten die EEG-Komponenten der Orientierungsreaktion entsprechend den folgenden Funktionen in Erscheinung: Der Reiz wird im Hirn analysiert. Wenn diese Analyse ergibt, daß der Reiz neu oder wichtig ist, werden kortikofugale Bahnen aktiviert, die über die in der Formatio reticularis des Hirnstamms lokalisierten Kontrollzentren zu den EEG-Veränderungen führen, die den zentralen Komponenten der Orientierungsreaktion entsprechen. Wenn hingegen der Reiz nach dieser Analyse weder als neu noch als wichtig erscheint, kommt es nicht zu einer Aktivierung im EEG, die Orientierungsreaktion bleibt aus (Pribram u. McGuinness 1975; Skinner u. Yingling 1977). Dies heißt wiederum, daß der elektrische Funktionszustand des Gehirns aktiv nicht verändert wird (für eine Übersicht der Theorien über Habituation s. Stephenson u. Siddle 1983).

Zusammenfassung: Alle Erklärungsversuche konzipieren als Entstehungsmechanismus der Orientierungsreaktion den Vergleich der Information mit den Inhalten des Gedächtnisses, wobei das Öhmansche Modell die Kenntnisse über Gedächtnisfunktionen angemessen berücksichtigt.

1.3.4 Die biologische Bedeutung der Orientierungsreaktion

Die biologische oder funktionelle Bedeutung der Orientierungsreaktion wird von den meisten Autoren (z. B. Bernstein 1969; Lynn 1966; Öhman 1979; Pribram u. McGuinness 1975; Skinner u. Yingling 1977; Sokolov 1963, 1969) in Zusammenhang mit der psychischen Funktion der Aufmerksamkeit gesehen (s. auch Rohrbaugh 1984; Spinks u. Siddle 1983). In Öhmans Modell wird die Orientierungsreaktion im Prozeß der initialen Interpretation der ständig ankommenden Information durch die Bewertung des Informationsinhaltes in seiner momentanen kontextuellen Bedeutung ausgelöst. Sie bedeutet die Einstellung eines Anpassungsmechanismus, der eine flexible und von der Person kontrollierte Verarbeitung durchführt und der den Aufmerksamkeitsfunktionen dient, indem er die Aufmerksamkeit (= die Menge der zentralen Kapazität) auf die als wichtig erkannten Informationen fokussiert. Diese Formulierung der biologischen Bedeutung der Orientierungsreaktion hat u. E. große Ähnlichkeit mit dem von Rösler (1982) beschriebenen Selbstregulationsprozeß der Aufmerksamkeit, der eine flexible, kurzfristig variierende, graduell abgestufte, bedarfsspezifische Verteilung der Kontrollkapazität an die kognitiven Operationen, welche das System stärker beanspruchen, ermöglicht, und hat auch Ähnlichkeiten mit dem Konzept der „allocation policy" in Kahneman (1973). Der psychophysiologische Mechanismus, dieser Selbstregulationsprozeß in Röslers Formulierung, kann die Orientierungsreaktion sein.

Öhman (1979) beschränkt sich für die Formulierung seines Modells der Entstehungsmechanismen und der biologischen Bedeutung der Orientierungsreaktion auf die Ergebnisse der Forschung über die vegetative Komponente der Orientierungsreaktion und läßt die selten studierte EEG-Komponente der Orientierungsreaktion aus seinen Überlegungen heraus. Sein Modell allerdings zeigt eine sehr große Ähnlichkeit mit dem von uns formulierten Modell der Hirnmechanismen der Informationsverarbeitung und Kommunikation in verschiedenen Bewußtseinslagen (s. Koukkou u. Lehmann 1980 sowie Kap. 1.6), das hauptsächlich auf EEG-Daten basiert und die Orientierungsreaktion als psychophysiologischen Kernmechanismus der Interaktion mit der inneren und äußeren Umgebung betrachtet.

Unsere These über die Entstehungsmechanismen und über die biologische Bedeutung der Orientierungsreaktion ist folgende: In jedem Augenblick und in allen

Bewußtseinslagen des Gesunden werden die ständig ankommenden Informationen bewertet, d. h. initial interpretiert, unter Berücksichtigung auf der einen Seite der als Inhalt des Arbeitsgedächtnisses momentan zugänglichen, früher kodierten und personspezifischen Wichtigkeitsaspkete verwandter Informationen (zu denen auch die emotionale Wichtigkeit gehört), und auf der anderen Seite des jetzigen motivationalen (= funktionellen) Zustandes des Organismus. Diese Bewertung bestimmt sowohl Auftreten, Intensität und Dauer als auch die Form der Orientierungsreaktion. Die Form der Orientierungsreaktion entsteht durch die Änderung oder das aktive Beibehalten eines oder mehrerer Komponenten des mit den verschiedenen EEG-Frequenzbändern und Variablen pro Frequenzband gemessenen funktionellen Zustandes des Zentralnervensystems (und damit auch des Gesamtorganismus). Die Entstehungsmechanismen der Orientierungsreaktion sind also in Übereinstimmung mit Öhman (1979) die Mechanismen der initialen Interpretation der Information. *Die biologische Bedeutung der Orientierungreaktion allerdings ist nicht nur die Einstellung des sog. zentralen Kanals, d. h. des Arbeitsgedächtnisses, das den kontrollierten Informationsverarbeitungsmodus benutzt, sondern die ständige flexible funktionelle Anpassung des Organismus an seine situativen Verhältnisse* (s. auch Heimann 1983). Die Einstellung des zentralen Kanals ist nur eine der vielen verschiedenen möglichen funktionellen Anpassungen des Zentralnervensystems. Dementsprechend sind die informationsinduzierten, psychologisch und physiologisch gemessenen Veränderungen, und insbesondere die informationsinduzierten EEG-Veränderungen (EEG-Reaktivität), als Komponenten der Orientierungsreaktion kein Alles-oder-Nichts-Effekt. Diese Betrachtung der Orientierungsreaktion schließt ein, daß das Zentralnervensystem keine sog. unspezifische Orientierungsreaktion bewirkt, sondern daß jede Orientierungsreaktion die momentane Schätzung der Anpassungsbedürfnisse der funktionalen Lage des Organismus reflektiert, unter Mitberücksichtigung der funktionalen Lage des Organismus vor dem Ankommen der Information.

Zusammenfassung: Die Entstehungsmechanismen der Orientierungsreaktion sind die Informationsverarbeitungsschritte der initialen Interpretation (prä-attentive Mechanismen), und die biologische Bedeutung der Orientierungsreaktion ist die ständige Anpassung der Funktionsebenen des Zentralnervensystems, und damit auch des Gesamtorganismus, 1) an die Art der Ansprüche, welche die interne und externe Umgebung momentan an den Organismus stellten, und 2) an die momentane Wichtigkeit dieser Ansprüche für das Individuum.

Die EEG-Komponenten der Orientierungsreaktion, die als EEG-Reaktivität gemessen werden können, reflektieren also einen höchst flexiblen, einstellenden (anpassenden) Hirnprozeß, der dauernd und dynamisch den funktionellen Zustand des Zentralnervensystems an seine situativen Verhältnisse anpaßt. Für die parallel ablaufenden psychologischen Prozesse heißt das, daß durch die Orientierungsreaktion die Breite des Aufmerksamkeitsfeldes und die Charakteristika der kognitiven Strategien an die Ansprüche der inneren und äußeren Kommunikation durch das Einstellen des jeweils „nötigen" Arbeitsgedächtnisses angepaßt werden. Für die klassische psychophysiologische Terminologie heißt das, daß die Orientierungsreaktion mit phasischen Änderungen im „Aktivationsniveau" und mit der Verteilung der Leistung arbeitet („allocation of effort"). Die Orientierungsreaktion und ihre EEG-Komponenten dienen nach dieser Auffassung der wichtigen Funktion der ständigen Optimierung der Informationsverarbeitungsprozesse im Gehirn und deren Anpassung an die momentan geltenden emotionalen und intellektuellen Prioritäten. In anderen Worten, die biologische Bedeutung der im EEG erkennbaren Komponenten der Orientierungsreaktion ist die Adaptation des Funktionszustandes des Zentralnervensystems auf eine effiziente, situationsangepaßte, kognitive Interpretation der jeweiligen Informationen, die den Organismus erreichen. (Die Resultate unserer Studie über die EEG-Korrelate der verschiedenen Kognitionsarten, die in Kap. 1.1.3.2 dargestellt sind, unterstützen diese Hypothese.)

1.4 Das EEG und die Informationsverarbeitungsprozesse

Dieses Kapitel stellt die Befunde und Thesen über die EEG-Korrelate psychischer Funktionen unter dem Gesichtspunkt der informationsverarbeitenden Hirnprozesse vor.

Die Studien über die EEG-Korrelate der Informationsverarbeitungsprozesse haben bis jetzt hauptsächlich das experimentelle Paradigma der ereignisbezogenen, gemittelten Potentiale benutzt (siehe z. B. Brandeis u. Lehmann 1986; Donchin 1979, 1981; Kutas et al. 1977; Näätänen 1982; Rösler 1982). Funktions-EEG-Studien (s. Kap. 1.2.2), welche die Hirnprozesse und Funktionsarten menschlicher Leistungs- und Kognitionsmechanismen unter dem Gesichtspunkt der Informationsverarbeitungsprozesse betrachten und a) EEG-Abschnitte im Rahmen von Sekunden analysieren und b) sich mit den EEG-Korrelaten der Verarbeitungsprozesse jeder einzelnen Information getrennt beschäftigen, sind relativ selten in der Literatur.

Im folgenden werden die EEG-Korrelate der Funktionseinheiten der informationsverarbeitenden Hirnprozesse (s. Kap. 1.1.3 und 1.1.4) anhand der experimentellen Ergebnisse fremder und eigener Studien zusammengestellt.

1.4.1 Das EEG der Informationsverarbeitungsschritte

Im Kap. 1.1.3 wurden die Informationsverarbeitungsschritte im Hirn in zwei Gesamtschritte eingeteilt: 1) die initiale Interpretation der Information und 2) die kognitive Verarbeitung der Information. Die Kenntnisse über die EEG-Korrelate dieser Schritte werden im folgenden getrennt besprochen.

1.4.1.1 EEG-Korrelate der initialen Interpretation der Information

Die initiale Interpretation der Information besteht, wie in Kap. 1.1.3 besprochen, aus folgenden drei zeitlich aufeinanderfolgenden Informationsverarbeitungsschritten: a) der Übersetzung des physischen Codes der Information in die Sprachen des Zentralnervensystems des Individuums, b) der Klassierung der Information nach dem Vergleich mit den Inhalten des Arbeitsgedächtnisses anhand der momentanen Neuheits- und Bedeutsamkeitsaspekte der Information und c) der Initialisierung der notwendigen Reaktion (Anpassung). Diese initiale Interpretation der Information findet –

abhängig von der Komplexität der Information – innerhalb der ersten etwa 300 ms nach Beginn der Informationsdarbietung statt. Die elektrischen Hirnkorrelate der initialen Interpretation sollen somit in den ersten Hundertstelsekunden nach Reizdarbietung gesucht werden und sind deswegen als unterschiedliche zeitabhängige und informationsverarbeitungsschrittabhängige ereignisbezogene Hirnpotentiale (EP) untersuchbar (Brandeis u. Lehmann 1986; Donchin 1979; Duncan-Johnson 1981; Hillyard u. Kutas 1983; Hillyard u. Picton 1979; Kutas et al. 1977; Lehmann 1984; Rösler 1982; Skrandies 1984).

Die systematische experimentelle Überprüfung der funktionellen Bedeutung der Komponenten der evozierten Potentiale hat gezeigt, daß sie sich durch die Manipulation von physisch und psychologisch definierten Variablen zwar unterschiedlich, aber informationsverarbeitungsschrittspezifisch beeinflussen lassen; in anderen Worten: daß es spezifische Beziehungen gibt zwischen den Schritten der initialen Interpretation der Information und der mit den hirnelektrischen Potentialen gemessenen Funktionsweise des Zentralnervensystems. Genauer als bisher haben diese Studien gezeigt, daß sich bei den sog. exogenen Potentialkomponenten, zu denen die frühen und mittleren Komponenten gehören, elementare Prozesse der Informationsverarbeitung sowie Prozesse der Intensitäts- und Qualitätskodierung abbilden und bei den sog. endogenen Potentialkomponenten die Prozesse der semantischen und kontextuellen Beurteilung der Information reflektiert werden (Brown u. Lehmann 1979; Donchin 1979; Duncan-Johnson u. Donchin 1982; Hillyard u. Kutas 1983; Hillyard u. Picton 1979; Lehmann u. Skrandies 1984; Landis et al. 1984; Michon 1978; Picton et al. 1978; Rösler 1982 u. a.). In Experimenten, in denen sowohl die P300-Komponente auf Signalinformationen als auch die Reaktionszeiten auf diese Informationen gemessen wurden, konnte man zeigen, daß, wenn die Diskrimination und die motorische Reaktion auf die Signalinformation schwieriger wird, sowohl die Latenz der Reaktion (die Reaktionszeiten) als auch die Latenz der P300-Komponente länger wird. Wenn man hingegen nur die motorische Reaktion erschwert, aber die Diskrimination gleich beläßt, wird die Latenz der Reaktion länger, aber die P300-Komponente ändert sich nicht (McCarthy u. Donchin 1980). Die P300-Komponenten werden somit als Komponenten der ereignisbezogenen Potentiale betrachtet, welche die Informationsverarbeitungsprozesse der Informationsbewertung von den Informationsverarbeitungsprozessen der Verarbeitung und Durchführung einer Reaktion trennen. Diese letzteren Prozesse der Informationsverarbeitung werden mit den Bereitschaftspotentialen untersucht (z. B. Cohen et al. 1984; Donchin 1981; Duncan-Johnson 1981; Libet et al. 1982; Timsit-Berthier et al. 1983).

Zusammenfassend kann man sagen, daß die verschiedenen Komponenten der evozierten Potentiale alle Phasen des Informationsverarbeitungsschrittes der initialen Interpretation der Information begleiten. Die frühen (exogenen) Komponenten reflektieren die Schritte der Verarbeitung der physischen Eigenschaften der Information und die späteren (endogenen) Komponenten die Schritte der Verarbeitung der momentanen Bedeutung dieser Information für den Organismus.

1.4.1.2 EEG-Korrelate der kognitiven Interpretation der Information

Die kognitive Verarbeitung und Interpretation der Information schließt sich an die initiale Interpretation der Information an und wird innerhalb der folgenden Sekunden

42

vervollständigt. Dieser Informationsverarbeitungsschritt führt zur weiteren Bewertung der im Prozeß der initialen Interpretation vorläufig analysierten Information und braucht dazu Zusatzinformationen aus der Umgebung und aus den Inhalten des Arbeitsgedächtnisses und des Langzeitgedächtnisses. Das EEG, und besonders die EEG-Reaktivität, als der durch die initiale Interpretation der Information eingeführte Hirnfunktionszustand kann als EEG-Korrelat des Informationsverarbeitungsschrittes der kognitiven Interpretation der Information oder als EEG-Korrelat des Arbeitsgedächtnisses, das für die kognitive Interpretation zur Verfügung steht, betrachtet werden.

Unsere Untersuchungen dieser Beziehungen folgen der ursprünglich von Berger (1929) und später von Vogel et al. (1968) formulierten Hypothese, daß der momentane „Denkstil" im EEG reflektiert wird (s. auch Buser 1976; Callaway 1975; Lehmann 1980; Yingling 1980). Die spezifischen Hypothesen unserer Studien sind:

1) Die informationsinduzierten EEG-Charakteristika (EEG-Reaktivität) reflektieren die elektrischen Hirnreaktionen auf die initiale Interpretation der Information. Dementsprechend sollen Stimuli unterschiedlichen Qualitäts- und Familiaritätsgrades unterschiedliche EEG-Reaktivitäten hervorrufen.

2) Der durch die initiale Interpretation der Information eingeführte elektrische Hirnzustand ist derjenige funktionelle Zustand, während dem die darauffolgende kognitive Interpretation stattfindet. Dementsprechend sollen unterschiedliche Denkensarten von unterschiedlichen EEG-Charakteristika während des Schrittes der kognitiven Verarbeitung begleitet sein.

Es wurden drei Versuchsanordnungen benutzt:

Versuchsanordnung 1

Während einer kontinuierlichen EEG-Registrierung mit geschlossenen Augen in einem akustisch abgeschirmten Raum wurden 50 freiwilligen Versuchspersonen in je zwei Sitzungen (mit 14tägigem Abstand zwischen den Sitzungen) Informationen unterschiedlicher Qualität wiederholt mit Interstimulusintervallen von 80–150 s angeboten. Die Informationen waren pro Sitzung fünf kurze Töne, die mit einem Tastendruck beantwortet werden sollten, und vier verschiedene kurze, sinnlose Sätze, die für einen späteren Erinnerungstest gemerkt werden sollten. Die Wiederholung der Informationen und der Sitzungen erlaubte die kurz- und langfristige Änderung des Familiaritätsgrades der experimentellen Situation und der dargebotenen Information. EEG-Abschnitte von 60 s Dauer ohne Stimuli am Anfang der Registrierung und von 20 s Dauer *nach* jeder Darbietung wurden spektralanalysiert. Die EEG-Reaktivität wurde als die arithmetische Differenz einer EEG-Variablen zwischen dem EEG-Abschnitt der initialen Ruhe und dem EEG-Abschnitt nach jeder Information berechnet (für Einzelheiten der Methode s. Kap. 3.3.1.3). Die Abb. 1–3 zeigen die EEG-Reaktivität von zwei EEG-Variablen (mittlere Power, und mittlere Frequenz = Zentroid) für die Frequenzbänder 2–8 Hz, 8–13 Hz und 13–26 Hz zwischen initialer Ruhe und dem EEG-Abschnitt nach jeder Information für die verschiedenen Informationen.

Resultate vom rechten und linken parieto-okzipitalen Hirngebiet sind dargestellt. Es ist deutlich, daß sich die Charakteristika der informationsinduzierten EEG-Zustände systematisch ändern, und zwar als Funktion der Wiederholung des gleichen Informationstypus innerhalb und zwischen den Registrierungen und als Funktion der

Qualität (d. h. Töne oder Sätze) der Information. Die Ergebnisse dieser Studie bestätigen die Hypothese, daß Informationen unterschiedlichen Qualitäts- und unterschiedlichen Familiaritätsgrades von unterschiedlichen EEG-Reaktivitäten begleitet sind (Koukkou 1985; Koukkou u. Manske 1986).

Versuchsanordnung 2

Bei einer kontinuierlichen EEG-Registrierung mit geschlossenen Augen in einem akustisch abgeschirmten Raum wird die Versuchsperson gebeten, beim Wahrnehmen von vorher definierten subjektiven (privaten) Erlebnissen eine Taste zu drücken. Nach Tastendruck wird von der Versuchsperson ein kurzer mündlicher Bericht des Erlebnisses verlangt. Diese Berichte wurden als Messung des Denk- und Fühlstils (Kognitionsart) des Probanden während der kurzen Zeit *vor* dem Tastendruck betrachtet. Die von unabhängigen Beurteilern in Kognitionsarten klassifizierten Erlebnisse werden in Beziehung gebracht mit den EEG-Charakteristika während der kurzen Zeit *vor* dem Tastendruck. Es gibt nicht viele Studien, die dieses Vorgehen verwenden. Kuhlo u. Lehmann (1964) führten dieses experimentelle Schema in die EEG-Forschung ein und zeigten in ihren Einschlafversuchen, daß Versuchspersonen in der Lage waren, ein subjektives „Wegdriften" oder „Abgleiten" nach Wiederwach-werden durch Tastendruck zu signalisieren, wenn eine 1–2 s dauernde Verlangsamung der Alpha-Wellen vorausgegangen war. Das weist auf eine empfindliche Beziehung zwischen elektrisch meßbarem funktionellen Gesamtzustand des Gehirns und subjektiver Wahrnehmung hin (s. auch Lehmann 1980; Lehmann u. Koukkou 1980; Whitton et al. 1978).

Wir haben dieses experimentelle Paradigma benutzt, um die EEG-Korrelate von halluzinogeninduzierten subjektiven Erlebnissen zu studieren (Koukkou u. Lehmann 1976, 1978, 1979). In einer Studie erhielten freiwillige, gesunde und unbezahlte Versuchspersonen nach einem Doppelblindschema per os 200 μg/kg Tetra-hydro-Cannabinol (THC) oder Placebo (n = 14) und in einer anderen Studie je 70 μg/kg Psilocybin oder Placebo per os (n = 21). Die Versuchspersonen wurden gebeten, während der möglichen Wirkung der Substanz mit geschlossenen Augen auf einem bequemen Bett zu liegen und einen an ihrer Hand befestigten Mikrokontakt zu drücken, sobald sie eine nicht alltägliche Sinneserfahrung machten. Die Versuchspersonen wurden weiter gebeten, sofort nach dem Kontaktdruck spontan ihre Erfahrungen so klar wie möglich zur Aufnahme auf Tonband zu formulieren. Die berichteten Erfahrungen wurden von unabhängigen Beurteilern anhand eines Fragebogens verschiedenen Kognitionsarten, wie z. B. visuellen Erlebnissen, Körpergefühlsstörungen etc., zugeordnet. Zusätzlich wurde in Zeiten ohne Tastendruck verbales Material (kurze, sinnlose Sätze) angeboten, und die Versuchspersonen wurden gebeten, es im Kopf zu behalten für spätere Erinnerungstests. EEG-Abschnitte von 20 s Dauer *vor* jedem Tastendruck und *nach* jeder Informationsdarbietung wurden frequenzanalysiert. Es zeigte sich, daß es Unterschiede gibt in dem mit dem EEG gemessenen funktionellen Zustand des Hirns der gleichen Versuchsperson zwischen Zeiten *mit* substanzinduzierten Erlebnissen und Zeiten *ohne* solche Erlebnisse oder Zeiten während der Verarbeitung einer externen Information. Zusätzlich und spezifischer ist das EEG-Leistungsspektrum der gleichen Versuchsperson während unterschiedlicher Erlebnisse verschieden (optische Erlebnisse vs. Körpergefühlsveränderungen). Abbildung 4 stellt ein Ergebnis der THC-Studie dar. (Für Einzelheiten s. Koukkou u. Lehmann 1976, 1978.)

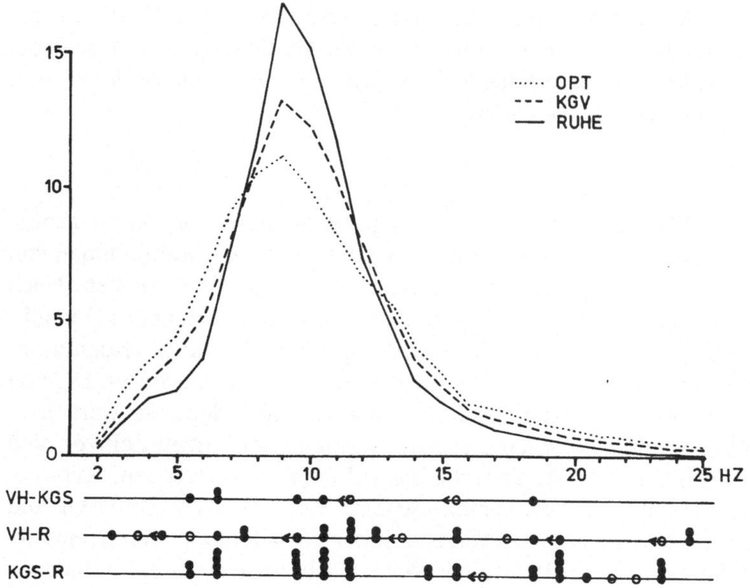

Abb. 4. EEG-Frequenzverteilungen während optischer Erlebnisse (*OPT,* n = 12), während Körpergefühlveränderungen (*KGV,* n = 17) und in Ruhe *(R),* d. h. in Zeiten ohne Tastendruck, aber während der Wirkung der Substanz. Mittel von 6 Personen, welche beide Erlebnisse signalisierten. *Horizontal:* EEG-Frequenzen; *vertikal:* % der Analysezeit. *Unten:* Signifikanz der Unterschiede zwischen Erlebnissen und zwischen Ruhe und Erlebnissen für 1-Hz-Bänder (●= 0,10), ●= 0,05, ● = 0,025, ● = 0,01, ● = 0,005)

Versuchsanordnung 3

Bei einer kontinuierlichen EEG-Registrierung mit geschlossenen Augen in einem akustisch abgeschirmten Raum wird die Versuchsperson in unregelmäßigen Zeiten aufgefordert, die in den letzten 10–20 s abgelaufenen mentalen Prozesse zu beschreiben. Wir haben dieses Schema verwendet, um die EEG-Korrelate der Tagträume zu studieren (Andreae 1983; Koukkou et al. 1981 a; Lehmann et al. 1981) und um die EEG-Unterschiede zwischen verschiedenen Kognitionsarten in verschiedenen Schlafphasen zu untersuchen (Koukkou et al. 1975; Lehmann et al. 1983, 1984; s. auch Brandeis u. Lehmann 1986).

Die Berichte der Versuchspersonen wurden von unabhängigen Beurteilern verschiedenen, vorher definierten Kognitionsarten und Denkkategorien zugeordnet, wie z. B. Denken über die aktuelle Situation (= „rationales Denken"), situativ losgelöstes, eher ungerichtetes Denken (= „frei assoziativ"). Das EEG während der letzten 16 s *vor* der Aufforderung zum Bericht wurde spektralanalysiert. Diese Studie zeigte ebenfalls, daß es deutliche Unterschiede gibt in dem mit dem EEG gemessenen funktionellen Zustand des Hirns während der verschiedenen Kognitionsarten. Die Tagtraumstudie hat besonders deutliche Unterschiede der EEG-Leistungsspektren gezeigt zwischen den Mentationen, welche die aktuelle äußere Realität nicht berücksichtigen („frei assoziativ"), und Mentationen, welche sehr realitätsnah sind („rationales Denken").

Zusammenfassend zeigen diese Studien, daß es Beziehungen gibt zwischen den momentanen kognitiven (mentalen) Prozessen einer Person und den elektrischen Charakteristika der Hirnaktivität während dieser Prozese, und sie unterstützen die Hypothese, daß unterschiedliche Denkarten (kognitive Verarbeitungen) durch die EEG-Charakteristika während der Kognition erkennbar sind. Die Befunde der Beziehungen zwischen Denkarten und EEG-Parametern sind die Basis unserer Studie über die Beziehungen zwischen psychotischen Arten der Kognition und dem EEG.

1.4.2 Das EEG und die Modi der Informationsverarbeitung

Es wurden zwei Modi der Verarbeitung der ankommenden Information während der initialen und kognitiven Interpretation unterschieden: der automatische und der kontrollierte Informationsverarbeitungsmodus (s. Kap. 1.1.4). Die EEG-Korrelate dieser zwei Modi werden im folgenden getrennt besprochen.

1.4.2.1 EEG-Korrelate des automatischen Informationsverarbeitungsmodus

Mit dem automatischen Informationsverarbeitungsmodus werden *alle* Informationen initial interpretiert. Mit dem automatischen Informationsverarbeitungsmodus werden dann auch diejenigen Informationen kognitiv weiterverarbeitet, die im Prozeß der initialen Interpretation erkannt wurden als Informationen, für die der Organismus im Arbeitsgedächtnis Repräsentationen und früher gespeicherte Reaktionsarten (automatisierte Reaktionen) findet, oder die erkannt wurden als Informationen, die für den momentan geltenden Motivationszustand unwichtig sind. In solchen Fällen braucht der Organismus der Terminologie von Öhman (1979) folgend (s. Kap. 1.3.3) keinen „Ruf" nach weiterer Verarbeitung der Information im zentralen Kanal auszulösen, und damit wird eine mehr oder weniger intensive Orientierungsreaktion und Änderung der Richtung der Aufmerksamkeit vermieden. Das bedeutet, daß in solchen Fällen die initiale Interpretation der Information keine Änderung der elektrischen Hirnaktivität bewirkt. Die EEG-Korrelate des automatischen Informationsverarbeitungsmodus sind also das (nach der initialen Interpretation) aktive Beibehalten desjenigen elektrischen Hirnaktivitätsstatus, der *vor* dem Ankommen der Information vorhanden war. Oder in anderen Worten: Die EEG-Reaktivität auf Informationen, die nach der initialen Interpretation, d. h. während der kognitiven Verarbeitung mit dem automatischen Informationsverarbeitungsmodus verarbeitet werden, ist gering bis fehlend. Die EEG-Studien über Informationsverarbeitung und Lernen in Wachheit und während der verschiedenen Schlafphasen beim Menschen haben gezeigt, daß erfolgreiches Verhalten einschließlich der Ausführung gut gelernter motorischer Akte, die auf früher gut gelernten (automatisierten) Informations-Reaktions-Sequenzen basieren, mit reduzierter bis fehlender EEG-Reaktivität stattfinden können (Beaumont 1982; McDonald 1975; Koukkou u. Lehmann 1968; Lehmann u. Koukkou 1971, 1974, 1983 b; Osaka 1984; Thompson u. Thompson 1965; van Winsum et al. 1984; s. auch Gevins et al. 1979; Yingling 1980). Unserer Leitlinie folgend heißt das, daß für die kognitive Verarbeitung derjenigen Informationen, die keine EEG-Veränderung nach ihrer initialen Interpretation bewirkt haben, das gleiche Arbeitsgedächtnis (d. h. die gleichen Kontextdaten und kognitiven Strategien) benutzt wird, das für die initiale Interpretation auch benutzt wurde.

1.4.2.2 EEG-Korrelate des kontrollierten Informationsverarbeitungsmodus

Mit dem kontrollierten Informationsverarbeitungsmodus werden diejenigen Informationen verarbeitet, die im Prozeß der initialen Interpretation erkannt wurden als Informationen, für die der Organismus in dem momentan zugänglichen Arbeitsgedächtnis keine Repräsentationen findet (unbekannte, ungenaue, neue Informationen), oder erkannt wurden als Informationen, die im Arbeitsgedächtnis mit der Eigenschaft „wichtig" gekennzeichnet sind (Signalinformationen, Informationen, die für den momentanen Motivationszustand spezifisch sind, intensive Informationen).

In solchen Fällen, der Terminologie von Öhman (1979) folgend, wird eine durch die initiale Interpretation der Information initiierte Reaktion ausgelöst, welche die weitere Verarbeitung dieser Information (die kognitive Interpretation) im zentralen Kanal einführt, der den kontrollierten Informationsverarbeitungsmodus benutzt. Diese Reaktion geht mit einer mehr oder weniger intensiven, kürzer oder länger dauernden Orientierungsreaktion und Änderung der Richtung der Aufmerksamkeit einher und ist für die Überlegungen dieser Arbeit von einer mehr oder weniger intensiven, kürzer oder länger dauernden Änderung der elektrischen Hirnaktivität (EEG-Reaktivität) begleitet. Die EEG-Korrelate des kontrollierten Informationsverarbeitungsmodus sind also das (nach der initialen Interpretation der Information) „Ändern" des elektrischen Hirnaktivitätsstatus, der vor dem Ankommen der Information vorhanden war. Oder in anderen Worten: Die EEG-Korrelate des kontrollierten Informationsverarbeitungsmodus werden in Intensität, Form und Dauer der EEG-Reaktivität reflektiert. Die Intensität, die Form und die Dauer der EEG-Reaktivität reflektieren den im Prozeß der initialen Interpretation der Information geschätzten Bedarf an „Aufmerksamkeit", d. h. an zentraler Kapazität, oder den Bedarf an funktioneller Anpassung des Hirnzustandes, um die geforderten Adaptationsleistungen zu bewältigen.

Hier soll wieder betont werden, daß es bei den Charakteristika der EEG-Reaktivität um keine absolute Entscheidung geht: Es handelt sich um graduierte Anpassungen des funktionellen Hirnzustandes an die Ansprüche der ankommenden Information, unter Berücksichtigung der funktionellen Gesamtsituation des Organismus kurze Zeit *vor* dem Ankommen der jetzt wirksamen Informationen (vgl. auch z. B. Norman 1984; Pribram 1971). Diese EEG-Korrelate des kontrollierten Informationsverarbeitungsmodus kann man auch verstehen als EEG-Korrelate des Arbeitsgedächtnisses, dem der kontrollierte Informationsverarbeitungsmodus zur Verfügung steht.

Diese Definition der EEG-Korrelate des kontrollierten Informationsverarbeitungsmodus gilt allerdings nur für die Informationsverarbeitungsprozesse, die während des gesunden Wachbewußtseins ablaufen.

Die Informationsverarbeitungsschritte, die mit dem kontrollierten Verarbeitungsmodus ablaufen, sind individuell steuerbar und der gleichzeitigen oder retrospektiven Selbstbeobachtung zugänglich (s. Kap. 1.1.4.2), d. h. sie sind entweder während ihrer Durchführung bewußt, oder sie sind wenigstens retrospektiv erinnerbar (Schneider u. Fisk 1982; Neumann 1984). Damit ist impliziert, daß die Definition der EEG-Korrelate des kontrollierten Informationsverarbeitungsmodus als die informationsinduzierten EEG-Veränderungen für die Informationsverarbeitungsprozesse, die während anderer Bewußtseinslagen, wie z. B. verschiedener Schlaftiefen, stattfinden, nicht gilt. Während des Schlafes werden die ankommenden Informationen weiterverarbeitet und führen auch zu stimulusgebundenen EEG-Reaktivitäten und Verhaltensreaktionen, also zu funktionellen Anpassungen an diese Informationen, die aber nicht steuerbar und retrospektiv nicht alle erinnerbar sind.

Meßbare EEG-Reaktivitäten während geänderter Bewußtseinslagen weisen also zwar auf initiale Interpretationen der Informationen hin, die eine Änderung des funktionellen Hirnzustandes, d. h. des zugänglichen Arbeitsgedächtnisses, bewirkten, aber sie sind nicht gleichzusetzen mit der „Einleitung" des Arbeitsgedächtnisses, das den kontrollierten Informationsverarbeitungsmodus benutzt.

Wie gezeigt wurde (Emmons u. Simon 1956; Koukkou u. Lehmann 1968; Lehmann u. Koukkou 1974; Oltman et al. 1977; Shimizu et al. 1977) und im Kap. 1.2.2 diskutiert, sind aus den Informationen, die ständig auch während aller Schlafphasen verarbeitet werden und die mit den „nötigen" funktionellen Anpassungen beantwortet werden, nur diejenigen retrospektiv, d. h. in folgender Wachheit erinnerbar, die ein Minimum an Wachheits-EEG bewirkt haben. Für die Überlegungen dieser Arbeit heißt das, daß mit dem kontrollierten Informationsmodus diejenigen Ereignisse verarbeitet wurden, die das Arbeitsgedächtnis „einführten", dem dieser Modus zur Verfügung steht.

1.5 Psychopharmakologie der informationsverarbeitenden Hirnprozesse und des zustandsabhängigen Lernens und Erinnerns

Die Zusammenhänge zwischen Informationsverarbeitungsprozessen und Gedächtnis und die Rolle dieser Zusammenhänge für das Verhalten, wie sie in Kap. 1.1.1–1.1.5 zusammengefaßt sind, wurden explizit oder implizit auch in der Psychopharmakologie studiert (z. B. Callaway 1983; McGaugh u. Petrinowich 1965; McGaugh 1983; Strauss et al. 1985). Es gibt nur beschränkte Versuche, die Ergebnisse der psychologischen Studien der Informationsverarbeitungsprozesse und der Studien der chemischen Modifikation dieser Prozesse zu integrieren (z. B. Callaway 1983; Frith 1984). Callaway zeigte, daß zentralwirkende Substanzen die späteren Phasen der Informationsverarbeitungsprozesse ändern, und Frith zeigte, daß es Ähnlichkeiten gibt zwischen den Gedächtnisveränderungen, die durch anticholinergische Drogen hervorgerufen werden, und den Gedächtnisabweichungen, die bei schizophrenen Patienten erscheinen. Da die Psychopharmakologie in der Psychiatrie eine so große Rolle spielt, müssen die experimentellen Ergebnisse der chemischen Modifikation der Informationsverarbeitungsprozesse in der Theoriebildung über die Schizophrenie unbedingt berücksichtigt werden. Gleichermaßen müssen auch bei der experimentellen Überprüfung der Abweichungen der Informationsverarbeitungsprozesse in der Schizophrenie die psychopharmakologischen Effekte beachtet werden. Das Hirnfunktionsmodell des menschlichen Informationsverarbeitungssystems, das als Leitlinie für die Diskussion unserer Ergebnisse benutzt wird, berücksichtigt die Ergebnisse der Studien über die chemischen Modifikationen der Funktionen des Lernens und der Erinnerung. Diese Ergebnisse sind auch wichtig für die Erklärungsversuche der Unterschiede der psychophysiologischen Mechanismen der Informationsverarbeitung bei Gesunden und psychisch Kranken und schließlich für die Wirkungsart der Psychopharmaka auf die Psychopathologie.

Die Ergebnisse der Studien der chemischen Modifikation der Funktionen des Lernens und der Erinnerung, die unter dem Namen zustandsabhängige Erinnerung bekannt sind, werden hier kurz dargestellt und im Rahmen der bis jetzt referierten Beziehungen zwischen elektroenzephalographischen Hirnzuständen und Informationsverarbeitungsprozessen eingeordnet. Diese Darstellung wird uns dann erlauben, im nächsten Kapitel alle bis jetzt referierten Kenntnisse über das menschliche Informationsverarbeitungssystem in ein heuristisches Modell der Funktionsweise dieses Systems zu integrieren.

Es wurde wiederholt gezeigt, daß während der Wirkung gewisser zentral wirkender Substanzen, die den funktionellen Hirnzustand und damit das EEG ändern (Fink 1969, 1975, 1978; Itil 1974 b), die Funktion des Lernens zwar etwas verlangsamt wird, aber möglich bleibt. Nach Ende der Wirkung dieser Substanzen allerdings ist die Erinnerung an das Gelernte schwach oder fehlt gar völlig. Wenn nun die gleiche Substanz wieder gegeben wird, zeigt sich, daß die Gedächtnisspuren (Repräsentationen) wieder leichter auffindbar werden (z. B. Bustamente et al. 1970; Eich 1980; Goodwin et al. 1969; Otis 1964; Overton 1971, 1972 a und b, 1979; Pasakulich u. Nielsen 1976; Petersen 1979; für Übersicht s. Eich 1980). Dieses Phänomen weist darauf hin, daß der erfolgreiche Abruf von existierenden Gedächtnisspuren abhängt von der Wiederherstellung des durch die Substanz definierten funktionellen Hirnzustandes, der während des Lernens vorhanden war (vgl. McGaugh et al. 1979).

Es ist hier zu betonen, daß alle Substanzen, die zustandsabhängiges Lernen und Erinnern verursachen, zu EEG-Veränderungen führen. Ein gegebener Drogenzustand entspricht also jeweils einem gewissen EEG-Zustand, und man kann daher sagen, daß während eines drogeninduzierten EEG-Zustandes Gelerntes wieder erinnerbar wird, wenn der gleiche EEG-Zustand durch die Droge wiederhergestellt wird.

Zustandsabhängiges Lernen und Erinnern ist aber auch bei spontan, also ohne Drogen auftretenden Veränderungen des funktionellen Hirnzustandes und damit des EEG-Zustandes beschrieben worden: Im Verlauf des Tages verändert sich das EEG, wobei besonders große Unterschiede zwischen Morgen- und Abendwerten bestehen. Parallel dazu ist gezeigt worden, daß Gedächtnismaterial, das am Morgen gelernt wurde, am gleichen Abend schlechter erinnerbar war als am folgenden Morgen (Folkard u. Monk 1983; Stroebel 1967). In REM-Schlafphasen ist das EEG dem Wachheits-EEG ähnlicher als in Nicht-REM-Phasen, und parallel dazu ist nach Wecken aus dem REM-Schlaf die Erinnerung an Träume besser als nach Wecken aus dem Nicht-REM-Schlaf (s. Foulkes 1962; Goodenough 1978). Generell gilt, daß auch im Nicht-REM-Schlaf mehr Träume erinnert werden, wenn das EEG vor der Weckung wachheitsnäher war (s. Webb u. Cartwright 1978). Weiter ist das EEG während REM-Phasen, nach denen Träume erinnerbar wurden, in automatischen Spektralanalysen signifikant verschieden vom EEG während REM-Phasen, nach denen keine Träume erinnert wurden (Lehmann et al. 1983). In dieselbe Richtung geht die Beobachtung, daß es unmöglich ist, im Schlaf mit langsamen EEG-Wellen Gehörtes in späterer Wachheit zu erinnern, wenn nicht ein zumindest partielles Erwachen auf das Eintreffen der Information folgt. Je mehr und je länger eine EEG-Änderung in Richtung Wacherwerden nach dem Informationsangebot erscheint, desto besser wird die Information in der späteren Wachheit erinnert (Lehmann u. Koukkou 1974). Umgekehrt erinnern sich Somnambule, die ja im Nicht-REM-Schlaf mit langsamen EEG-Wellen herumgehen, typischerweise nicht an ihre Erlebnisse (Jacobson et al. 1965). Es ist zu beachten, daß Schläfer natürlich weckbar sind und daß die gehörte Information auch im Schlaf mit langsamen EEG-Wellen beurteilt wird. Dies kann z. B. beim „Ammenschlaf" zum Erwachen führen.

Das Phänomen der Kindheitsamnesie könnte ebenfalls durch zustandsabhängige Mechanismen verständlich werden (s. auch Koukkou u. Lehmann 1980), da es große EEG-Unterschiede zwischen den ersten Lebensjahren und dem Erwachsenenalter gibt; ein paralleles Postulat kann über die Beziehungen zwischen Hormonen und Erinnerung (McGaugh 1983) aufgestellt werden. Zustandsabhängiges Lernen und Erinnern wurde beim Menschen auch als Funktion der Phase des manisch-depressiven Krankseins beschrieben (Bower 1981; Reus et al. 1979; Teasdale u. Fenell 1982; Weingartner 1978).

Gutes Lernen bedeutet, wie wir gesehen haben, daß die Repräsentationen der Informations-Reaktions-Sequenzen durch die Wiederholungen fest miteinander verknüpft wurden und deswegen mit dem automatischen Informationsverarbeitungsmodus vollzogen werden können. Leistungen nun, die während der Wirkung einer zustandsabhängiges Lernen bewirkenden Substanz gut gelernt (automatisiert) wurden, sind nach Abklingen der Wirkung der Substanz (immer abhängig von dem Grad der Unterschiede zwischen Lern- und Erinnerungs-Hirnzustand) schlecht oder gar nicht mehr durchführbar. Leistungen hingegen, die im chemisch nichtmodifizierten funktionellen Zustand fest gespeichert wurden (automatisiert wurden), sind in der experimentellen Situation (während der Wirkung der Substanz) noch durchführbar. Das Phänomen der zustandsabhängigen Erinnerungen ist also asymmetrisch (Overton 1978). Ähnliche asymmetrische Erinnerungs-/Lernsituationen sind auch ohne chemische Modifikation der Hirnfunktionen beobachtbar: Während der Wachheit gut im Gedächtnis gespeichertes Material wird im Schlaf erkannt und führt auch zu korrekten Reaktionen, welche allerdings in der darauffolgenden Wachheit nicht erinnerbar sind (z. B. Schlafwandeln; Jacobson et al. 1965), außer wenn sie, wie oben erwähnt, eine kurze EEG-Wachheitsphase hervorrufen. Das Phänomen der Erinnerungsasymmetrie wird auch während chemisch nichtmodifizierter Wachheit beobachtet, wie z. B. das Vergessen im Streß während einer Prüfung von früher in Ruhe gut gelerntem Material, und die Wiedererinnerung des Materials nach der Prüfungssituation während der Entspannung. Mit diesem Mechanismus erklären sich u. E. auch die Beziehungen zwischen Emotionen und Erinnerung (vgl. Bower 1981; Rapaport 1977), die Fluktuationen der Erinnerung während des Tages, und das Vergessen bestimmter Ereignisse, was in der psychoanalytischen Terminologie als Verdrängung beschrieben wird (Koukkou u. Lehmann 1980).

Für die Überlegungen, die wir hier verfolgen, ist es wichtig zu betonen, daß alle Situationen, die durch eine Asymmetrie der Funktionen des Lernens und der Erinnerung gekennzeichnet sind, ein gemeinsames Merkmal haben: Es gibt deutliche Unterschiede zwischen den mit dem EEG gemessenen funktionellen Hirnzuständen während des Lernens und während der Erinnerung (s. auch McGaugh et al. 1979).

Generell läßt sich formulieren, daß in „erwachseneren", „wacheren" bis „gestreßteren" oder chemisch nichtmodifizierten funktionellen Hirnzuständen (d. h. elektrischen Hirnzuständen, die eine Prädominanz von höheren Frequenzen zeigen) die Gedächtnisspeicherplätze (Arbeitsgedächtnis) der „weniger erwachsenen", „weniger wachen", „weniger gestreßten" und chemisch modifizierten funktionellen Hirnzustände (d. h. elektrischen Hirnzustände, die eine Prädominanz von langsameren EEG-Wellen zeigen) sehr beschränkt oder gar nicht gelesen werden können. Hingegen sind die Speicherplätze aus der umgekehrten Richtung lesbar (s. Koukkou u. Lehmann 1980, 1983 a sowie Kap. 1.6).

50

Es scheint also, daß es 1) elektroenzephalographisch definierte funktionelle Hirnzustände gibt (z. B. durch Müdigkeit, Schlaf oder chemisch modifizierte), für die der
Zugang zu den Speicherplätzen der funktionellen Hirnzustände des normalen Wachbewußtseins für gut gelerntes, d. h. automatisiertes Verhalten immer offen ist; aber auch,
daß es 2) funktionelle Hirnzustände gibt, z. B. mehr entwickelte, wachere, „gestreß-
tere" oder chemisch nichtmodifizierte, von denen aus der Zugang zu den Speicherplätzen anderer funktioneller Hirnzustände gesperrt ist. Für jeden elektroenzephalographisch definierten funktionellen Hirnzustand kann ein eigener Speicherplatz (der bis
jetzt benutzten Terminologie folgend, ein eigenes Arbeitsgedächtnis) angenommen
werden. Die verschiedenen Speicherplätze der verschiedenen funktionellen Hirnzustände mögen physisch die gleiche Struktur benutzen, hätten aber verschiedene Zu-
gangswege. Neue Information wird optimal in dem direkt zustandszugehörigen Speicherplatz gespeichert und asymmetrisch ausgelesen (Overton 1978), d. h. von einem
gegebenen funktionellen Hirnzustand aus kann auch Gedächtnismaterial gelesen werden, das in „höher" organisierten funktionellen (wacheren, erwachseneren) Zuständen gespeichert wurde, aber nicht Material, das in „niedriger" organisierten Zuständen gespeichert wurde. Der funktionelle Hirnzustand erlaubt und beschränkt also den
Zugang zu bestimmten Teilen des Langzeitgedächtnisses. Abbildung 5 illustriert die

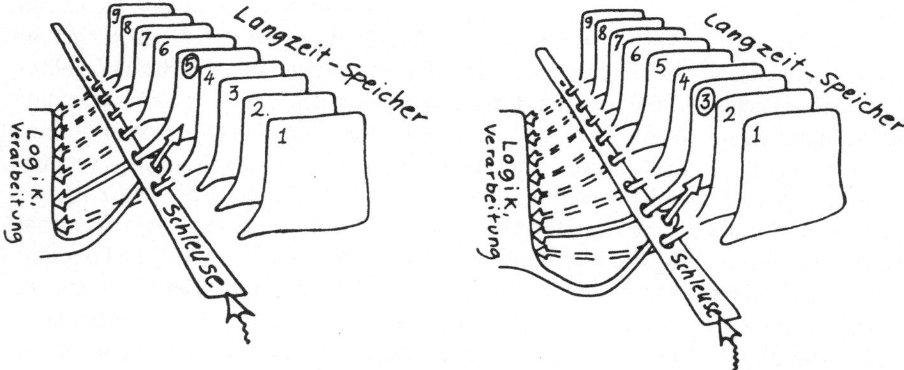

Abb. 5. Thema des zustandsabhängigen Lernens. Gedächtnismaterial kann von der Verarbeitung aus nur in *einem* Speicherplatz des Gedächtnisses (im Arbeitsspeicher/Arbeitsgedächtnis)
untergebracht werden. In unserem Bild ist links der Speicherplatz 5 für Abruf und Speichern
geöffnet. Die Speicherplätze 6, 7, 8 und 9 können noch von der Verarbeitung aus bis zu einem
gewissen Grad abgerufen werden (Asymmetrie des Phänomens, s. Text), aber sind zum Speichern nicht zugänglich. Die Plätze 4, 3, 2 und 1 (niedrigere Vigilanzstufen, Entwicklungsstufen,
chemisch modifizierte Zustände) sind im Funktionszustand 5 überhaupt nicht zugänglich, der
Nachbarspeicher 4 kann teilweise abgerufen werden. Dies gilt für Speicherdefinitionen in grö-
beren Stufen. Die funktionelle Überlappung eng benachbarter Teilspeicherplätze wird anschau-
lich, wenn die Serie der Speicherplätze als Kontinuum vorgestellt wird (im Bild nicht dargestellt). Die Verschiebung der Speicherwege und Abrufwege für die Zwecke unseres Modells
(vgl. Abb. 6) finden durch das Integrationssystem statt *(geweller Pfeil)*, was im Bild als Schiebeleiste mit Löchern („Schleuse") angedeutet ist. Die rechte Bildhälfte zeigt in einem anderen
Funktionszustand den Speicherplatz 3 für Abruf und Speichern offen, während 4 bis 9 nur
bedingt abgerufen werden können und 2 und 1 gar nicht zugänglich sind. Wenn das System vom
Zustand 3 *(rechts)* in den Zustand 5 *(links)* übergeht, kann die Information in den Speichern 4
und 3 nicht mehr abgerufen werden (etwa Übergang von Schlaf zu Wachheit oder Übergang von
chemisch modifiziertem zu chemisch nicht modifiziertem funktionellen Hirnzustand; vgl. auch
Abb. 6)

Mechanismen dieses Phänomens. Getrennte Speicherplätze, die verschiedenen elektroenzephalographisch definierten funktionellen Hirnzuständen entsprechen, sind in der Abbildung dargestellt, obwohl man sich die Serie der Speicherplätze als Kontinuum oder Identikum vorstellen sollte; die Darstellung mit getrennten Speicherplätzen dient zur Verdeutlichung. In einem bestimmten funktionellen Hirnzustand ist also ein gewisser Abschnitt dieser Speicherplätze abrufbar; für direkt benachbarte funktionelle Hirnzustände sind Grenzüberschneidungen der abrufbaren Speicherplätze möglich. Die Asymmetrie der Erinnerung ist dargestellt als bedingtes Lesen der Speicherplätze der „höheren" (z. B. wacheren) funktionellen Hirnzustände von „niedrigeren" (z. B. chemisch modifizierten, weniger wachen) funktionellen Hirnzuständen aus und an der „Sperre" des Lesens in der gegenteiligen Richtung.

Ein weiteres, in der Literatur über zustandsabhängiges Lernen und zustandsabhängiges Erinnern oft beschriebenes Phänomen ist die Wirkung zentral wirkender Substanzen als diskriminierende Stimuli. Das bedeutet, daß Verhalten, welches während der Wirkung einer zentral wirkenden Substanz gelernt wurde, deutlich häufiger durchgeführt wird, wenn die Substanz wieder vorhanden ist, als wenn sie fehlt. Man sagt dann, daß dieses Verhalten „unter der Kontrolle des Medikamentes steht" (Overton 1971, 1979; Winter 1974). Das Phänomen ist auch in der experimentellen Psychologie der Konditionierungsmechanismen bekannt: Wenn ein aufgabenfremder Stimulus gleichzeitig mit dem Lernen einer Aufgabe dargeboten wird (siehe z. B. Dickinson u. Boakes 1979; Martin u. Levey 1980), löst nach vielen Wiederholungen das Angebot dieses Stimulus allein das Durchführen der Aufgabe aus. Die Aufgabe steht damit „unter Kontrolle der Stimuli" (s. auch Eich 1980 sowie Kap. 1.1.4.1).

Dieses Phänomen ist als Entstehungsmechanismus der „Flash-backs" der Drogensüchtigen vorgeschlagen worden (Fischer 1975). Wir meinen, daß das Phänomen sowohl für die psychotische Symptomatologie und ihre Chronifizierung als auch für das sog. neurotische Verhalten eine Rolle spielt (Koukkou u. Lehmann 1980, 1983 b, s. auch Bower 1981).

Wie wir in Kap. 1.1.2 gesehen haben, sind die Hirnmechanismen der Informationsverarbeitung abhängig von den Funktionen des Gedächtnisses, und die Gedächtnisfunktionen sind, wie wir auch sehen, abhängig vom funktionellen Hirnzustand. *Fluktuationen des funktionellen Hirnzustandes (mit welchen immer Fluktuationen des EEG-Zustandes parallel gehen) sind mit Veränderungen der Informationsverarbeitungsprozesse verbunden.*

In der Kognitionspsychologie sind ähnliche Phänomene beschrieben unter den Begriffen der aktivierten oder nichtaktivierten Gedächtnisrepräsentationen (siehe z. B. Baddeley 1982; Horton u. Mills 1984; Lewis 1979; Posner et al. 1973; Rösler 1982).

Es gibt noch keine Übereinstimmung über die Entstehungsmechanismen des Phänomens der zustandsabhängigen Erinnerung (Bliss 1974; Eich 1980; Overton 1978), und die Zuverlässigkeit des Phänomens der zustandsabhängigen Erinnerung wird oft in Frage gestellt. Allerdings wurde zustandsabhängige Erinnerung sehr häufig demonstriert (Bower 1981). Eich (1980) zeigte, daß das Phänomen der zustandsabhängigen Erinnerung nur dann bestätigt wurde, wenn man in der experimentellen Anordnung mögliche diskriminierende Stimuli („retrieval cues") ausschloß; das Phänomen wurde hingegen fast nie bestätigt, wenn man diesen für die Erinnerungsprozesse wichtigen Faktor nicht berücksichtigte.

Zusammenfassend beschreibt die Zustandsabhängigkeit des Verhaltens das Phänomen, daß Erinnerung, und generell Verhalten, von den Unterschieden zwischen den funktionellen Zuständen des Gehirns während des Erlernens und während der Erinnerung abhängig ist: oder in anderen Worten, daß es funktionelle Hirnzustände gibt, von denen aus der Zugang für Abruf (Erinnerung) existierender Gedächtnisspuren von Ereignissen und kognitiven Strategien (Repräsentationen), die in anderen Zuständen gespeichert wurden, gesperrt ist; aber auch, daß es Hirnzustände gibt, die das Durchführen von Verhaltensarten erlauben, die in anderen Zuständen nicht erscheinen (gehemmt/korrigiert werden?).

1.6 Synthese der psychophysiologischen Begriffe. Ein heuristisches Modell der Funktionsweise des menschlichen Informationsverarbeitungssystems

Eine Synthese von Theorien und Ergebnissen verschiedener Betrachtungsweisen der Hirnfunktionen und ihrer Beziehungen zum Verhalten, wie sie bisher besprochen wurden, führen zu einem tentativen Modell der Funktionsweise des menschlichen Informationsverarbeitungssystems in verschiedenen Bewußtseinslagen, das die Phänomene des zustandsabhängigen Lernens und Erinnerns berücksichtigt. Dieses Modell wurde zuerst auf die Traumentstehung angewendet: hier geht es ja darum, Kognitionsarten (d. h. Informationsverarbeitungsprozesse) beim gesunden Erwachsenen zu erklären, die deutlich unterschiedlich sind von denen des Wachbewußtseins. In der vorliegenden Arbeit wird dieses Modell als Leitlinie für die Diskussion und Integration der Ergebnisse der EEG-Studien und der Studien der Informationsverarbeitung in der Psychopathologie benutzt. In der Psychopathologie geht es darum, Kognitionsarten bei wachen Personen zu erklären, die deutlich unterschiedlich sind von denen des sog. normalen Wachbewußtseins. Es soll daher an dieser Stelle zur konzeptionellen Orientierung werden und wird hier kurz vorgestellt (für Einzelheiten sei auf die früheren Beschreibungen verwiesen; Koukkou u. Lehmann 1980, 1983 a). Was im Modell dargelegt und erörtert wird, ist eine Integration der Konzepte und Befunde verschiedener Forschungsdisziplinen, die implizit oder explizit die Hirnprozesse der Informationsverarbeitung untersuchen, und kein grundsätzlich neues theoretisches Modell des menschlichen Informationsverarbeitungssystems.

Das Modell beruht generell auf dem Informationsverarbeitungskonzept der kognitiven Psychologie (Neisser 1967) und der Neurophysiologie (Douglas 1972; Skinner u. Yingling 1977; Pribram 1971). Es basiert spezifischer auf den Kenntnissen über die Entstehungsmechanismen der Orientierungsreaktion und ihrer EEG-Korrelate und auf den Kenntnissen über die Beziehungen zwischen elektrischer Hirnaktivität und Informationsverarbeitungsschritten (initiale und kognitive Interpretation). Besonderes Gewicht haben in dem Modell die globalen funktionellen Zustände des Organismus, wie Entwicklungsstufen und Stadien des Schlaf-Wach-Zyklus und auch sehr fein abgestufte, kurz dauernde funktionelle Hirnzustände (s. Kap. 1.1.3, 1.3 und 1.4.1).

Abbildung 6 illustriert die Interaktionen der Hirnmechanismen, die in jedem Augenblick den funktionellen Hirnzustand determinieren und durch ihn beeinflußt werden. Das Modell beschreibt die Rolle des so definierten funktionellen Hirnzustandes für die jeweilige physiologische und psychologische Reaktion auf die ankommende

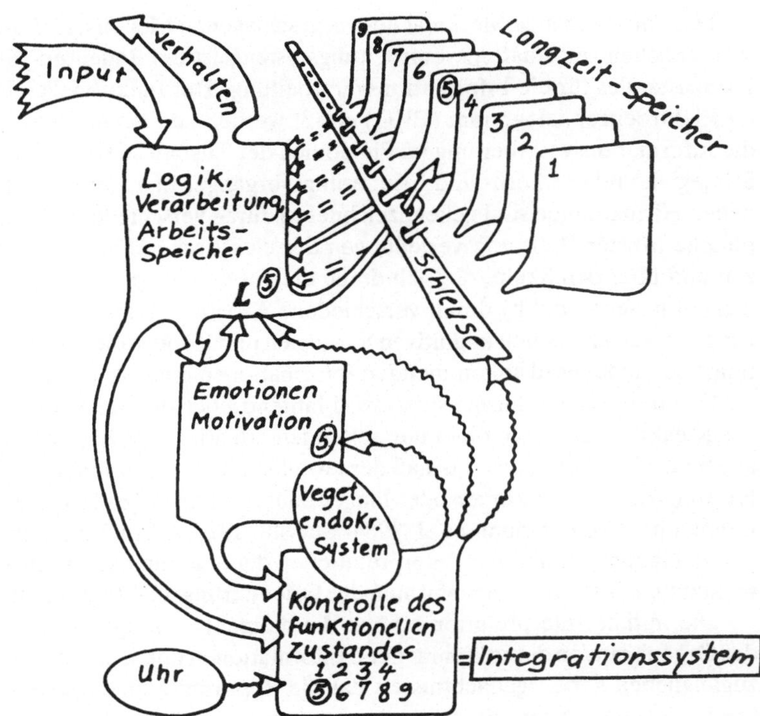

Abb. 6. Funktionsmodell der Hirnaktivität (keine Darstellung der anatomischen Komponenten). Neben Input und Output (Verhalten) werden die „Verarbeitung" (Logik) mit dem dazugehörigen Kurzzeitspeichersystem (Arbeitsspeicher, Arbeitsgedächtnis), der Langzeitspeicher, der Emotionsapparat (Motivationen) und das Integrationssystem (Kontrolle des funktionellen Zustandes, „Uhr") unterschieden. Breite, offene Pfade zeigen in Pfeilrichtung Informationsfluß (unterbrochen bedeutet herabgesetzte Genauigkeit), schmale gewellte Pfeile bedeuten in Pfeilrichtung Steuereinflüsse. Das Modell zeigt den Funktionszustand „5". Damit sind Speicherung und Abruf im Platz „5" des Langzeitspeichers von der Verarbeitung über die eingestellte Schleuse möglich: Plätze mit höheren Kennzahlen können schlechter gelesen werden (unterbrochene Pfade), ebenso wie der direkt darunterliegende nächste Nachbarspeicher. Plätze unter dem nächstniedrigeren Nachbarspeicher können gar nicht gelesen werden. Die Verarbeitung benutzt Strategien des Zustandes „5", und entsprechend wirksam sind auch die Emotionen. Die Verschiebung der Arbeitsspeicher findet durch die Kontrolle des funktionellen Zustandes statt, was im Bild als Schiebeleiste mit Löchern angedeutet ist. Das Bindeglied zwischen Emotionsapparat und Logik ist anatomisch das limbische System („L" im Modell), und Emotionen und Integrationssystem sind gemeinsam an der Funktion des vegetativen Nervensystems beteiligt. Der Hauptanteil der Verarbeitung (Logik) wäre im Kortex vorzustellen. Eine grobe Verarbeitung der über kollaterale Bahnen direkt im Hirnstamm ankommenden Information findet auch in der Formatio reticularis statt. Der Emotionsapparat ist im Hirnstamm, Hypothalamus und unspezifischem Thalamus zu lokalisieren, das Integrationssystem in der Formatio reticularis. Der Langzeitspeicher kann keiner bestimmten Hirnstruktur zugeschrieben werden

Information und schlägt die psychophysiologischen Mechanismen vor, welche diese Reaktion definieren, und die Art, wie diese Reaktion die jeweiligen Kognitionsarten (d. h. Wahrnehmen, Handeln, Denken, Fühlen = kognitive Verarbeitung der Information) beeinflußt.

Das entscheidende Merkmal des vorgeschlagenen Modells der Funktionsweise des menschlichen Informationsverarbeitungssystems ist die Bedeutung des funktionellen Hirnzustandes für die Informationsverarbeitung: Der funktionelle Hirnzustand kann im Elektroenzephalogramm (EEG) erfaßt werden und manifestiert sich in bezug auf die Informationsverarbeitung im Phänomen der Zustandsabhängigkeit der kognitiven Strategien und der Lern- und Erinnerungsvorgänge. In anderen Worten: Die funktionellen Hirnzustände sind gekennzeichnet a) durch verschiedene elektroenzephalographische Muster (Leistungsverteilungen der elektrischen Hirnaktivität über Frequenzen und über den Skalp, die sich durch die auf dem Kopf registrierten EEG-Signale messen lassen), und b) durch verschiedene Arbeitsgedächtnisse, was auf die Benutzung von verschiedenen kognitiven Strategien und Kontextinformation für die „Bewertung" der andauernd ankommenden Informationen hinweist (s. Kap. 1.1.2).

Der funktionelle Hirnzustand wird laufend über die Mechanismen der Orientierungsreaktion an die momentan geltenden situativen Verhältnisse des Organismus angepaßt. Das heißt, das Ausmaß der jeweilig nötigen funktionellen Anpassungen der Hirnfunktionen, die kürzer oder länger dauern können (Brandeis u. Lehmann 1986; Lehmann 1984; Lehmann et al. 1984; Survillo 1975 a, b) wird durch die ständig und parallel laufenden initialen Interpretationen der ankommenden Informationen eingeschätzt und durch die Mechanismen der Orientierungsreaktion realisiert.

Die initiale Interpretation schätzt die momentan nötige funktionelle Anpassung des Organismus an die ankommenden Informationen durch die Abfrage des momentan zugänglichen Arbeitsgedächtnisses, das die Repräsentationen (Daten und kognitiven Strategien) beinhaltet, die durch die momentane funktionelle und motivationale Lage des Organismus aktiviert sind. Die funktionelle Bedeutung des mit dem EEG gemessenen jeweiligen funktionellen Hirnzustandes für die Informationsverarbeitungsprozesse korrespondiert somit mit der funktionellen Bedeutung des Arbeitsgedächtnisses für diese Prozesse. Dieser Proposition folgend bedeutet eine funktionelle Anpassung der Hirnfunktionen, die von einer Änderung der elektrischen Hirnaktivität (EEG-Reaktivität) begleitet wird, eine Änderung in der Art und Menge der aktivierten Repräsentationen (kognitiven Strategien und Daten) des Arbeitsgedächtnisses, das für die Informationsverarbeitungsprozesse zur Verfügung steht. Die Charakteristika der jeweiligen Informationsverarbeitungsprozesse (initiale und kognitive Verarbeitungen, d. h. Wahrnehmen, Denken, Handeln, Fühlen) werden somit durch die Charakteristika des jeweiligen funktionellen Hirnzustandes erklärt. Das gilt sowohl für generelle, länger dauernde funktionelle Zustände des Organismus wie die Entwicklungsphasen und die Schlaf-Wach-Phasen, als auch für die ständig laufenden, kurz dauernden funktionellen Anpassungen des Organismus an die momentanen situativen Verhältnisse. Z. B. sind verschiedene Entwicklungsstufen sowohl durch die kognitive Entwicklung (Flavell 1977; Gelman 1978; Masters 1981; Piaget 1963, 1968; Piaget u. Inhelder 1969) als auch durch verschiedene Entwicklungsstufen im Ruhe-EEG (Benninger et al. 1984; Dumermuth 1976; Katada et al. 1981; Matousek u. Peterson 1973) und durch die EEG-Reaktivität (Milstein et al. 1969) gekennzeichnet. Das gleiche gilt auch für die verschiedenen Schlafphasen des Erwachsenen (Antrobus 1978; Goodenough 1978; Hartmann 1967; Koukkou u. Lehmann 1980, 1983 a). Zusätzlich ist der funktionelle Hirnzustand verknüpft mit der Qualität und der Art der Aufmerksamkeit und der bewußten logischen und emotionalen Wahrnehmung, des Lernens und Erinnerns, den logischen und emotionalen Entscheidungen und der generellen momentanen Art des Denkens und

Fühlens. In anderen Worten: Der funktionelle Hirnzustand begleitet, aber bestimmt auch und begrenzt den Charakter und die Qualität der Informationsverarbeitungsprozesse. Der Grad der Unterschiede in einer oder mehreren psychologischen Funktionen in intra- oder interindividuellen Vergleichen ist als abhängig vom Grad der Unterschiede zwischen dem durch das EEG definierten funktionellen Hirnzustand während der Funktionen zu verstehen.

Bei der Anwendung des Modells für die Erklärung der Kognitionsarten in der Schizophrenie (s. Kap. 3.6) werden wir vorschlagen, daß die mit dem EEG definierten funktionellen Hirnzustände schizophrener Menschen auf die Benutzung von Arbeitsgedächtnissen für die Informationsverarbeitungsprozesse hinweisen, welche Daten und kognitive Strategien beinhalten, mit der die Anpassung des Individuums an die momentane externe Realität nicht möglich ist. Die Verhaltensmanifestationen dieser Informationsverarbeitungsprozesse stellen die schizophrene Symptomatik dar.

1.6.1 Die Determinanten des funktionellen Hirnzustandes

Der funktionelle Hirnzustand einer gesunden erwachsenen Person mit einer bestimmten genetischen Anlage, und damit die Charakteristika der psychischen und physiologischen Leistungen und Funktionen, die aufgrund des funktionellen Hirnzustandes in einem gegebenen Moment stattfinden können, wird determiniert von der Interaktion der folgenden Faktoren:

a) Ankommende Information[1] der inneren und äußeren Umgebung;

b) Biographie (Gedächtnisinhalte, die im Kap. 1.1.2 als Repräsentationen zusammengefaßt wurden und welche auch die gelernte Motivation beinhalten);

c) „Triebe" (angeborene Motivation), die Neugier und metabolische und hormonelle Faktoren, wie Hunger und Sexualität, beinhalten und welche nach der Geburt bezüglich der Informations-Reaktions-Sequenzen, die ihre Funktion organisieren, ständig modifiziert werden und damit zum größten Teil auch durch die Gedächtnisfunktionen wirken;

d) Schlaf-Wach-Zyklus (der häufig in den Dimensionen Aktivierung und Vigilanz gemessen wird); und

e) während der Entwicklung des Individuums die Phase der Hirnreifung.

Der funktionelle Hirnzustand, und damit auch die Charakteristika der psychischen Leistungen, die stattfinden können, wird natürlich auch von Manipulationen (zentral wirkende Substanzen, Elektroschock) oder von Dysfunktionen des Zentralnervensystems (wie Psychosen oder anderen Dysfunktionen des Hirns) beeinflußt.

Douglas (1972), Konorsky (1967), Lynn (1966), Öhman (1979) und Sokolov (1960, 1963), sowie von der experimental-psychologischen Seite Kahneman (1973), haben Modelle vorgeschlagen, welche in vielen Aspekten Ähnlichkeiten mit unserem Modell

---

[1] Als Stimulus oder Information sind komplexe multidimensionale Ereignisse und auch spezifische Elemente dieser Ereignisse zu verstehen (siehe z. B. Brillouin 1962; Garner 1970; Hearst 1972), und zwar innere, d. h. gedachte, gefühlte oder aus den inneren Organen kommende, und äußere. In anderen Worten: In jedem Moment wird im Gehirn die „Gesamtsituation" (Foppa 1968, S. 380) aus Teilaspekten berechnet und als Information verarbeitet (Pribram 1979).

haben und z. T. in unserem Modell integriert sind. Koella (1982) hat kürzlich ebenfalls eine in manchen Aspekten verwandte integrative Betrachtung der Hirnfunktionen vorgeschlagen. Denenberg (1980) publizierte experimentelles Beweismaterial, mit dem eine so definierte Hirnorganisation und ihre Beziehung zu Verhalten mit mathematisch-statistischen Argumenten vertreten werden kann.

1.6.2 Zur Funktionsweise des Modells

Das Modell besteht aus der Verarbeitung, die gleichzusetzen ist mit dem aktivierten Teil des Langzeitgedächtnisses (d. h. dem Arbeitsgedächtnis) und die im aktuellen funktionellen Hirnzustand als Operationsfeld (s. Kap. 1.1.2) dient, dem Langzeitgedächtnis, dem Emotionsapparat und aus der Kontrolle des funktionellen Zustandes (Kontrollsystem, Integrationssystem). Douglas (1972) spricht von einem analysierenden System, das die Übersetzung der physischen Vorlage der Information in die symbolisch-verbalen Sprachen des Zentralnervensystems durchführt, und einem motivierenden System, das die Übersetzung der physischen Vorlage der Information in die emotionalen Sprachen des Zentralnervensystems durchführt. Dieser Einteilung folgend wäre das analysierende System die Verarbeitung zusammen mit dem Arbeitsgedächtnis und das motivierende System der Emotionsapparat zusammen mit dem Arbeitsgedächtnis.

Das Integrationssystem, das anatomisch in der Formatio reticularis des Hirnstammes lokalisiert wird (Douglas 1972; Magoun 1958; Pribram u. McGuinness 1975; Skinner u. Yingling 1977), koordiniert über noradrenerge und dopaminerge, sympathikotone und parasympathikotone Mechanismen die Fluktuationen des funktionellen Hirnzustandes, die a) innerhalb von Monaten, Stunden, Minuten oder Sekunden eintreten, abhängig von der inneren „Uhr" und von den Informationen, die aus anderen Hirnregionen ankommen (z. B. Entwicklungsphasen, zirkadianer Rhythmus) und b) innerhalb von Millisekunden eintreten, entsprechend den Ansprüchen, welche die ankommenden Informationen nach ihrer initialen Interpretation an den Organismus stellen. Das Integrationssystem erreicht die Koordination des funktionellen Hirnzustandes durch die Orientierungsreaktion, die sich als Modifikation der elektrischen Hirnaktivität manifestiert (EEG-Komponente der Orientierungsreaktion), mit assoziierten Anpassungen der Funktionsebene des Gesamtorganismus. Die Modifikation des funktionellen Zustandes beeinflußt rückwirkend alle Systeme, wie in Abb. 6 schematisch dargestellt. In anderen Worten: Der funktionelle Hirnzustand und seine EEG-Manifestationen, die gleichzusetzen sind mit den aktivierten Repräsentationen des Gedächtnisses (Arbeitsgedächtnis), die für die Informationsverarbeitungsprozesse zur Verfügung stehen, werden durch die Orientierungsreaktion laufend, aktiv, graduell abgestuft und bedarfsspezifisch an die jeweilige momentane Situation des Organismus angepaßt. Diese Anpassung wird koordiniert durch die Funktionen des Integrationssystems.

Die Information erreicht die Verarbeitung (das analysierende System) und den Emotionsapparat (das motivierende System). Das analysierende System übersetzt die physischen Eigenschaften der Information in die verbal-symbolischen Sprachen des Zentralnervensystems (z. B. „es ist ein intensives Geräusch"), und das motivierende System übersetzt die reizspezifischen Emotionen der Information in die Sprache des Zentralnervensystems (z. B. „es ist unangenehm, da zu intensiv"). Es folgt dann eine rasche Bewertung der Information nach Abfrage des Gedächtnisses bezüglich der aktuellen und personspezifischen verbal-symbolischen *und* emotionalen Bedeutung dieser Information für den Organismus. Abgefragt wird der Gedächtnisspeicher (Arbeitsgedächtnis), der im Moment der Informationsaufnahme zur Verfügung steht, d. h. die aktivierten Repräsentationen des Gedächtnisses, sowie die „höheren Speicher"[1], entsprechend den Regeln des zustandsabhängigen Erinnerns. Diese Verarbeitungssequenzen entsprechen der initialen Interpretation der Information (s. auch Neisser 1967; Öhman 1979). Für die initiale Interpretation werden also die Gedächtnisinhalte und die kognitiven Strategien benutzt, die dem momentanen funktionellen Zustand entsprechen.

Diese Informationsverarbeitungsschritte finden mit dem automatischen Informationsverarbeitungsmodus statt, d. h. unbewußt, ohne daß die Person weiß, daß sie stattgefunden haben, und definieren die Charakteristika der initialen physiologischen (d. h. in dieser Arbeit die EEG-Reaktivität) und psychologischen (auch die Emotionen beinhaltenden) Antwort des Organismus. Diese Antwort fällt zeitlich zusammen mit dem Bewußtwerdenkönnen der Information, die sie ausgelöst hat. Die Information und die Reaktion darauf brauchen jedoch keineswegs immer bewußt zu werden (s. Kap. 1.1.4.1). Der als Antwort zu der initialen Interpretation der Information eingeführte funktionelle Hirnzustand ist derjenige, während dem die folgende kognitive Verarbeitung der Information stattfindet.

Es ist ganz klar, daß verhältnismäßig wenige der geschätzten Millionen von Nervenimpulsen, welche unsere Rezeptoren pro Sekunde produzieren, Wirkungen im Bewußtsein haben. Der Emotionsapparat (d. h. die „Triebe", oder anders ausgedrückt, ungelernte Vorbereitungsaktivitäten, und die verstärkungsgebundene, gelernte Motivation) macht, durch die Aktivität der entsprechenden Hirngebiete, die Person jeden Moment auf die „leichtere" Aufnahme von Informationen (innere und äußere) empfänglich, die *jetzt* die Priorität haben müssen. Zusammengefaßt wird die Prioritätensetzung in der Organisationsebene der Hirnmikroprozesse durch die Regulation (Bahnung oder Hemmung) von spezifischen Analysatoren des motivierenden Systems während verschiedener Motivationen (Jung 1961) und durch die Regulation der Afferenzen von Stirnhirnmechanismen (frontotemporale Gebiete und limbisches System; Isaacson 1972; Pribram 1967, 1976; s. auch Baumgartner 1983; Creutzfeldt 1979; Whalen u. Neal 1984) organisiert. In der Organisationsebene der Hirnmakroprozesse ist die Prioritätensetzung organisiert durch die ständige Neueinstellung des funktionellen Hirnzustandes und die daraus resultierende Aktivierung derjenigen Repräsentationen des Langzeitgedächtnisses, die mit diesem Motivationszustand in Zusammenhang stehen und dann als Inhalt des jetzt zugänglichen Arbeitsgedächtnisses für die Prozesse der initialen und kognitiven Interpretation zur Verfügung stehen. In der Psychologie ist dieses Phänomen als Bahnung der Wahrnehmung erwarteter Informationen (Neisser 1967; Rapaport 1977) oder als antizipatorische Kapazitätsbereitstellung bekannt (für eine ausführliche Zusammenfassung der experimentellen Belegung dieses Phänomens siehe z. B. Rösler 1982).

---

[1] Als „höhere Speicher" werden in der Grundannahme des Modells die Speicher der wacheren und mehr entwickelten funktionellen Hirnzustände des Individuums bezeichnet und sind in Abb. 6 mit höheren Zahlen dargestellt.

Zusammenfassung: Innere und äußere Umgebung liefern dauernd Informationen. Die Informationen erreichen in parallelen Prozessen das analysierende und motivierende System, wo sie in die Sprache des Zentralnervensystems übersetzt werden und danach mit den zugänglichen Gedächtnisinhalten verglichen werden. Dieser Vergleich identifiziert die Information und aktiviert die erste physiologische und psychologische Antwort des Organismus (die auch die dazu gehörenden Emotionen beinhaltet) und führt durch die Orientierungsreaktion zu einer Neueinstellung (funktionelle Anpassung, die auch aktives Nichtsändern sein kann) des funktionellen Zustandes des Zentralnervensystems und damit des Gesamtorganismus. Während dieses funktionellen Zustandes, der durch das Integrationssystem koordiniert wird, findet die darauffolgende kognitive Verarbeitung der Information statt. *Der funktionelle Hirnzustand manifestiert sich als EEG-Zustand,* der kürzer oder länger, d. h. Millisekunden bis mehrere Sekunden, dauern kann. Der funktionelle Hirnzustand determiniert jetzt seinerseits die Spielbreite der Charakteristika der kognitiven Verarbeitung der Information, d. h. die Zukunft der Information in der Gedächtnisorganisation der Person. Der funktionelle Zustand definiert auch, welche Repräsentationen assoziativ aktiviert werden können, welche kognitiven Strategien für das Behandeln der Information benutzt werden und damit, welche und wie „adäquate" Verhaltensmanifestationen folgen können.

2 Der schizophren-psychologische Bereich

2.1 Definition von Schizophrenie

Die schizophrene Psychose wird als eine polysymptomatische und polyätiologische psychische Krankheit bzw. Krankheitsgruppe betrachtet (Angst et al. 1985; E. Bleuler 1911; Bleuler 1971, 1972; Ciompi 1982; Scharfetter 1983). Die Erkennung und damit die Diagnose einer schizophrenen Psychose setzt die Feststellung gewisser Symptome voraus. Es gibt allerdings noch keine Übereinstimmung über die Symptome, welche dafür als spezifisch oder als primär bzw. sekundär gelten sollen; und es gibt noch keine Übereinstimmung über die Symptome, welche als direkte Folge einer von vielen Autoren angenommenen primären oder Basisstörung(en) oder als indirekte Nebeneffekte der Basisstörung gelten sollen. Gleichermaßen gibt es keine Übereinstimmung über die für die Diagnose einer Schizophrenie nötige Mindestdauer dieser Symptome. In anderen Worten: Es gibt noch keine alle Aspekte umfassende Definition der Schizophrenie (z. B. Benedetti 1971; Bleuler 1971, 1972; Häfner 1982; Heimann 1979; Huber 1981; Kendell 1978; Scharfetter 1983; Süllwold 1983), trotz der vielseitigen Bemühungen der psychiatrischen Forschung, valide diagnostische Kriterien herauszufinden (z. B. Angst u. Woggon 1983; Angst et al. 1979, 1983, 1985; Huber 1976; Süllwold 1983; Weber 1984).

Die Bemühungen um diagnostische Präzision in der Psychiatrie führten zum Vorschlag der Amerikanischen Gesellschaft für Psychiatrie, der unter dem Namen DSM III (American Psychiatric Association 1980) bekannt ist und nach dem die Diagnosestellung der Schizophrenie auf dem Erscheinen von deskriptiv erfaßbaren einzelnen Symptomen basiert. Diese Symptome müssen wenigstens einmal im Leben der Person für 6 Monate dauernd vorhanden gewesen sein, und einige davon sollen während der Diagnosestellung vorliegen. Die DSM-III-Kriterien werden in den letzten Jahren von vielen Forschungsrichtungen benutzt, obwohl es noch keine Übereinstimmung gibt über ihre Validität und Spezifität für die Schizophrenie.

In den folgenden Kapiteln wird der Begriff Schizophrenie benutzt, wie er jeweils von den Autoren der zitierten Literatur definiert bzw. nicht definiert wurde.

Für die Auswahl der Probanden, die an unserer eigenen Studie teilgenommen haben, sind wir vom Vorliegen von Halluzinationen und Denkstörungen ausgegangen, die zur Hospitalisierung geführt haben und die während der EEG-Registrierung vorhanden waren – unter Ausschluß von anderen Faktoren, die evtl. zu dieser Symptomatologie geführt haben könnten. Wir haben also sog. akute, paranoid-halluzinatorische Psychosen ausgewählt (s. Kap. 3.2).

2.2 EEG-Studien bei Schizophrenie

Die EEG-Studien, wie auch die meisten anderen biologisch-psychiatrischen Studien in der Schizophrenieforschung, müssen mit gewissen Vorbehalten betrachtet werden. Diese Vorbehalte betreffen sowohl die Theorie als auch die praktische Planung und Durchführung der Studien; dazu kommen speziell für die EEG-Studien Vorbehalte bezüglich der EEG-Registrier- und Analysetechnik. Es ist hier nicht der Ort, auf die praktischen und theoretischen Gründe dieser Vorbehalte einzugehen. Sie wurden mehrfach dargestellt (siehe z. B. Heimann 1972), und es gibt Entwicklungen in der biologisch-psychiatrischen Forschung, durch welche diese während gewisser Phasen unüberwindbar scheinenden Gründe pragmatische Lösungen fanden (z. B. Angst u. Woggon 1983; Angst et al. 1983, 1985; Hermann 1982; Lehmann 1984; Möller u. von Zerssen 1980). Wir werden einige Vorbehalte gegenüber EEG-Studien im Rahmen der biologisch-psychiatrischen Forschung besprechen, damit der Leser sie im folgenden berücksichtigen kann (vgl. Cohen u. Plaum 1981). Diese Vorbehalte betreffen:

1. Die Untersuchungsziele der biologischen Psychiatrie: Die biologische Psychiatrie, dem Modell der Krankheitseinheiten der klassischen Köpermedizin folgend, sucht biologisch meßbare Korrelate oder Folgen psychischer Krankheitseinheiten, mit denen Ätiologie und Pathogenese dieser Einheiten erforscht werden können. In anderen Worten: Die biologische Psychiatrie bemüht sich, psychopathologisch definierte klinische Bilder bestimmten biologischen Variablen zuzuordnen. Diese Forschungsstrategie setzt auf der einen Seite zuverlässige und allgemeingültige psychiatrische Diagnosenklassifikationen voraus, die es bekanntlich nocht nicht gibt, und auf der anderen Seite nimmt sie eine biologische Homogenität in der Ätiopathogenese psychiatrischer Krankheitsbilder an, die heute in Frage gestellt ist (Angst u. Dobler-Mikola 1984; Angst et al. 1981, 1983; Callaway 1979; Helmchen 1984).

Die Bemühungen der letzten Jahre, nosologische oder syndromatologische psychiatrische Gruppen durch biologische Daten zu definieren, und Beziehungen zwischen biologischen Messungen und gut definierten Merkmalen des klinischen Bildes oder zwischen klinischen Merkmalen und biologischen Parametern in Verlaufsuntersuchungen zu finden, bieten erfolgversprechende Alternativstrategien für die biologisch-psychiatrische Forschung, die EEG-Forschung miteingeschlossen (z. B. Callaway u. Naghdi 1982; Gruzelier 1984; Koukkou 1980; Koukkou et al. 1979, 1983; s. auch Emrich u. Hippius 1984; Gross u. Huber 1984; Helmchen 1984; Zubin u. Steinhauer 1981; Zubin et al. 1985).

2. Die Selektionskriterien der untersuchten Probanden: Die meisten Studien der biologisch-psychiatrischen Forschung benutzen für die Auswahl der Patienten die klassische psychiatrische Diagnostik, obwohl deren Trennschärfe klein ist und sowohl sie selbst als auch der Prozeß, der zu ihr führt, Forschungsgegenstand sind (z. B. Angst et al. 1985; Angst u. Woggon 1983; Baumann 1974; Weber 1984; Woggon 1979; Woggon et al. 1978). Die Entwicklung und Anwendung von Untersuchungsinstrumenten, die eine Standardisierung und Operationalisierung der psychiatrischen Diagnostik erlauben und die Patienten auf Symptom- oder Syndromebene unabhängig von der klinischen Diagnose klassieren lassen (z. B. IMPS-Skalen; Lorr et al. 1962; AMDP 1979), bieten indessen pragmatische Lösungen zu dieser Problematik (z. B. Angst u. Woggon 1983; Woggon 1983; s. auch Emrich u. Hippius 1984).

Andere methodische Probleme, die bei den Selektionskriterien der Probanden für biologisch-psychiatrische Forschung berücksichtigt werden sollen, sind 1) die zeitliche Beziehung zwischen der Dokumentation der manifesten Symptomatologie und der biologischen Messung; 2) die Art und Dauer der früheren und jetzigen somatischen Therapien, und im Fall, daß eine Pharmakotherapie abgebrochen wurde, die Art des Vorgehens, d. h. ob die Pharmakotherapie abrupt oder graduell beendet wurde, und die Dauer des medikamentfreien Intervalles; 3) der Ausschluß aller anderen Gründe, die zu der Psychopathologie geführt haben könnten; und 4) Geschlechts- und Altersanpassung zwischen verglichenen Populationen.

Diese Gesichtspunkte wurden häufig nicht beachtet. Die Patientenpopulationen, die in den verschiedenen Studien untersucht wurden, sind oft Gruppen, die bezüglich Dauer der Krankheit, augenblicklicher Symptomatologie und Medikamentenstatus inhomogen oder undefiniert sind; eine Entsprechung der verglichenen Populationen bezüglich Alter (seltener) und Geschlecht (häufiger) wird nur bei den neueren Studien berücksichtigt.

Die meisten Studien befassen sich mit sog. chronischen Patienten, deren augenblickliche Symptomatologie nur selten in engem zeitlichen Zusammenhang mit den biologischen Messungen dokumentiert ist. Studien mit akuten, symptomatologisch gut dokumentierten Patienten sind noch seltener. Viele Studien berichten über EEG-Befunde bei Patienten, die unter Pharmakotherapie stehen oder bei denen die Medikation kurz und abrupt vor der biologischen Messung unterbrochen wurde. Dementsprechend können hier zum mindesten ein Teil der gemessenen biologischen Unterschiede, z. B. etwa der EEG-Unterschiede, ohne weiteres als pharmakogene Effekte oder Rebound-Phänomene der Unterbrechung der Medikation verstanden werden.

Die Entwicklungen auf dem Gebiet der quantitativen Pharmakoenzephalographie, mit der die pharmakospezifischen EEG-Veränderungen von den spontanen oder pharmakoinduzierten EEG-Vigilanzschwankungen getrennt werden können (Bente 1979; Matejcek 1981; s. auch Hermann 1982; Künkel 1972; Saletu et al. 1982 u. a.), bieten auch für diese Probleme Lösungsalternativen. Allerdings sind Studien an medikamentfreien Patienten für die Fragestellung der biologischen Merkmale der Psychose die einzige saubere Lösung, soweit sie an repräsentativen Stichproben durchgeführt werden können.

3. Untersuchungsziele und Untersuchungsplanung der EEG-Studien: Die EEG-Studien in der Schizophrenieforschung, die so alt sind wie die Registrierung des menschlichen EEGs selbst (Berger 1929), waren ursprünglich und sind manchmal immer noch empirischer und exploratorischer Natur. Daß heißt, daß sie diffus formulierten Fragestellungen nachgehen.

Exploration ist bei den ersten Schritten jeder Forschung berechtigt und sogar notwendig. Die heutigen Kenntnisse über das EEG als psychophysiologische Messung und die Entwicklung der Technologie für die EEG-Analysen erlauben jedoch die Formulierung und Überprüfung von spezifischen Fragen, die man an das EEG stellen kann. Die Überprüfung dieser Fragestellungen im normal-psychologischen Bereich brachte differenzierte Aussagen über die elektrophysiologischen Korrelate der ver-

psychischen Funktionen (s. den ersten Teil dieses Buches), die aber im psychopathologischen Bereich selten überprüft wurden.

Im folgenden werden wir die wichtigste Literatur über Besonderheiten des EEGs in der Schizophrenie durchgehen. Hauptsächlich werden EEG-Besonderheiten berücksichtigt, die bei Schizophrenen im Vergleich mit dem EEG von psychisch Gesunden auftreten. Wir werden nicht auf Studien eingehen, die mit EEG-Messungen schizophrene Untergruppen zu trennen versuchten, wie z. B. paranoide vs. nichtparanoide oder reaktiv vs. Prozeß etc. Die Definition dieser Subgruppen basiert auf der gleichen klinischen Diagnostikstrategie wie die der Schizophrenie generell, und entsprechend sind die Überschneidungen dieser Subgruppen noch groß.

Shagass (1976) teilt die Betrachtungsweisen der Elektrophysiologie in der Schizophrenieforschung in psychophysiologische und pathophysiologische ein. Die psychophysiologische Betrachtungsweise sucht elektrische Korrelate von psychopathologischen Syndromen. Diese Betrachtung geht davon aus, daß es im normal-psychologischen Bereich systematische Beziehungen gibt zwischen psychologischen Funktionen und physiologischen Meßwerten. Wenn die psychologische Funktion sich ändert, ändert sich auch die Physiologie in einer bestimmten Richtung. Bei Patienten, die eine Störung dieser Funktionen zeigen, erwartet man dann eine Störung dieser Beziehungen. Veränderte Beziehungen zwischen physiologischen und psychologischen Messungen tragen nach Shagass (1976) keine direkte Information über die Ätiopathogenese dieser Unterschiede bei. Die Berechtigung solcher Studien liegt in der Hoffnung, eine physiologische Messung zu finden, welche die Entwicklung eines Tiermodells der Psychose ermöglichen wird.

Andere Ziele der psychophysiologischen Forschung in der Schizophrenie sind aber auch berechtigt. Physiologische Messungen, die bei bestimmten Populationen signifikant abnorm oder abweichend sind, erlauben die Suche nach nosologischen oder syndromatologischen Gruppen, die anhand von biologischen Daten definiert sind und der diagnostischen Problematik in der Psychiatrie zu Hilfe kommen könnten (s. Callaway 1979; Dawson u. Nuechterlein 1984; Gross u. Huber 1984; Gruzelier 1984; Helmchen 1984 u. a.). Die gleichen Messungen können auch als intraindividuelle Längsschnittdaten zur Klärung der Rolle der Disposition (Vulnerabilität, „trait") gegenüber dem Zustand („state") für die EEG-Abweichungen herangezogen werden. Schließlich kann diese Betrachtungsweise der psychophysiologischen Forschung in der Schizophrenie unter Einbezug der Kenntnisse der EEG-Befunde im normal-psychologischen Bereich benutzt werden, um spezifische Fragen über Ort und Art der Störung des Informationsflusses im Zentralnervensystem in der Psychopathologie zu untersuchen (siehe z. B. Callaway 1983; Cohen et al. 1981; Hiramatsu et al. 1983; Koukkou 1980).

Die pathophysiologische Betrachtungsweise der EEG-Schizophrenieforschung nimmt nach Shagass (1976) keine Eins-zu-eins-Beziehung zwischen Phänomenen im physiologischen Bereich und Phänomenen im psychologischen Bereich an. Sie vermutet nur, daß Änderungen in der Physiologie, außer wenn sie effizient kompensiert werden, das Verhalten ändern können. Die ätiopathogenetische Signifikanz dieser physiologischen Deviationen für die Psychopathologie ist das Zentrum des Interesses. Wenn eine deviante physiologische Messung konsistent eine Patientengruppe von einer anderen trennen kann, ist die engere Beziehung dieser physiologischen Messung zur Symptomatologie der Patienten und zu ihren Fluktuationen nicht so wichtig.

Die EEG-Studien in der Schizophrenieforschung haben sich explizit oder implizit hauptsächlich mit folgenden Fragen beschäftigt:

1) Ob es EEG-Zeichen, EEG-Abnormitäten oder EEG-Normvarianten gibt, die für die Schizophrenie spezifisch sind, also ob es EEG-Zeichen gibt, die in einer spezifischen Weise Schizophrene von Gesunden oder anderen Patientengruppen unterscheiden (eine eher pathophysiologische Betrachtung).

2) Ob es Zusammenhänge gibt zwischen bestimmten EEG-Zeichen und der klinischen Symptomatologie der Schizophrenie (eine eher psychophysiologische Betrachtung).

3) Ob es bestimmte EEG-Zeichen gibt, die als prognostische Hinweise für den Verlauf der Psychose oder die Ansprechbarkeit der Patienten für die medikamentöse Behandlung benutzt werden können.

Im folgenden werden die EEG-Befunde der Schizophrenieforschung für jede dieser drei Hauptfragen, die an das EEG gestellt werden, getrennt zusammengefaßt. Die Registriermethode der Hirnaktivität, d. h. Ruhe-EEG, Funktions-EEG oder gemittelte ereignisbezogene Potentiale (EP), wird als Ordnungskriterium benutzt. Ausführlichere Literaturübersichten von Buchsbaum (1977), Itil (1977), Roth (1977), Shagass (1976, 1977), Spohn u. Patterson (1979), Small (1983) und Struve (1977) liegen vor. Für Zusammenfassungen der älteren Literatur seien auch die Arbeiten von Benedetti et al. (1962, 1967), Hesse (1963) und Mirsky (1969) erwähnt.

2.2.1 Schizophreniespezifische EEG-Zeichen

2.2.1.1 Ruhe-EEG (Spontan-EEG)

Ruhe-EEG-Untersuchungen sind Registrierungen von längeren EEG-Abschnitten mit geschlossenen Augen ohne Darbietung von Stimuli. Sie werden bei Schizophrenen mit der grundsätzlichen Annahme unternommen, daß das aberrante Verhalten während der Psychose von ebenso spezifisch aberranter Hirnaktivität, die als EEG gemessen werden kann, begleitet ist. Die Pioniere der EEG-Forschung haben an dieser Fragestellung gearbeitet (Berger 1937; Gibbs 1939; Gibbs u. Gibbs 1947; Lemere 1936).

Qualitative EEG-Analyse: Untersuchungen mit visueller Beurteilung (qualitativer Analyse) der Ruhe-EEG-Aufzeichnungen haben nach spezifischen EEG-Zeichen gesucht, die konsistent Schizophrene von Normalen unterscheiden können. Viele Abnormitäten wurden beschrieben, wie z. B. Vermehrung langsamer (Theta) und schneller (Beta) Wellen, Reduktion des Alpha-Rhythmus, die sog. „Choppy"-Aktivität (d. h. EEG mit niedriger, desorganisierter, schneller Aktivität), paroxysmale Elemente und Asymmetrien. Keine dieser Abnormitäten konnte die Gruppe der Schizophrenen zuverlässig von anderen Gruppen differenzieren. Die Häufigkeit der Abnormitäten variiert zwischen 5 % und 85 % der Patienten in verschiedenen Untersuchungen (Small u. Small 1965); die erhebliche Varianz ist mit großer Wahrscheinlichkeit durch die verschiedenen Kriterien bei der Patientenauswahl in den verschiedenen Studien mit verursacht worden.

Auf jeden Fall haben diese Studien wiederholt nachgewiesen, daß es Schizophrene gibt, die ohne Medikation oder ohne irgendwelche bekannten strukturellen Hirnveränderungen EEG-Abnormitäten zeigen (Ellingson 1954; Itil et al. 1972 b). Diese EEG-Abnormitäten erscheinen am häufigsten als paroxysmale Elemente in den temporalen Hirngebieten, wie es auch Stevens et al. (1979) mit telemetrischen Ableitungen bei chronisch Schizophrenen während schizophrener Symptomatologie berichtete. Dieser Befund ließ viele Autoren an Ähnlichkeiten zwischen Schizophrenie und epileptischer Psychosen denken, darüber hinaus hat er Ähnlichkeiten mit den durch Neuroleptika bedingten EEG-Abnormitäten (Flor-Henry 1969, 1976; Helmchen u. Künkel 1964; Koukkou et al. 1979; Landolt 1955; Small et al. 1964 u. a.; in Kap. 2.2.2.1 sind Beziehungen dieser Abnormitäten zur Psychopathologie referiert). Ein weiterer Befund ist die Häufigkeit normaler EEG-Varianten, die besonders bei Gruppen von paranoiden Schizophrenen beobachtet wird (Itil 1977).

Quantitative EEG-Analyse: Die quantitativen Analysen des Ruhe-EEGs haben sowohl Amplituden- als auch Frequenzanalyseverfahren benutzt. Untersuchungen mit automatischer Amplitudenintegration des Ruhe-EEGs berichten über eine erhöhte Stabilität („Rigidität") dieses EEG-Maßes über verschiedene Versuchsbedingungen und Zeiten bei Schizophrenen im Vergleich mit Normalen (Goldstein et al. 1965; Lifshitz u. Grandijan 1972; Shagass 1976).

Andere Untersuchungen, die Frequenzanalysen des EEGs benutzen, wie Fourier-Transformation (Spektralanalyse), Periodenanalyse oder analoge Filterung, berichten über verschiedene statistisch signifikante Unterschiede zwischen den EEGs von Schizophrenen und psychisch Gesunden oder den EEGs von Schizophrenen und anderen Patientengruppen in bestimmten Frequenzbändern (s. Übersichtsarbeiten von Itil 1977; Künkel 1975; Shagass 1976; Small 1983; Spohn u. Patterson 1979). Unter Berücksichtigung der am Anfang dieses Kapitels genannten Vorbehalte, insbesondere betreffs der Selektionskriterien und des medikamentösen Status der Patienten, zeigen die konsistenteren Ergebnisse dieser Studien im Vergleich zwischen chronisch Schizophrenen und psychisch Gesunden hauptsächlich folgendes: *Im langsamen Frequenzbereich* (Delta/Theta-Wellen) zeigen die Schizophrenen höhere Amplituden und bessere Ausprägung, d. h. sie haben eine höhere Beteiligung von langsamen Wellen (Bernstein et al. 1981; Etevenon et al. 1981; Itil et al. 1972 b, 1974 a; Itil 1977; Kemali et al. 1981; Vacca et al. 1980; Volavka et al. 1966).

Im Alpha-Frequenzbereich zeigen die Schizophrenen eine reduzierte Ausprägung (d. h. weniger Alpha-Wellenbeteiligung), langsamere absolute Alpha-Frequenzen und größere Alpha-Bandbreite (Bernstein et al. 1981; Etevenon et al. 1981; Giannitrapani u. Kayton 1974; Itil et al. 1972 b; Itil 1977; Lifshitz u. Grandijan 1974; Rodin et al. 1968; Shagass 1976; Vacca et al. 1980). Unter Berücksichtigung der wohlbekannten großen Varianz der normalen Ruhe-EEG-Aktivität waren die berichteten absoluten Alpha-Frequenzen der Schizophrenen durchaus innerhalb der normalen Befunde, aber sie waren im Durchschnitt langsamer. *Im Beta*-Frequenzbereich zeigen die Schizophrenen höhere Ausprägung, d. h. zeitlich mehr Beta-Aktivität und höhere Amplituden (Bernstein et al. 1981; Giannitrapani u. Kayton 1974; Itil 1977; Kemali et al. 1981; Vacca et al. 1980). Zusätzlich wurde auch in den Frequenzbändern über die Stabilität („Rigidität") des Ruhe-EEGs der chronischen Schizophrenen berichtet (Itil 1977; Shagass 1976), die sich auch bei wiederholten Messungen bestätigen läßt (Itil et al. 1974 a).

Itil et al. (s. Itil et al. 1974 b, 1983) berichten, daß Kinder mit einem erhöhten Erkrankungsrisiko für Schizophrenie und psychotische Kinder im Ruhe-EEG ebenfalls mehr langsame Delta/Theta-Wellen, weniger Alpha-Wellen und mehr hochfrequente Beta-Aktivität aufweisen als ihre vergleichbaren Kontrollgruppen. Iakono (1982) beschreibt zusätzlich, daß Schizophrene in vollständiger Remission (aber mit neuroleptischer Behandlung) mehr langsame Wellen und weniger Alpha-Wellen als psychisch Gesunde aufweisen und interpretiert diesen Befund als ein stabiles Dispositionszeichen für die Schizophrenie. Itil (1977) betont in seinem Übersichtsreferat der EEG-Schizophrenieforschung, daß 40 Jahre EEG-Schizophrenieforschung die originalen Berichte von Berger (1929), Davis (1949), Gibbs (1939) und Lemere (1936) bestätigen, daß schizophrene Patienten mehr Beta-Wellen und geringere Ausprägung des Alpha-Rhythmus haben. Er formuliert weiter die Hypothese, daß die desynchronisierte schnelle Beta-Aktivität das EEG-Merkmal der genetischen Prädisposition zur Schizophrenie sei. Neuerdings werden auch die topographischen Charakteristika des EEGs in die biologisch-psychiatrische Forschung miteinbezogen (z. B. Morstyn et al. 1983 b). Methodologische Probleme der Interpretation der EEG-Topographie sind allerdings noch nicht berücksichtigt (dazu z. B. Lehmann 1984).

Die Ergebnisse der Studien, welche Ruhe-EEG-Unterschiede zwischen Gesunden und Menschen mit anderen psychiatrischen Krankheitsbildern als Schizophrenien und zwischen Schizophrenien und anderen psychopathologischen Zuständen untersuchten (z. B. Flor-Henry et al. 1982; Kemali et al. 1981; Vacca et al. 1980), werden nicht beschrieben. Zusammenfassend kann aber gesagt werden, daß die Ergebnisse dieser Studien zum großen Teil auf nosologische Unspezifität der Ruhe-EEG-Unterschiede zwischen Schizophrenen und Gesunden hinweisen (vgl. Shagass et al. 1982, 1983, 1984).

Die Ergebnisse der Ruhe-EEG-Studien wurden jeweils mit verschiedenen Interpretationsansätzen diskutiert:

Der Befund einer Ruhe-EEG-Verlangsamung bei Schizophrenen (Reduktion der Alpha-Frequenz und Vermehrung der langsamen Wellen) ist interpretiert worden als Zeichen eines Hirnzustandes, der einer inferioren Reifungsebene entspricht (gehemmte Entwicklung; Itil et al. 1983; Volavka et al. 1966); der Befund könnte auch einer funktionellen Regression entsprechen, da die dominante Frequenz des EEGs mit der Reifung langsam ansteigt und die Menge langsamer Wellen sich mit der Reifung langsam vermindert (Gasser et al. 1983; Matousek u. Petersen 1973; Petersen u. Eeg-Olofson 1971).

Auch eine Hypoaktivierung („underactivation") von subkortikalen Kontrollmechanismen wurde auf Grund der gleichen Befunde angenommen (Shagass 1976). Andererseits werden die Stabilität des EEGs, die vielen Beta-Wellen und die niedrige Alpha-Wellenausprägung des EEGs der schizophrenen Patienten als Zeichen eines aktivierten Hirnzustandes („hyperarousal") interpretiert (Itil 1977; Kemali et al. 1981; Shagass et al. 1982, 1983). Wie wir sehen werden (s. Kap. 2.3.1), erlauben die EEG-Daten in der Schizophrenie weder eine einfache Einordnung in die Entwicklungsdimension noch in die Aktiviertheitsdimension, wobei die letztere ihrerseits wieder ungenau definiert ist.

Zusammenfassung: Die Studien des Ruhe-EEGs haben viele statistisch signifikante Unterschiede zwischen Schizophrenen und Gesunden oder anderen Kontrollgruppen beschrieben. Die Unterschiede sind aber zum großenTeil nosologisch unspezifisch. Die Ruhe-EEG-Untersuchungen mit *qualitativen* EEG-Analysen beschreiben bei chronisch Schizophrenen am häufigsten EEG-Normvarianten, diffuse Abnormitäten und temporale Abnormitäten. Die Ruhe-EEG-Untersuchungen mit *quantitativer* Analyse berichten, daß chronisch Schizophrene imVergleich zu Normalpersonen eine größere Alpha-Bandbreite mit langsameren mittleren Frequenzen und geringerer Ausprägung und eine Vermehrung der langsamen und schnellen Frequenzen zeigen. Zusätzlich sind die EEGs der chronisch Schizophrenen durch eine fehlendeVariabilität (eine erhöhte Stabilität) gekennzeichnet. Diese EEG-Unterschiede charkterisieren zusätzlich sowohl Schizophrene in Remission als auch Kinder mit erhöhtem Erkrankungsrisiko für Schizophrenie. Da typischerweise diese Untersuchungen mit chronischen Patienten gemacht wurden, häufig unter Medikation, erscheint es außerordentlich wünschenswert, Vergleichsdaten von akuten, unbehandelten und anhand der augenblicklichen Symptome ausgewählten Schizophrenen zu untersuchen.

2.2.1.2 Funktions-EEG; funktionelle Asymmetrie der Hemisphären

Schizophreniespezifische EEG-Zeichen wurden auch während der Registrierung von sog. aktivierten elektrischen Hirnzuständen gesucht. Unter dem generellen Begriff des Funktions-EEGs betrachten wir hier sowohl die früheren Publikationen, die die klassischen EEG-Provokationsmethoden benutzt haben, als auch die neueren Studien, die das in Kap. 1.2.2 definierte Funktions-EEG registriert haben. In den Literaturübersichten, die hier berücksichtigt werden (mit Ausnahme von Small 1983), sind nur die Provokations-EEG-Studien referiert; dabei spricht man auch von aktiviertem oder funktionellem EEG (nicht zu verwechseln mit dem „Funktions-EEG"). Als Provokationsmethoden (EEG-Aktivierung) gelten die Hyperventilation, die Photostimulation, der Schlaf und die Injektion von zentral wirkenden Substanzen wie Insulin, Pentylenmetrazol und Sodiumamobarbital (Messung der Sedationsschwelle).

Diese Studien gehen davon aus, daß die schizophrene Symptomatik als abnorme Reaktion auf innere oder äußere Informationen betrachtet werden kann und daß der abnormen Reaktion Hirnprozesse oder Defekte zugrunde liegen, die im Spontan-EEG stumm sind. Man nimmt darüber hinaus weiter an, daß die durch die Provokation ausgelöste Hirnfunktionsänderung diese Prozesse oder Defekte aktiviert und sie damit im Skalp-EEG registrierbar werden läßt. Alle referierten Studien haben eine qualitative (visuelle) EEG-Analyse benutzt.

Die Registrierung des EEGs während oder nach Photostimulation oder Hyperventilation brachte keine einheitlichen EEG-Zeichen, die die Schizophrenen von Gesunden oder anderen Kontrollgruppen konsistent unterscheiden können. Der häufigste Befund ist eine reduzierte Reaktion auf die Provokation bei Schizophrenen (Blum 1957; s. auch Itil 1977). Bernstein et al. (1981) fanden keine signifikanten Unterschiede in der durchTöne ausgelösten Alpha-Blockade zwischen chronisch Schizophrenen und psychisch Gesunden.

Injektion von zentral wirkenden Substanzen als Provokationsmethode wird seit Jahren in der EEG-Schizophrenieforschung nicht mehr benutzt und wird deswegen hier nicht mehr referiert. Schlaf-EEG-Studien in der Schizophrenie haben das „B-mitten"-Graphoelement beschrieben, das aber auch bei anderen Krankheitsbildern erscheint (s. Hess 1963; Shagass 1976). Quantitative EEG-Studien des Schlafprofils der Schizophrenen sind von Itil et al. (1972 a; s. auch Itil 1977) durchgeführt worden. Sie beschreiben, daß schizophrene Patienten kürzere tiefe Schlafphasen, dafür längere leichte Schlafphasen und Wachheitsperioden haben als nichtpsychotische Probanden. Hingegen werden bei qualitativen EEG-Analysen keine Unterschiede in REM-Schlafphasen (Gaillard et al. 1984; Hartmann et al. 1966) und Unterschiede in Non-REM-Schlafphasen (Hiatt et al. 1985) zwischen Schizophrenen und nichtpsychotischen Probanden beschrieben.

Die Reaktion der hirnelektrischen Aktivität der psychiatrischen Patienten auf die psychiatrische Pharmakotherapie wurde hauptsächlich für die Suche nach Beziehungen zwischen EEG und Psychopathologie sowie für die Voraussage der Prognose oder der Ansprechbarkeit auf die Therapie benutzt und wird im nächsten Kapitel referiert.

Wie wir in Kap. 1.2.2 gesehen haben, wird als Funktions-EEG das EEG bezeichnet, das während der Durchführung von Problemlösungsaufgaben, bei denen bestimmte psychische Funktionen beteiligt sind, oder während des Ablaufs bestimmter Kognitionsarten, die nach den Berichten der Versuchsperson diagnostiziert werden, registriert wird. Diese letztere Versuchsanordnung ist bis jetzt bei psychisch Kranken nicht gelungen. Funktions-EEG-Registrierungen während der Durchführung einer Aufgabe sind in den letzten 20 Jahren bei chronisch Schizophrenen hingegen wiederholt durchgeführt worden und sind hauptsächlich unter den Arbeiten zu finden, die sich mit der Frage der devianten funktionellen Asymmetrien der Hemisphären in der Psychopathologie beschäftigen.

Die Erforschung der funktionellen Asymmetrien der Hemisphäre in der psychiatrischen Forschung wurde angeregt durch die Beobachtungen von Flor-Henry (1969) bei Epileptikern mit psychotischen Episoden. Flor-Henry zeigte, daß bei schizophrenieähnlicher Symptomatik bilaterale oder linksseitige temporale Herde, hingegen bei affektiven Psychosen rechtsseitige temporale Herde überwiegen. Die ursprüngliche Annahme war, daß ein strukturelles Defizit der linken Hemisphäre in der Schizophrenie und der rechten Hemisphäre in der Affektpsychose vorliegt. Seitdem wurden Abweichungen bei vielen neuropsychologischen und psychophysiologischen Messungen der funktionellen Asymmetrien der Hemisphären in den psychiatrischen Krankheitsbildern beschrieben; dazu siehe z. B. die von Flor-Henry u. Gruzelier (1983) sowie Gruzelier u. Flor-Henry (1979) herausgegebenen Kongreßberichte über Lateralität und Psychopathologie.

Zum Studium der Funktionsasymmetrien in der Schizophrenieforschung gelten folgende Überlegungen: Während der Durchführung einer kognitiven Leistung tritt eine Veränderung der elektrischen Hirnaktivität ein. Die hemisphärische Spezialisierung während der Durchführung einer Aufgabe, für die von neuropsychologischen Messungen eine Lateralisation der Hirnfunktionen bekannt ist, sollte also auch im EEG reflektiert sein. Bei Normalen zeigte sich tatsächlich, daß die mit dem EEG gemessene funktionelle Hirnorganisation mit der Art der kognitiven Leistung systematisch variiert; diese Variationen sind abhängig von der Biographie des Individuums und unterschiedlich für die zwei Hemisphären, abhängig von ihrer Spezialisierung (s. Kap. 1.2.2). Diese Studien benutzten sowohl für normal-psychologische Untersuchungen als auch für Psychopathologie quantitative EEG-Analysen. EEG-Merkmale (Kenngrößen), mit denen die zwei Hemisphären verglichen wurden, sind die mittlere Amplitude und mittlere Frequenz der klassischen EEG-Frequenzbänder, und das Rechtslinks-Verhältnis dieser Merkmale.

Praktisch alle Studien, die das Funktions-EEG in homologen Hirngebieten bei psychiatrischen Patienten registriert haben, berichten, daß Schizophrene in vielen EEG-Merkmalen, mit denen die Funktionsweise der menschlichen Hirnhemisphäre untersucht wird, im Durchschnitt anders sind als Gesunde oder andere Patientengruppen. Keiner dieser Unterschiede kann jedoch als für die Schizophrenie spezifisch gelten. Flor-Henry (1983) faßt diese Befunde folgendermaßen zusammen: Während manifester psychotischer Symptomatik der schizophrenen Gruppe, übrigens auch der Affektpsychosen, tritt ein zustandsabhängiger Verlust oder eine Umkehrung der psychophysiologischen Meßwerte der Funktionsweise der Hirnhemisphären ein. Die interhemisphärische Integration ist geändert und führt zu bilateralen Abweichungen. Der Grad der Abweichung scheint am niedrigsten in der Depression und am höchsten in der Schizophrenie zu sein. Eine Betonung der Dysfunktion der rechten Hemisphäre bei der Depression und der linken Hemisphäre in der Schizophrenie ist oft gefunden worden. Die Abweichungen scheinen bei Männern deutlicher zu sein als bei Frauen.

Die Ergebnisse der EEG-Reaktionsasymmetrien, wie auch vieler anderer psychophysiologischer Messungen der Asymmetrie der Hemisphären in der Psychopathologie, werden häufig in der „Dichotomie fixierte vs dynamische Prozeßasymmetrien" diskutiert (vgl. Cohen 1982; Gruzelier 1984). Es wird angenommen, daß einer fixierten Asymmetrie eine strukturelle Eigenschaft oder ein Defizit einer Hemisphäre zugrunde liegt; hingegen ist eine dynamische Asymmetrie als Ausdruck der momentanen hemisphärischen Balance und der Regulation der funktionellen Lage durch Integrationsmechanismen zu verstehen. Somit sind fixierte Asymmetrien konstant und zustandsunabhängig und weisen, wenn deviant, auf die defizitäre Hemisphäre hin. Dynamische Asymmetrien hingegen sind zustandsabhängig, d. h. sie sind reversibel und durch psychologische und biologische Manipulationen veränderlich. Da die psychophysiologischen Messungen der hemisphärischen Asymmetrien in der Psychopathologie reversibel und zustandsabhängig sind (s. Gruzelier 1983, 1984), können sie nicht als Indikatoren einer strukturell defizitären Hemisphäre in der Schizophrenie interpretiert werden. Die Genese dieser zwar dynamischen, aber abweichenden oder devianten Asymmetrien in der Schizophrenie wird von Flor-Henry (1983) als multifaktoriell betrachtet.

Zusammenfassung: Das Funktions-EEG wurde in der Schizophrenie als Abweichung der funktionellen EEG-Asymmetrien der Hemisphären während spezifischer psychischer Funktionen untersucht. Während der manifesten psychotischen Symptomatik zeigten sich Verlust oder Umkehrung der EEG-Korrelate der funktionellen Asymmetrie der Hemisphären als zustandsabhängiger, aber nicht nosologisch spezifischer Befund. Funktions-EEG-Studien in der Schizophrenie, bei denen EEG-Korrelate von spezifischen psychischen Funktionen als *EEG-Reaktivität* untersucht wurden, wurden unseres Wissens bisher nur von uns durchgeführt. Sie sind in diesem Buch zusammengefaßt.

2.2.1.3 Evozierte Potentiale

In Studien der evozierten Potentiale werden für die Vergleiche zwischen Populationen Amplituden, Latenzzeiten, Polarität und Variabilität der Komponenten der gemittelten evozierten Potential-Wellenformen benutzt. Neuerlich werden auch die topographischen Charakteristika der evozierten Potentiale in die biologisch-psychiatrische Forschung miteinbezogen (z. B. Shagass et al. 1982).

Den Latenzzeiten entsprechend werden die Komponenten der evozierten Potentiale in frühe (bis etwa 40 ms), mittlere (40–200 ms) und späte (über 200 ms) unterteilt, die verschiedene Eigenschaften und funktionelle Bedeutungen haben (s. Kap. 1.2.3 und 1.4.1.1). Dieser Einteilung werden wir jetzt folgen, um die Ergebnisse der Evozierten-Potential-Studien in der Schizophrenie zusammenzufassen (s. auch Übersichtsreferate von Buchsbaum 1977; Roth 1977; Shagass 1976, 1977; Cohen u. Plaum 1981 sowie die Kapitel über evozierte Potentiale in der Psychopathologie in Begleiter 1979 und Lehmann u. Callaway 1979).

Frühe Komponenten der evozierten Potentiale und Schizophrenie: Diese Studien benutzen einfache somatosensorische, akustische oder visuelle Stimuli. Einige dieser Studien berichten über statistisch signifikant kürzere Latenzen, höhere Amplituden und niedrigere Variabilität dieser Komponenten der evozierten Potentiale bei chronisch schizophrenen Patienten im Vergleich mit psychisch Gesunden (Saletu et al. 1971; Shagass 1977; Shagass et al. 1978; s. auch Callaway 1979). Andere Studien aber finden keine Unterschiede in diesen Komponenten zwischen Schizophrenen und Gesunden (s. Cohen u. Plaum 1981). Vergleiche zwischen psychisch Gesunden und endogen depressiven Patienten bringen zusätzlich die gleichen Abweichungen dieser Komponenten bei Depressiven wie bei Schizophrenen (Saletu et al. 1971; Shagass 1973; Shagass et al. 1978 u. a.). Die Abweichungen der exogenen Komponenten der evozierten Potentiale sind offenbar für die Schizophrenie selten und nicht spezifisch. Shagass et al. (1981) berichten über topographische Charakteristika der frühen Komponenten der akustisch evozierten Potentiale, die chronisch schizophrenen Patienten von in Alter und Geschlecht gut angepaßten endogen Depressiven trennen.

Mittlere und späte Komponenten der evozierten Potentiale und Schizophrenie: Ein Überblick über die Ergebnisse der Studien bei schizophrenen Patienten und psychisch Gesunden läßt erkennen, daß für beide Komponenten ähnliche statistisch signifikante Abweichungen bei Schizophrenen berichtet werden. Deswegen fassen wir die Ergebnisse dieser Studien zusammen.

Die meisten Studien berichten über statistisch signifikant längere Latenzen, niedrigere Amplituden und höhere Variabilität dieser Komponenten bei chronisch schizophrenen Patienten im Vergleich mit psychisch gesunden Kontrollpersonen (z. B. Buchsbaum 1977; Callaway et al. 1970; Callaway 1977; Cohen et al. 1981; Duncan-Johnson 1987; Landau et al. 1975; Roth 1977; Shagass et al. 1978; Verleger u. Cohen 1978; s. auch Buchsbaum 1977). Niedrige späte (P300) Komponenten werden auch bei Kindern mit schizophrener Symptomatik (Strandburg et al. 1984) und bei Kindern von schizophrenen Eltern („high-risk children") beschrieben (Friedman et al. 1982).
Die Vergleiche von psychisch Gesunden und endogen depressiven Patienten anhand von mittleren und späten Komponenten der evozierten Potentiale haben widersprüchliche Ergebnisse gebracht. Levit et al. (1983) fanden in einem komplexen P300-Paradigma mit schizophrenen und depressiven Patienten, die in Alter, Geschlecht, Rasse und Ausbildungsniveau vergleichbar waren, daß beide psychiatrischen Gruppen niedrigere P300-Komponenten haben als die psychisch Gesunden. Baribeau-Braun u. Lesevre (1983) fanden keine signifikanten Unterschiede in N100-P200-Komponenten der akustisch evozierten Potentiale zwischen psychisch Gesunden und depressiven

Patienten, hingegen zeigten die Depressiven niedrigere P300-Amplituden, was Ähnlichkeiten mit den Befunden bei Schizophrenen hat. Die niedrigeren P300-Komponenten in der Depression werden aber von anderen Autoren nicht bestätigt (Giedke et al. 1981).

Wenn man die mittleren Komponenten der akustisch evozierten Potentiale statt durch neutrale durch Signalstimuli auslöst, zeigen psychisch Gesunde, aber auch depressive Patienten, eine signifikante Erhöhung der Amplitude der mittleren Komponenten, chronisch Schizophrene hingegen weisen eine geringe bis fehlende Erhöhung dieser Komponenten auf. Diese Messung scheint also chronisch schizophrene Patienten von anderen psychisch Kranken wie auch von psychisch Gesunden zu trennen und auf eine Spezifität für die Schizophrenie hinzuweisen (Landau et al. 1975; Rappaport et al. 1975; s. auch Buchsbaum 1977). Die Ergebnisse von Conolly et al. (1983) allerdings zeigten bei Schizophrenen erhöhte Amplituden des P300 auf Signalstimuli und stellen damit diese Spezifität in Frage.

Bei peripheren psychophysiologischen Messungen, und insbesondere bei Messungen der Hautleitfähigkeitsreaktion, die als wichtiges peripheres Maß der Orientierungsreaktion angesehen wird, sind Schizophrene bei neutralen Stimuli sehr häufig „Nonresponders", sie können aber zu „Responders" werden, wenn man die Intensität und damit die Signifikanz der Stimuli erhöht (für Zusammenfassung der Befunde s. Bernstein et al. 1982; Dawson u. Nuechterlein 1984). Dieser Befund zeigt, daß die schizophrenen Nonresponders unter bestimmten Bedingungen physiologisch zu elektrodermalen Orientierungsreaktionen fähig sind, und läßt nach den früheren Befunden vermuten, daß die Hautleitfähigkeitsreaktion und die mittleren Komponenten der evozierten Potentiale unterschiedlichen Prozessen unterliegen und mit unterschiedlichen Aspekten der Schizophrenie korrelieren. Die obengenannten Ergebnisse von Conolly et al. (1983) bei medikamentfreien schizophrenen Patienten, die erhöhte Amplituden des P300 ergaben, widersprachen dieser Interpretation. Cohen et al. (1981) haben die P300-Komponente der akustisch evozierten Potentiale und die Hautleitfähigkeitsreaktion auf Signalstimuli (allerdings in getrennten Sitzungen) bei Schizophrenen registriert. Die chronisch Schizophrenen wiesen konsistent niedrigere P300 auf, unabhängig von ihren Reaktionen (Responders) oder fehlenden Reaktionen (Nonresponders) in peripheren Messungen der Orientierungsreaktion. Hiramatsu et al. (1983) haben kürzlich die N100- und die P200-Komponente der akustisch evozierten Potentiale von drei Hirnregionen (rechte, linke und zentrale) während einer Diskriminationsaufgabe bei Schizophrenen und Gesunden registriert. Die schizophrenen Probanden entsprachen den diagnostischen Kriterien des DSM III und waren z. T. für 3 Wochen medikamentfrei, z. T. jedoch unter Medikation. Die Autoren berichten, daß die Schizophrenen für alle registrierten Hirnregionen und unabhängig davon auf welches Ohr der Proband aufpassen sollte, niedrige N100- und P200-Amplituden als die Gesunden zeigten. Im gleichen Test zeigten die Gesunden höhere Amplituden für Stimuli, die dem Ohr angeboten wurden, auf das aufgepaßt werden sollte – ein Unterschied, der bei den Schizophrenen nicht auftrat. Die Autoren berichten weiter über kürzere N100-Latenzen der Schizophrenen als der Gesunden. Schließlich zeigte eine Diskriminanzanalyse (Buchsbaum 1977) mit den Komponenten N100 und P200 der akustisch evozierten Potentiale, daß sich die Schizophrenen am besten durch die niedrigere Amplitude und die höhere Variabilität der P200 (also der späteren Komponenten) diskriminieren lassen.

Im normal-psychologischen Bereich wird die evozierte Hirnaktivität als wichtige psychophysiologische Messung betrachtet, mit der Informationsfluß und Teilprozesse der Informationsverarbeitung im Zentralnervensystem untersucht werden können (siehe z. B. Cohen et al. 1984; Donchin 1979; Duncan-Johnson 1981; Hillyard 1981, Kutas et al. 1977; Rösler 1982 sowie Kap. 1.4.1.1). In der Schizophrenieforschung werden die Evozierten-Potential-Studien häufig benutzt, um im Rahmen von hierarchischen Modellen der Informationsverarbeitungsprozesse die Verarbeitungsstufen zu finden, in denen das primäre Defizit bei der Schizophrenie lokalisiert ist (s. Kap. 2.3.2). Kürzlich sind auch topographische Studien des P300 in der Schizophrenie publiziert worden (z. B. Morstyn et al. 1983 a).

Zusammenfassung: Bei Schizophrenen wurden Meßabweichungen in allen Komponenten der evozierten Potentiale beschrieben. Die Abweichungen der frühen Komponenten scheinen geringe Spezifität für die Schizophrenie zu erbringen, und die Übereinstimmung in der Literatur über die Abweichungen dieser Komponenten in der Schizophrenie ist unbefriedigend. Die Abweichungen der mittleren und späten Komponenten der evozierten Potentiale hingegen, insbesondere wenn diese Komponenten durch Signalstimuli oder Diskriminationsaufgaben ausgelöst werden, scheinen für die Schizophrenen spezifischer zu sein und werden von den meisten Autoren gefunden. Diese Abweichungen bestehen hauptsächlich aus fehlender Anpassung der mittleren und späten Komponenten der evozierten Potentiale der Schizophrenen auf die experimentell definierten Ansprüche, die die Signalstimuli an das Gehirn stellen. Schizophrene haben niedrige mittlere und späte Komponenten der evozierten Potentiale und können sich bei Erhöhung der Signifikanz der Stimuli, die diese Komponenten auslösen, auf diese neue Situation nicht adäquat (d. h. nicht wie die psychisch Gesunden mit einer Amplitudenerhöhung dieser Komponenten) anpassen.

2.2.2 Beziehungen zwischen EEG-Zeichen und schizophrener Symptomatik

2.2.2.1 Ruhe-EEG

Beziehungen zwischen Ruhe-EEG-Zeichen und klinischem Verlauf der Schizophrenie sind hauptsächlich während Pharmakotherapie untersucht worden. Qualitativ definierte EEG-Merkmale, wie Häufigkeit und Verteilung von paroxysmalen Elementen oder langsamen Wellen und interhemisphärische Asymmetrien solcher Merkmale, oder quantitativ gewonnene EEG-Merkmale, wurden in Zusammenhang zum klinischen Verlauf der Psychose gebracht (z. B. Fink 1969, 1978; Helmchen u. Künkel 1964; Itil 1974 b; Koukkou et al. 1979, 1983). Es handelte sich hauptsächlich um Beziehungen zwischen medikamentös ausgelösten EEG-Merkmalen und klinischem Verlauf des Gesamtbildes oder der Psychopathologie auf Syndrom- oder Symptomebene.

Qualitative EEG-Analyse: Helmchen u. Künkel (1963) publizierten die erste systematische Studie dieser Beziehungen. Sie berichteten über zwei EEG-Reaktionstypen, die unter Pharmakotherapie aus einem normalen Ausgangs-EEG auftreten: eine „typische" EEG-Reaktion, die aus temporo-basal überwiegenden Theta/Delta-Wellen und aus fronto-temporalen steilen Abläufen besteht, und eine „atypische" Modifikation,

72

die aus Herdbefunden und Allgemeinveränderungen besteht. Zwei einander entgegengesetzte Richtungen und zwei unterschiedliche Arten (Intensität und Geschwindigkeit) des Zusammenhanges zwischen diesen EEG-Reaktionen und dem klinischen Verlauf wurden beschrieben: ein positiver Zusammenhang hauptsächlich zwischen den paroxysmalen Elementen und der Geschwindigkeit der klinischen Besserung, und ein negativer Zusammenhang zwischen der atypischen Modifikation des EEGs und der Intensität der klinischen Besserung. Die Autoren schließen auf einen dynamischen Zusammenhang zwischen medikamentös ausgelösten EEG-Veränderungen und klinischer Besserung.

Positive Beziehungen zwischen medikamentös ausgelösten paroxysmalen EEG-Zeichen und Besserung der Psychopathologie werden von anderen Autoren bestätigt (Dasberg u. Robinson 1971; Koukkou et al. 1979) und haben Ähnlichkeit mit den Beobachtungen von Landolt (1955) bei Epileptikern mit episodisch auftretenden schizophrenieähnlichen psychischen Störungen, worauf schon Helmchen u. Künkel (1963) hinwiesen. Landolt zeigte, daß Patienten mit episodisch auftretender psychotischer Symptomatik während der symptomfreien Intervalle Dysrhythmie und Epilepsiepotentiale im EEG zeigten, sich aber während der psychischen Symptomatik normalisierten. Landolt hat damals auch formuliert, daß jede wirksame Therapie der Schizophrenie in der Lage sei, das EEG wenigstens für einige Zeit pathologisch zu machen. In unserer Längsschnittuntersuchung unter Pharmakotherapie mit Clozapin bei schizophrenen Patienten mit florider Symptomatologie (Koukkou et al. 1979, 1983) haben wir die Beziehungen zwischen der Häufigkeit und der Verteilung von medikamentausgelösten paroxysmalen EEG-Zeichen und dem Ausprägungsgrad der klinischen Syndrome des AMP-Systems bestimmt. Wir fanden signifikante positive Beziehungen zwischen der Häufigkeit der steilen EEG-Wellen und dem Grad der Rückbildung des gehemmt-depressiven Syndroms. Zusätzlich fanden wir, daß Patienten, welche steile Wellen im EEG entwickelten, eine deutlichere Rückbildung des gehemmt-depressiven Syndroms zeigten als Patienten ohne steile Wellen.

Quantitative EEG-Analyse: Wikler (1954) hat das EEG von Drogenabhängigen in Entzugszuständen studiert und die Hypothese formuliert, daß, unabhängig von der chemischen Natur der zentral wirkenden Substanzen, Veränderungen der EEG-Aktivität in einer bestimmten Richtung von Veränderungen des Verhaltens in einer bestimmten Richtung begleitet sind, und hat damit die Disziplin der Pharmakoenzephalographie ins Leben gerufen. Die Pharmakoenzephalographie hat sich seitdem zu einer spezifischen Forschungsdisziplin entwickelt, die hier nicht extensiv besprochen werden soll. Die Ergebnisse dieser Studien sind für uns aber deswegen wichtig, weil hier mit quantitativen EEG-Analysen wiederholt die systematischen Beziehungen zwischen klinischen und EEG-Effekten von Psychopharmaka gezeigt wurden (z. B. Fink 1969, 1975, 1978; Itil 1974 b; Saletu et al. 1979, 1982 a). Längsschnittuntersuchungen über Beziehungen zwischen quantitativ analysierten Ruhe-EEG-Merkmalen und dem Verlauf der klinischen Symptomatologie gibt es unseres Wissens relativ wenige in der EEG-Schizophrenieliteratur. Goldstein (1974) zeigte, daß bei der Rückbildung der Psychopathologie die Gesamtamplitude des Ruhe-EEGs zunimmt. Itil (1975) und Itil et al. (1975) berichteten, daß schizophrene Patienten mit spontaner Verschlechterung des klinischen Bildes einige Tage *vor* der klinisch erkannten Exazerbation der Symptomatologie eine Reduktion der Alpha-Wellen und eine Zunahme der schnellen Beta-Aktivität im EEG hatten, und daß es positive Beziehungen gibt zwischen der Reduktion der schnellen Beta-Aktivität im EEG und der global geschätzten klinischen Besserung der Patienten. In die gleiche Richtung weisen auch die Ergebnisse von Kemali et al. (1981) und Saletu et al. (1979).

2.2.2.2 Funktions-EEG

Es gibt unseres Wissens keine umfassenden Studien über mögliche Beziehungen zwischen qualitativen oder quantitativen Meßwerten des Funktions-EEGs während der Durchführung von bestimmten psychischen Funktionen und klinischem Verlauf in intra- oder interindividuellen Vergleichen. Solche Fragestellungen wurden am Rande bei den Untersuchungen überprüft, über die wir hier berichten und die zum Teil a.a.O. publiziert sind (z. B. Koukkou 1980, 1983); einige Aspekte sind von Shagass et al. (1982) erwähnt worden. Die ersten Auswertungen unserer Längsschnittuntersuchungen der Funktions-EEG-Charakteristika und der Psychopathologie weisen auf systematische Beziehungen zwischen stimulusinduzierten EEG-Veränderungen (EEG-Reaktivität) und Verlauf der Psychopathologie hin (Koukkou u. Manske 1986; Koukkou et al. 1986.

2.2.2.3 Evozierte Potentiale

Längsschnittuntersuchungen (intraindividuelle Vergleiche) zwischen den Charakteristika der evozierten Potentiale und der schizophrenen Symptomatologie gibt es unseres Wissens nicht. Querschnittsuntersuchungen (interindividuelle Vergleiche) dieser Beziehungen haben hauptsächlich die mittleren Komponenten der evozierten Potentiale berücksichtigt. Schizophrene Patienten mit schwereren Denkstörungen (gemessen mit Psychopathologieskalen) zeigen niedrigere und variablere (höhere Variabilität) mittlere Komponenten der evozierten Potentiale als Patienten ohne deutliche Denkstörungen (Saletu et al. 1971, 1973). In gleicher Richtung gehen auch die Ergebnisse von Shagass et al. (1974). Saletu et al. (1973) und Landau et al. (1975) haben Korrelationen zwischen Komponenten der evozierten Potentiale und der mit Ratingskalen definierten Psychopathologie bestimmt. Niedrige Amplituden, kürzere Latenzen und höhere Variabilität der mittleren Komponenten der akustisch evozierten Potentiale korrelierten positiv mit hohen Werten der Items Halluzinationen, Wahn und kognitive Desorientierung.

Baribeau u. Laurent (1986) zeigten Unterschiede in Latenz, Amplitude und Lokalisation der mittleren und/oder späten Komponenten der akustisch evozierten Potentiale zwischen schizophrenen Patienten mit formalen und Patienten mit nichtformalen Denkstörungen.

Zusammenfassung: Die Studien der Beziehungen zwischen EEG-Zeichen, hauptsächlich während der Ableitung des Ruhe-EEGs unter Pharmakotherapie, und schizophrener Symptomatik zeigen Zusammenhänge zwischen medikamentbedingten EEG-Zeichen und dem therapeutischen Effekt des Medikaments. Die positiven Korrelationen zwischen pharmakainduzierten EEG-Abnormitäten und klinischer Besserung werden als dynamische Beziehungen zwischen zerebralen, im EEG erfaßten Funktionsarten und klinisch beobachtbarem Verhalten interpretiert. Diese Feststellung allerdings braucht u. E. eine weitere, noch spezifischere Überprüfung. Alle Studien über Komponenten der evozierten Potentiale und schizophrene Symptomatik sind Querschnittsuntersuchungen und zeigen einzelne signifikante Zusammenhänge, welche hauptsächlich die mittleren und späten Komponenten betreffen.

2.2.3 EEG-Zeichen, die Verlauf oder Behandlungserfolg voraussagen

2.2.3.1 Ruhe-EEG

Der prognostische Wert des Ruhe-EEGs wird praktisch immer in Kombination mit dem klinischen Effekt der Psychopharmaka untersucht. In anderen Worten: Die meisten Studien suchen EEG-Zeichen im Ruhe-EEG, um das Ansprechen des Patienten auf die medikamentöse Behandlung vorauszusagen. Mit einer qualitativen EEG-Analyse fanden Helmchen u. Künkel (1964), daß bei Patienten mit normalen Ausgangs-EEG das schnelle Auftreten von paroxysmalen Elementen unter Therapie mit Perazin die Voraussage einer schnellen klinischen Besserung erlaubt. Itil et al. (1975) und Saletu et al. (1979) benutzen quantitative Ruhe-EEG-Analysen. Sie berichten, daß die spontane oder medikamentbedingte Besserung der schizophrenen Symptomatologie vorausgesagt werden kann aus der Alpha- und Beta-Wellenausprägung im Ruhe-EEG *vor* der Behandlung: Patienten, die auf die medikamentöse Behandlung keine Besserung zeigten, hatten im Ruhe-EEG *vor* der Behandlung mehr Alpha-Wellen und weniger schnelle Beta-Wellen; je weniger Alpha-Aktivität und je mehr schnelle Beta-Aktivität es im Ausgangs-EEG gibt, desto günstiger war der Verlauf der Psychose unter Pharmakotherapie. Weiter ist berichtet worden, daß bestimmte EEG-Veränderungen (Zunahme der Beta- und Abnahme der Alpha-Aktivität) während der akuten Administration von Neuroleptika das individuelle Ansprechen auf das Medikament anzeigen (May et al. 1982; Saletu et al. 1979, 1982 a); je empfindlicher das psychophysiologische Ansprechen der Patienten auf die initiale Applikation des Medikamentes, desto günstiger ist der klinische Verlauf (Saletu et al. 1979).

2.2.3.2 Funktions-EEG

Über die Voraussagekraft des Funktions-EEGs für den Verlauf der Schizophrenie oder für die Ansprechbarkeit des Patienten auf medikamentöse Behandlungen wurde bisher soweit bekannt nichts publiziert. Unser eigenes Material ist bezüglich dieser Fragestellung noch nicht ausgewertet.

2.2.3.3 Evozierte Potentiale

Es gibt wenige Studien mit evozierten Potentialen, die sich mit dieser Fragestellung direkt beschäftigen. Landau et al. (1975) berichten, daß in einer Gruppe von akuten Schizophrenen die Patienten, die auf intensive akustische Stimuli niedrige Amplituden der evozierten Potentiale haben, diejenigen sind, die spontane Remissionen oder schnellere klinische Besserung zeigen. Saletu et al. (1973) beschreiben, daß Patienten, die vor der Behandlung kürzere Latenzen in den somatosensorisch evozierten Potentialen aufweisen, eine bessere Ansprechbarkeit auf die Therapie mit Neuroleptika zeigen.

Zusammenfassung: Einige Studien, welche die Voraussagekraft der elektrischen Hirnaktivität für den spontanen oder pharmakotherapie-induzierten Verlauf der Schizophrenie untersuchen, bringen Hinweise, daß die mit dem EEG gemessene Reaktion des Gehirns auf externe Stimuli oder auf Pharmakotherapie einen gewissen prognostischen Wert für den Therapieerfolg (die Ansprechbarkeit der Psychose auf medikamentöse Behandlung) und den klinischen Verlauf hat. Weitere, systematische Überprüfungen erscheinen nötig.

2.3 EEG und psychophysiologische Hypothesen der Schizophrenieentstehung

Psychophysiologische Hypothesen der Schizophrenieentstehung, die mit EEG-Daten überprüft wurden, sind die Arousalhypothese, die Hypothese einer spezifischen Störung in einem oder mehreren Schritten der Informationsverarbeitungsprozesse und die Kombination dieser zwei Theorien.

Im folgenden werden diese zwei Hypothesen kurz vorgestellt; in der deutschen Literatur werden sie ausführlich beschrieben und diskutiert, kürzlich bei Ciompi (1982) und bei Ruckstuhl (1981); in der englischen Literatur z. B. von Shapiro (1981) und Nuechterlein u. Dawson (1984), vgl. auch Cohen u. Plaum (1981) sowie Hartwich (1983). Alle Autoren schlagen integrative Konzepte der psychophysiologischen Mechanismen der Schizophrenieentstehung vor, die Teile beider Hypothesen beinhalten und denen wir in vielen Aspekten zustimmen.

2.3.1 Die Arousaltheorie der Schizophrenie

Das Konzept des Arousals (Aktiviertheit – Aktivierung, s. Fußnote in Kap. 1.2.1) wurde von Duffy (1934, 1962) eingeführt und hat mit der Aktivierungstheorie der Emotionen von Lindsley (1951) in der psychophysiologischen und psychiatrischen Forschung einen wichtigen Platz bekommen.

Die Einbeziehung der elektrischen Hirnaktivität in die Aktiviertheits- und Aktivierungsvorstellungen ist von den Studien der funktionellen Bedeutung der Formatio reticularis ausgegangen (Lindsay 1970; Lindsley 1951, 1960; Moruzzi u. Magoun 1949). Die ursprüngliche Beobachtung war, daß die elektrische Reizung bestimmter Areale der Formatio reticularis und des Thalamus im Skalp-EEG eine Abnahme der Amplitude und eine Verschiebung des Wellenspektrums zu höheren Frequenzen, und im Verhalten eine Änderung in Richtung aufmerksameres, wacheres Verhalten (fokussierte Aufmerksamkeit) verursacht.

Die Arousaltheorien gehen davon aus, daß es a) einen zentralen, unspezifischen, übergeordneten Regulations-Integrations-Mechanismus gibt, der die homöostatische Kontrolle der Aktiviertheits-Aktivierungs-Verhältnisse des Organismus im Rahmen eines angenommenen Kontinuums des physiologischen Aktiviertheitsniveaus des

Organismus aufrecht erhält; Ein- und Zweifaktor-Arousalsysteme werden für die Erklärung der Funktionsweise dieses Mechanismus herangezogen (Callaway 1970; Claridge 1967; Venables 1973; vgl. Hartwich 1983; Lapidus u. Schmolling 1975; Pribram u. McGuinness 1975); daß b) die Aktiviertheits-Aktivierungs-Verhältnisse des Organismus sowohl im Zentralnervensystem als auch im vegetativen Nervensystem und im Verhalten in einer einheitlichen Aktivierungsrichtung meßbar sind; und daß c) im Einklang mit dem Gesetz des Ausgangswertes (der eine reduzierte Reaktivität voraussagt, wenn biologische Systeme an den höheren Grenzen ihres Erregungsniveaus funktionieren (Wilder 1950) bei hohen Ausgangswerten des kortikalen Arousals (hohe Aktiviertheit) eine Hyporeaktivität (reduzierte Aktivierung) auf die Stimuli erscheint (vgl. Schandry 1981).

Die Arousaltheorien postulierten zusätzlich (Duffy 1962) eine umgekehrt U-förmige Beziehung zwischen den physiologischen Messungen des Aktiviertheitsniveaus des Organismus und der Leistungsgüte bestimmter psychischer Funktionen. Als gemeinsamer Bezugsrahmen wird die Aktivierungs-Streß-Emotions-Theorie angesehen, welche annimmt, daß eine Dimension des physiologisch definierten Konzeptes des Aktiviertheitskontinuums des Organismus in Beziehung steht mit den Emotionen, der Persönlichkeit und der Psychopathologie (Duffy 1934, 1962; Hebb 1949). Fahrenberg (1979) gibt eine Zusammenfassung der Aktivierungstheorie und ihrer Entwicklung.

Die sehr ausgedehnte Literatur im normal-psychologischen Bereich, die diese Hypothese ins Zentrum ihrer Forschung stellt, hat verschiedene physiologische (z. B. EEG, Hautleitwiderstand, Herzfrequenz) und/oder psychologische (z. B. Selbst- oder Fremdeinstufung in Skalen des Befindens, Reaktionszeiten, Fehlerzahl) Aktiviertheitsmessungen benutzt, um die Aktiviertheit und/oder Aktivierung des Organismus zu messen und ihre Beziehungen zu den psychischen Leistungen zu prüfen (s. Andreassi 1980; Fahrenberg 1979; Venables u. Christie 1975).

Spezifisch für das EEG zeigten psychophysiologische Studien, daß bei praktisch allen wachen, gesunden, erwachsenen Menschen die erste Darbietung eines intensiven oder unerwarteten Stimulus eine Verminderung der Amplituden und eine Beschleunigung der Frequenz des EEGs verursacht (s. Kap. 1.2.2). Dementsprechend wird im normal-psychologischen Bereich ein hohes kortikales Aktivationsniveau (hohe Aktiviertheit) bei Ruhe-EEG-Ableitungen angenommen, die durch niedrige Amplituden und höhere Frequenzen gekennzeichnet sind, und es wird dabei eine reduzierte Reaktivität (Gesetz des Ausgangswertes) und ein aufmerksameres Verhalten erwartet; hingegen wird ein niedriges kortikales Aktivationsniveau (niedrige Aktiviertheit) angenommen bei Ruhe-EEG-Ableitungen, die durch höhere Amplituden und langsamere Frequenzen gekennzeichnet sind, und es werden dabei eine hohe Reaktivität und schlechtere Leistungen erwartet.

Die Studien im normal-psychologischen Bereich haben eindeutig gezeigt, daß es keine linearen Beziehungen zwischen den zentralen und peripheren physiologischen Messungen der Aktiviertheit und Aktivierung des Organismus gibt (Lacey 1967; Lacey u. Lacey 1970; Levey 1980), und es dementsprechend auch keine übereinstimmenden Beziehungen zwischen den unterschiedlichen physiologischen Messungen der Aktiviertheit und den psychischen Leistungen geben kann. In anderen Worten, es gibt große inter- und intraindividuelle Unterschiede in den physiologischen und psychologischen Aktivierungsmustern. Die Kap. 1.2.2 und 1.3 verdeutlichen die Gründe dieses

Phänomens (vgl. auch Bull u. Lang 1972; Fahrenberg 1979; Lacey 1967; Lacey u. Lacey 1970; Levey 1980; Martin u. Rust 1976; Spinks u. Siddle 1983; Venables u. Christie 1975).

Zusammenfassend kann gesagt werden, daß es im normal-psychologischen Bereich die unspezifischen Aktivierungstheorien, die von einem Kontinuum der physiologischen Aktiviertheit des Organismus und einer einheitlichen Aktivierungsrichtung im Sinne einer generellen Funktionserhöhung ausgehen, wiederholt kritisiert und auch empirisch widerlegt worden sind. Der ursprüngliche Vorbehalt war die niedrige Interkorrelation zwischen den verschiedenen Aktivationsmustern (Lacey 1967). Inzwischen allerdings, wie wir es schon im ersten Teil dieses Buches besprochen haben, hat man im normal-psychologischen Bereich festgestellt, daß die Beziehungen zwischen physiologischen und psychologischen Aktiviertheits- und Aktivierungsmessungen und zwischen EEG, EEG-Reaktivität und Leistungsmessungen in der Dimension des unspezifischen Aktiviertheitskontinuums auch unter der Annahme der umgekehrt U-förmigen Beziehung nicht eingeordnet werden können, da sie nicht unspezifisch, sondern situativ spezifisch und somit inter- und intraindividuell variabel sind. In anderen Worten: Es gibt systematische Beziehungen zwischen den psychischen Leistungen und den physiologischen Messungen des Funktionsniveaus des Organismus, die allerdings der vorgeschlagenen U-förmigen Beziehung zu dem Aktiviertheitskontinuum der Arousaltheorien nicht folgen, da sie empfindliche adaptive Prozesse des Organismus reflektieren, mit denen die Funktionsebene der verschiedenen Organe unter Berücksichtigung ihres unmittelbar vorherigen Funktionsniveaus durch das Zentralnervensystem an die momentan geltenden Funktionsprioritäten angepaßt wird. Der angenommene Regulations-Integrations-Mechanismus des Zentralnervensystems koordiniert also situationsangepaßte psychophysiologische Adaptationen (funktionelle Anpassungen) an die Anforderungen, welche die innere und äußere Umgebung an den Organismus stellt.

Das Konzept der unspezifischen Aktivierung wird für die Interpretation von psychophysiologischen Daten in der Schizophrenieforschung weiter benutzt, kürzlich von Dawson u. Nuechterlein (1984) und Shagass et al. (1982). Grundannahme der Aktivierungs-(Arousal)Hypothese in der Schizophrenie ist, daß die Leistungsunterschiede – in den meisten Studien die Leistungsschwächen – beim schizophrenen Patienten im Vergleich mit psychisch Gesunden auf eine veränderte Motivationslage zurückzuführen ist, die mit verändertem – in den meisten Studien erhöhtem (Hyperarousal) – Aktivationsniveau parallel geht.

Bei der empirischen Überprüfung der Arousalhypothese in der Schizophrenieforschung wird das Aktivationsniveau (Aktivierheit) des Organismus mit bestimmten zentralen oder peripheren Aktivationsmaßen gemessen und dann in Zusammenhang mit klinischen Diagnosen oder mit Verhaltensmessungen und deren Abweichungen gebracht. Die empirische Überprüfung der Arousaltheorie in der Schizophrenie setzt also die Gültigkeit der Postulate der Arousaltheorie und ihre Meßbarkeit mit physiologischen Messungen des Arousalniveaus voraus (vgl. Ruckstuhl 1981).

Die Arousaltheorie in der Schizophrenie nimmt weiter an, daß dem angenommenen erhöhten Aktivationsniveau des Organismus der schizophrenen Menschen, das zu der Leistungsschwäche führt, eine Störung des unspezifischen Regulations-Integrations-Mechanismus zugrunde liegt, mit dem unter normalen Verhältnissen die homöostatische Kontrolle der Aktiviertsheits-Aktivierungs-Verhältnisse des Organismus im Aktiviertheitskontinuum aufrechterhalten wird. Einige Autoren (z. B. Shagass 1976) erklären das angenommene erhöhte Aktivationsniveau der Schizophrenen durch einen Zusammenbruch des angenommenen „Filters", was zu einer erhöhten Informationsmenge im zentralen Kanal und damit zum Hyperarousal führt (s. auch Kap. 1.1.5). Andere Interpretationsansätze der Arousaltheorie berücksichtigen die Beziehungen zwischen Arousalniveau und Informationsverarbeitungsprozessen: Das Arousalniveau beeinflußt alle Informationsverarbeitungsschritte und wird auch von diesen beeinflußt (s. Kap. 2.3.2).

Die Frage, ob die Störung des Regulationsmechanismus der Aktivierung oder des Filters als struktureller schizophreniespezifischer Basisdefekt oder als Folge anderer psychophysiologischer Faktoren erfaßt werden soll, ist wiederholt diskutiert worden, ohne endgültig geklärt werden zu können. Neue Ansätze der Arousalstörungshypothese (z. B. Ciompi 1982; Nuechterlein u. Dawson 1984; Straube 1980, 1983 a, b) vertreten eine Kombination von beiden Faktoren, d. h. einen Vulnerabilitätsfaktor als Basisdefekt und einen Streßfaktor, wodurch die psychotischen Episoden herbeigeführt werden (s. auch Zubin u. Spring 1977; Zubin u. Steinhauer 1981, Zubin et al. 1985 sowie Kap. 2.3.2). Im folgenden werden wir die EEG-Befunde in der Schizophrenie des Kap. 2.2 unter dem Gesichtspunkt der Arousalstörungstheorie betrachten.

2.3.1.1 Hyperarousal und EEG in der Schizophrenie

Wie wir gesehen haben, ist das Ruhe-EEG der chronisch schizophrenen Patienten im Vergleich zu psychisch Gesunden durch Zunahme der Ausprägung der langsamen und schnellen Wellen und durch Abnahme der Ausprägung der Alpha-Wellen und Abnahme der Alpha-Frequenz gekennzeichnet. Eine einfache Einordnung dieser EEG-Befunde auf der Dimension der Aktiviertheit, etwa als Indikatoren eines erhöhten kortikalen Arousals, ist nicht möglich. Ein erhöhtes Aktivationsniveau (Aktiviertheit) darf angenommen werden, wenn das EEG niedrige Amplituden, geringe Ausprägung von langsamen Wellen, und hohe Ausprägung von Beta-Wellen und von schnelleren Alpha-Wellen aufweist. Viele Autoren betrachten nur bestimmte Frequenzbereiche des Ruhe-EEGs als Indikator des erhöhten Aktivationsniveaus in der Schizophrenie (Itil 1977). Unseres Wissens gibt es bis jetzt keine experimentellen neurophysiologischen Befunde, welche die unterschiedliche funktionelle Bedeutung der verschiedenen Frequenzbereiche des EEGs innerhalb des Konzeptes der Aktivierung zusammenfassend untersucht haben. Unsere psychophysiologischen Studien im normalen und abnormen psychologischen Bereich lassen eine Trennung der funktionellen Bedeutung der verschiedenen Frequenzbereiche des EEGs und der verschiedenen Meßgrößen jedes Frequenzbereiches vermuten, wobei sich diese aber wieder nicht eindimensional als mehr oder weniger Aktivierung einordnen lassen (Koukkou 1980; Koukkou et al. 1982).

Die EEG-Befunde in der Schizophrenie werden zusätzlich im Rahmen der Hyperarousalhypothese mit den Funktionsmassen der Reaktivität eingeordnet. Dem Gesetz des Ausgangswertes folgend (Wilder 1950), das eine reduzierte Reaktivität bei hohen Ausgangswerten des kortikalen Arousals voraussagt, werden die EEG-Befunde, die eine Hypovariabilität bei Schizophrenen im Vergleich mit Normalen zeigen, als Indikatoren einer Hyporeaktivität, die durch einen hohen Ausgangswert des kortikalen Arousals verursacht wird, interpretiert (vgl. Shagass 1976). Shagass et al. (1982, 1983) benutzten auch die Messung der arithmetischen Differenz von EEG-Variablen zwischen Ruhe-EEG und EEG nach einer Information, was wir EEG-Reaktivtät nennen

(s. Kap. 3.3.1.4). Sie berichteten die auch von uns gefundene reduzierte Differenz bei Schizophrenen und interpretierten sie als Unterstützung der Theorie eines hohen EEG-Ausgangswertes des kortikalen Arousals; die Charakteristika des Ausgangs-EEGs entsprechen aber nicht den obenerwähnten Charakteristika eines erhöhten Aktivationsniveaus.

Die EEG-Befunde in der Schizophrenie können somit nicht mit einer Verschiebung der Funktionsebenen des Organismus im Konzept des Aktiviertheitskontinuums der Arousaltheorien interpretiert werden, sogar wenn das Konzept im normal-psychologischen Bereich gelten würde. Die Hypothese eines kortikalen Hypo- oder Hyperarousals bei der Schizophrenie generell oder bei schizophrenen Untergruppen kann anhand von EEG-Daten nicht aufrechterhalten werden (s. auch Cohen u. Plaum 1981; Lang u. Buss 1965). Chronisch Schizophrene zeichnen sich in der Regel durch eine Hyporeaktivität aus, die aber nicht mit hohen Ausgangswerten des Aktivationsniveaus erklärt werden kann (diese werden bei Schizophrenen nicht beobachtet). Damit wird auch die Gültigkeit des Gesetzes der Ausgangswerte von Wilder in Frage gestellt (s. auch Epstein u. Coleman 1970). Wie wir gesehen haben (s. Kap. 1.2, 1.3, 1.4), ist eine niedrige EEG-Reaktivität nicht immer das Ergebnis eines hohen Ausgangswertes in der Dimension des Arousals. Gemessen mit dem EEG, sind die Schizophrenen im Vergleich zu Normalen weder hyper- noch hypoaktiviert, sie sind anders, und sie reagieren auch anders.

Diese Feststellung läßt aber trotzdem die psychophysiologischen Ergebnisse in der Schizophrenie innerhalb der Basisannahme der Arousaltheorien einordnen, nämlich als Störung eines komplexeren Regulations-Integrations-Mechanismus. Diese Annahme allerdings braucht nicht die Annahme eines Aktiviertheitskontinuums des Organismus und einer einheitlichen Verschiebungsrichtung des Aktivationsniveaus (s. auch Kap. 1.6 und 3.6).

Hier wollen wir zusätzlich festhalten, daß auch andere Einordnungen der EEG-Befunde in der Psychologie und Psychiatrie in einheitliche Kontinua wie Entwicklung und Vigilanz in Frage gestellt sind. Die Studien der funktionellen (biologischen) und psychophysiologischen Bedeutung der elektrischen Hirnaktivität in allen Entwicklungs- und Vigilanzphasen weisen auf spezifischere und zustandsabhängige Beziehungen hin, die nicht nur eindimensionale Dimensionen wie Entwicklung oder Vigilanz oder unspezifische Aktivierung reflektieren (Rougeul-Buser et al. 1978; Koella 1969, 1982; Koukkou u. Lehmann 1980; Mock u. Künkel 1982; Lehmann 1980; Lehmann u. Koukkou 1980; Skinner u. Yingling 1977; Yingling 1980). Begriffe, wie die mit der elektrischen Hirnaktivität gemessene augenblickliche Hirnorganisation (Balance zwischen inter- und intrahemisphärischen Prozessen), die etwa in Untersuchungen der funktionellen Hemisphärenasymmetrien benutzt wird (s. Flor-Henry 1983; Gruzelier 1984; Tucker 1981, 1983), oder der Begriff der mit physiologischen Messungen (hier: mit dem EEG) gemessenen funktionellen Anpassung des Organismus (situationsentsprechende Zuteilung der Kapazität des zentralen Kanals), wie er von Öhman (1979), Pribram (1979), Rösler (1982) und uns (s. Kap. 1.6 sowie Koukkou u. Lehmann 1980, 1983 a) benutzt wird, sind für die Komplexität der Hirnfunktionen und den heutigen Stand des Wissens über die Beziehungen dieser Funktionen zum menschlichen Verhalten u. E. angemessener (s. auch Cohen u. Meyer-Osterkamp 1974; Skinner u. Yingling 1977).

Solche Einordnungsversuche der EEG-Resultate in die Theorie der Psychophysiologie der normalen und abnormen Kognition erlauben die Integration von Kenntnissen anderer Disziplinen, welche die biologischen Korrelate von psychischen Funktionen aus anderer Sicht betrachten: Die augenblickliche Hirnorganisation hat ihre elektrischen Korrelate in der Peripherie und im Zentralnervensystem. Die augenblickliche Hirnorganisation steht in engem Zusammenhang mit der augenblicklichen Konzentration und Verteilung von Neurotransmittoren sowie der Hirndurchblutung und des Stoffwechsels etc. und kann zu Änderungen oder Störungen in bestimmten psychischen Funktionen führen, obwohl sie andere unbeeinflußt läßt. Damit ist natürlich die Pathophysiologie der unterschiedlichen Hirnorganisationen oder der devianten funktionellen Anpassung, also die Natur dieser Störung in der Schizophrenie oder in anderen psychischen Syndromen nicht erklärt. Das heute weit akzeptierte formale Konzept der multifaktoriellen Genese psychiatrischer Krankheitsbilder, mit dem auch ein vorgeschlagenes Kontinuum der Psychopathologie (Angst 1986 a, b, Angst u. Dobler-Mikola 1984; Angst et al. 1985) und die nosologische Unspezifität der Symptome für die psychiatrische Diagnose kombiniert sind (Helmchen 1984), läßt sich in so einem integrativen Verständnis der biologischen Daten der Psychiatrie einordnen.

Psychophysiologische Erklärungsversuche der Pathogenese der Symptome, die eine Schizophreniediagnose erlauben, sollen Vorschläge machen können über die psychophysiologischen Mechanismen, mit denen folgende „Eigenschaften" dieser Symptome erklärt werden können: 1) Die erheblichen, relativ kurzfristigen Fluktuationen, insbesondere der sog. produktiven Symptomatik, die oft – wenn nicht immer – situationsabhängig sind (z. B. Bleuler 1972; Ciompi 1982; Cohen 1971; Scharfetter 1976, 1983; Strauss u. Carpenter 1983 u. a.). 2) Die Fähigkeit schizophrener Patienten, trotz produktiver Symptomatik, d. h. trotz situativ nichtädaquatem Verhalten, häufig – wenn nicht immer – parallel auch anderes, situativ adäquates Verhalten zu zeigen (z. B. Callaway u. Naghdi 1982; Frith 1979). 3) Die nosologische Unspezifität von vielen – wenn nicht von allen – Symptomen, die eine Schizophreniediagnose erlauben (z. B. Angst u. Dobler-Mikola 1984 a; Angst et al. 1981, 1985; Scharfetter 1983; vgl. auch Heimann 1985; Kety 1980). 4) Die chemische Beeinflußbarkeit dieser Symptome (z. B. Angst u. Woggon 1980, Woggon 1980, 1983). Der Begriff der situativen funktionellen Anpassung der Hirnfunktionen und die Mechanismen dieser Anpassung erlauben einen Erklärungsvorschlag dieser „Eigenschaften" der produktiven schizophrenen Symptomatik (s. Kap. 3.6 und vgl. Callaway 1970).

2.3.2 Die Hypothese der Störung der Informationsaufnahme und -verarbeitung in der Schizophrenie

Alle Studien, welche diese Hypothesen verfolgen, gehen vom informationstheoretischen Konzept des menschlichen Verhaltens aus, wie es im ersten Teil des Buches beschrieben wurde, und versuchen in der Kette der Informationsaufnahme, -verarbeitung und -beantwortung die schizophrene Primärstörung zu lokalisieren, welche alle weiteren Auffälligkeiten des schizophrenen Verhaltens erklären sollte.

Die Grundannahme dieser Hypothese ist also, daß bei der Schizophrenie eine primäre Störung in einer oder mehreren Stufen des informationsverarbeitenden Systems vorliegt, die zur schizophrenen Symptomatik und zu den Leistungsunterschieden zwischen Schizophrenen und psychisch Gesunden führt. Diese Hypothese wurde ursprünglich innerhalb psychologischer Schizophrenietheorien mit sehr heterogenen psychologischen Messungen überprüft (vgl. Cohen u. Plaum 1981; Hartwich 1983; Kukla 1980 a, b).

Im Rahmen der Psychophysiologie wurde diese Hypothese mit der ereignisbezogenen Hirnaktivität oder mit den peripheren Komponenten der Orientierungsreaktion untersucht. Abweichungen dieser physiologischen Messungen in der Schizophrenie werden als Hinweis der gestörten Informationsverarbeitungsprozesse generell oder der Störung eines bestimmten Schritts des Informationsverarbeitungsprozesses betrachtet.

Die herangezogenen Modelle für die Lokalisation der Störungsstelle des Informationsverarbeitungsprozesses in der Schizophrenie und für die Interpretation der Entstehungsmechanismen dieser Störung sind sehr heterogen, und die psychophysiologische Forschung wird mit einigen wichtigen Ausnahmen (s. unten) noch weniger als die experimentell-psychologische Forschung von sorgfältig ausgearbeiteten Modellvorstellungen für die Interpretation ihrer Ergebnisse geleitet (vgl. Cohen u. Plaum 1981).

Bezüglich Lokalisation der Störungsstelle: Es gibt keine Informationsverarbeitungsstufe, der nie anhand von psychologischen und/oder physiologischen Messungen der primäre Defekt der Schizophrenie zugeschrieben wurde (für eine deutsche Zusammenfassung dieser Befunde s. Ruckstuhl 1981).

Spezifischer für die evozierten Hirnpotentiale: Die meisten Studien der evozierten Hirnpotentiale in der Schizophrenie berichten über Abweichungen in den späteren sog. endogenen Komponenten dieser Potentiale. In Kap. 1.4.1.1 haben wir gesehen, daß die verschiedenen Komponenten der evozierten Hirnpotentiale die Stufen des Informationsverarbeitungsschrittes der initialen Interpretation der Information reflektieren. Somit wird die Störungsstelle des Informationsverarbeitungsprozesses in der Schizophrenie in den späteren Phasen des Informationsverarbeitungsschrittes der initialen Interpretation vermutet. Für die Interpretation der Abweichungen der peripheren Komponenten der Orientierungsreaktion als Indikatoren der Lokalisation der Störung der Informationsverarbeitungsprozesse siehe z. B. Bernstein et al. (1982), Heimann (1983) und Öhman (1981).

Es gibt viele Modelle für die Interpretation der Entstehungsmechanismen der Störung des Informationsverarbeitungsprozesses in der Schizophrenie: Eine Reihe von Autoren interpretieren die psychophysiologischen Abweichungen – sei es die der evozierten Hirnpotentiale oder die der peripheren Komponenten der Orientierungsreaktion und insbesondere der elektrodermalen Aktivität – mit Aktivierungs-(Arousal-)Modellen. Es wird angenommen, daß das Aktivationsniveau des Organismus alle Informationsverarbeitungsprozesse beeinflußt und durch dieselben auch beeinflußt wird. Es gibt allerdings große Unterschiede in der Differenziertheit der Benutzung und in der Sorgfalt der Durchführung der experimentellen Überprüfung dieser Begriffe bei den verschiedenen Autoren. Nuechterlein u. Dawson (1984) kommen z. B. in einer Reihe von hervorragenden Überblicksreferaten zu Studien der Abweichungen physiologischer (hauptsächlich der elektrodermalen Orientierungsreaktion) und psychologischer und sozialer Faktoren in der Schizophrenie zur Formulierung eines tentativen Vulnerabilitäts-Streß-Modells für die Manifestation von schizophrenen psychotischen Episoden, das auf der Hypothese der Störung im Informationsverarbeitungsprozeß und auf dem Konzept des Arousals basiert. Sie postulieren eine Prädisposition zu autonomer Hyperreaktivität auf unangenehme Reize der inneren und äußeren Umgebung als primäre Störung des Informationsverarbeitungsprozesses. Unangenehm können die Reize wegen ihres physischen (z. B. Intensität) und/oder ihres psychologischen Informationswertes sein. Diese Prädisposition führt prämorbid zu einem tonischen Hyperarousal und später zu der Abschwächung psychophysiologischer Reaktionen gerade auf unangenehme Reize, die dann zu der manifesten Symptomatologie führt. Die Abschwächung der psychophysiologischen Reaktionen auf unangenehme Reize wird als eine entwickelte „Strategie" des autonomen Nervensystems erklärt, womit der Organismus die Hyperreaktivität auf solche Stimuli zu korrigieren versucht (vgl. auch Claridge 1972; Zubin u. Spring 1977). In die gleiche Richtung gehen die Interpretationen von Ciompi (1982), Shapiro (1981), Straube (1983 a, b); s. auch Heimann (1983) sowie Öhman (1981), Autoren, welche auch mit Arousalmodellen argumentieren.

Eine Reihe von Autoren verfolgt Broadbendts Filtermodell (1958) und versucht die Abweichungen der psychophysiologischen Messungen in der Schizophrenie an verschiedenen Stellen dieses Modells zu lokalisieren (s. Kap. 1.1.5 und z. B. Hartwich 1983). Sie interpretieren die Abweichungen als Effekt eines gestörten Filters oder eines Zusammenbruchs der Filterfunktionen mit einer nachfolgenden Überflutung des sog. zentralen Kanals, dem eine begrenzte Kapazität zugewiesen wird, die damit zu den physiologischen und psychologischen Abweichungen führt.

Störungen der Aufmerksamkeitsfunktionen, wie sie von Zubin (1975) zusammengefaßt wurden, und insbesondere Störungen des Wechsels der Aufmerksamkeitsrichtung („shift of attention", siehe z. B. Cohen et al. 1984; Oldigs et al. 1983), wurden ebenfalls als Erklärung der elektrophysiologischen Anomalien in der Schizophrenie im Rahmen von Informationsprozeßmodellen vorgeschlagen (Koukkou 1980).

Gedächtnismodelle der allgemeinen Psychologie werden hauptsächlich von Autoren benutzt, welche die Hypothese einer Störung im Informationsverarbeitungsprozeß in der Schizophrenie mit psychologischen Methoden untersuchen (vgl. Brenner 1983). Defizite der Dekodierungs- oder der Abrufprozesse (Koh 1978; Koh et al. 1973, 1976, 1980), gestörte Suchprozesse in Kurzzeitspeichern (Baumann 1971; Baumann u. Kolisnyk 1976; Traupmann 1975), Störungen der Organisationsprozesse im Kurzzeitgedächtnis oder im Langzeitgedächtnis und im Zugriff auf das Gedächtnis, d. h. Störung der selektiven Aktualisierung von Gedächtnisinhalten (Brenner 1979; Koh et al. 1980; Poljakov 1973), werden postuliert. Shakows (1977) Vorschlag einer Unfähigkeit der schizophrenen Menschen, eine aufgabenadäquate Erwartungshaltung („mental set") aufrechtzuerhalten, basiert auch auf Gedächtnismodellen.

Ergebnisse psychophysiologischer Studien in der Schizophrenie werden selten mit psychologischen Gedächtnismodellen interpretiert (vgl. Venables 1973). Die heutigen Kenntnisse der psychologischen und der biologischen Gedächtnisfunktionen – sei es auf Mikro- oder auf Makroprozeßebene (z. B. Atkinson u. Shiffrin 1978; Bjork 1975; Boddy 1983; Gallistel 1980, Horton u. Mills 1984; McGaugh et al. 1979; Reichert et al. 1982; Rumelhart et al. 1972; Underwood 1979) – und der heutige Stand des Wissens über die Rolle der Gedächtnisfunkionen für die Informationsverarbeitungsprozesse machen das systematische Einbeziehen der Ergebnisse dieser Forschungsdisziplinen in allen Forschungsrichtungen der biologischen Psychiatrie absolut notwendig (s. auch Kap. 1.1.2 und 3.6).

Genauer genommen ist die informationstheoretisch orientierte Schizophrenieforschung noch in chaotischem Zustand. Der Hauptgrund für diesen Zustand eines wichtigen Forschungsansatzes ist in der historischen Entwicklung der Theorien und der experimentellen Untersuchung des menschlichen Informationsverarbeitungssystems im normal-psychologischen Bereich zu suchen und hat anzunehmenderweise mit der Komplexität des Themas zu tun. Die Betrachtung des menschlichen Organismus als informationsverarbeitendes System unter der Annahme von internen mentalen Prozessen, die zwischen Stimulus und Reaktion im Zentralnervensystem wirken und die verschiedene physiologische und psychische Funktionen definieren, hat viele Phasen und Entwicklungen durchgemacht, bis sie im Rahmen der Kognitionspsychologie und in den letzten Jahren der Neuro- und Psychophysiologie den heutigen Stand des Wissens erreichte.

Die Widersprüche in der Literatur dieses Forschungsansatzes sind also wohl in der Komplexität des Forschungsgegenstandes begründet, und die Verbesserungsbemühungen innerhalb dieses Ansatzes sollten dahin gehen, die Kommunikation auf der theoretischen und praktischen Ebene zwischen den Forschungsrichtungen zu fördern. Mit der Zeit wird sich hoffentlich aus der enormen Zahl von Studien dieser Richtung eine Kohärenz von Ergebnissen und Interpretationen formen. Für neue Bemühungen einer solchen Integration seien im normal-psychophysiologischen Bereich z. B. die Arbeiten von Creutzfeldt (1979), Donchin (1979), Koukkou u. Lehmann (1980, 1983 a), Öhman (1979), Pribram (1971, 1979), Rohrbaugh (1984), Rösler (1982) und in der Psychopathologie z. B. diejenigen von Ciompi (1982), Mirsky u. Duncan (1986), Nuechterlein u. Dawson (1984), Öhman (1981), Shapiro (1981), Zubin u. Steinhauer (1981, Zubin et al. 1985) erwähnt.

Wir sind der Meinung, daß die informationstheoretische Betrachtung der Entstehungsmechanismen des menschlichen Verhaltens im normalen und abnormen psychologischen Bereich die differenziertesten und spezifischsten Fragestellungen bezüglich der Verhaltensbesonderheiten in der Schizophrenie zu formulieren und zu überprüfen erlaubt, gerade da sie die Integration der Kenntnisse verschiedener Forschungsdisziplinen biologischer und psychologischer Natur ermöglicht.

3 EEG-Reaktivität und schizophrene produktive Symptomatik

3.1 Fragestellungen

Die Hypothese und die spezifischen Fragestellungen, die in diesem Teil des Buches überprüft werden, entstanden aus den im ersten Teil zusammengefaßten Theorien und Kenntnissen der Entstehungsmechanismen der EEG-Komponenten der Orientierungsreaktion und ihrer biologischen Bedeutung für die Informationsverarbeitungs-Hirnprozesse im normal-psychologischen Bereich.

Wir haben gesehen, daß die informationsinduzierten EEG-Veränderungen, gemessen als EEG-Reaktivität, die EEG-Korrelate der Orientierungsreaktion reflektieren. Sie reflektieren somit die im Prozeß der initialen Interpretation der Information berechnete momentane „Wichtigkeit" der Information (womit sowohl die verbal-symbolischen wie auch die affektiven Aspekte der Information berücksichtigt werden) und den berechneten „Bedarf" an funktioneller Anpassung des Zentralnervensystems. Die Form, Intensität und Dauer der funktionellen Anpassung der Hirnaktivität (EEG-Reaktivität), den Mechanismen der Zustandsabhängigkeit der Informationsverarbeitungsprozesse folgend, definieren ihrerseits die Inhalte des Arbeitsgedächtnisses (Daten und kognitive Strategien), die jeweils für die Informationsverarbeitungsprozesse (initiale und kognitive Verarbeitung) zur Verfügung stehen.

Die Charakteristika der EEG-Reaktivität, die ständig an die momentane Realität (innere und äußere) der Person durch die Mechanismen der Orientierungsreaktion angepaßt werden, beeinflussen den jeweiligen kognitiven Stil der Person, d. h. die momentan geltende Aufmerksamkeit, die Problemlösungsfähigkeit, die Denkstrategien und -inhalte und den affektiven und emotionalen Zustand. Unterschiedliche EEG-Reaktivitäten auf aufgenommene Informationen in intra- und interindividuellen Vergleichen weisen somit auf unterschiedliche initiale Interpretationen hin, welche von unterschiedlichen kognitiven Verarbeitungen begleitet werden. Oder in anderen Worten: Intra- und interindividuelle Unterschiede im jeweiligen kognitiven Stil (d. h. in der kognitiven Verarbeitung aufgenommener Informationen) weisen auf Unterschiede in der mit dem EEG gemessenen funktionellen Anpassung der Hirnfunktion auf die aufgenommenen Informationen hin.

Die schizophrenen Menschen sind durch deutliche Abweichungen der kognitiven Prozesse des Wachbewußtseins gekennzeichnet, die sich als Denk- und Affektstörungen sowie Halluzinationen manifestieren. Dementsprechend läßt sich die Hypothese formulieren, daß während einer schizophrenen Psychose das Zentralnervensystem mit abweichenden (ektropen[1], „psychotischen", abnormen) funktionellen Anpassungen

---

[1] Griechisch: ektropos = in ungewöhnlicher Art und Weise.

an die ankommende Information reagiert. Diese ektropen funktionellen Anpassungen, den Regeln der zustandsabhängigen Informationsverarbeitung folgend, würden „erlauben" situativ nichtadäquate Denkstrategien und assoziatives Gedächtnismaterial für die kognitive Verarbeitung der jeweiligen internen und/oder externen Information zu benutzen, die dann als Halluzinationen und Denk- und Affektstörungen im Verhalten erscheinen. Diese Hypothese führt zu der weiteren Hypothese, daß während einer vollständigen Zurückbildung der produktiven schizophrenen Symptomatik die ektropen funktionellen Anpassungen der Hirnaktivität sich normalisieren oder aber sich so ändern, daß sie sich durch andere EEG-Merkmale als die während der Symptomatik existierenden von den funktionellen Anpassungen der Hirnaktivität der Gesunden unterscheiden.

Unsere Studie verfolgt generell die Hypothese einer Dysfunktion oder Störung der Informationsverarbeitungs-Hirnprozesse in der Schizophrenie, welche zu der manifesten produktiven Symptomatik durch die Mechanismen der Zustandsabhängigkeit der Informationsverarbeitungs-Hirnprozesse (zustandsabhängiges Lernen und Erinnern) führt. Dieser Hypothese entsprechend ist die produktive schizophrene Symptomatik die Verhaltensmanifestation von initialen und kognitiven Verarbeitungen interner und/oder externer Informationen, die zwar den normalen psychophysiologischen Satz der Informationsverarbeitungsmechanismen in den Schritten der Informationsverarbeitung benutzen, denen aber assoziatives Gedächtnismaterial und kognitive Strategien für diese Prozesse zur Verfügung stehen, die dem normalen Wachbewußtsein unzugänglich sind. Wie wir in Kap. 3.6 sehen werden, erlaubt diese Hypothese der pathogenetischen Mechanismen der produktiven schizophrenen Symptomatik die Benutzung des gleichen Satzes von psychophysiologischen Mechanismen für die Erklärung 1) der Situationsabhängigkeit der Symptomatik, 2) der Fähigkeit der Patienten, parallel zu dem abnormen, situativ nicht adäquaten Verhalten, situativ adäquates Verhalten zu zeigen, 3) der nosologischen Unspezifität der Symptomatik und 4) der chemischen Beeinflußbarkeit (Psychopharmakotherapie) der Symptome. Dieser angenommene Entstehungsgang der produktiven schizophrenen Symptomatik schließt jedoch keine zwingende Erklärung der Natur und Ursache der Störung (Ätiopathogenese) ein, die zu den ektropen funktionellen Anpassungen bei schizophrenen Menschen führt. Diese Aspekte werden in Kap. 3.6 diskutiert.

Die spezifischen Thesen zur experimentellen Überprüfung der generellen Hypothese lauten:

1) Es gibt Unterschiede in der mit der EEG-Reaktivität gemessenen funktionellen Anpassung der Hirnaktivität zwischen Menschen in einem psychotischen Zustand mit Halluzinationen und Denkstörungen („akute Schizophrene") und sowohl Menschen, die psychisch nie erkrankten („Gesunde"), als auch Menschen, welche sich in einem klinischen Zustand der vollständigen Zurückbildung der schizophrenen („ehemalige Schizophrene") oder neurotischen („Neurotiker") Symptomatologie befinden, wegen der sie hospitalisiert gewesen waren.

2) Es gibt Charakteristika der funktionellen Anpassung der elektrischen Hirnaktivität an aufgenommene Information während der schizophrenen Symptomatologie, welche sich während einer vollständigen Remission normalisieren oder ändern und damit als EEG-Korrelate der manifesten Symptomatik („psychotischer" funktioneller Anpassung der Hirnaktivität) interpretiert werden können.

3) Es gibt Charakteristika der funktionellen Anpassung der elektrischen Hirnaktivität an aufgenommene Information, welche für den klinischen Zustand mit Halluzinationen und Denkstörungen und für den klinischen Zustand der vollständigen Remission dieser Symptomatik gemeinsam sind, und welche bei psychisch Gesunden und Neurotikern nicht erscheinen und damit als EEG-Korrelate der Prädisposition zu schizophrener Symptomatik oder als EEG-Korrelate von klinisch nicht erkennbaren Symptomen interpretiert werden können.

3.2 Die untersuchten Personen

An dieser Studie haben 22 akute Schizophrene (= Akute oder A), 22 ehemalige Schizophrene (= Ehemalige oder E), 20 psychisch gesunde Kontrollpersonen (= Gesunde oder G) und 21 Neurotiker (= Neurotiker oder N) teilgenommen; insgesamt wurden also 85 Personen untersucht.

3.2.1 Aufnahmekriterien

Für die Aufnahme in die Studie mußten alle Personen folgende Kriterien aufweisen: 1) Normale Geburt; 2) keine Erkrankungen des Zentralnervensystems wie Hirntrauma, Epilepsie etc.; 3) mindestens 8jähriger Schulbesuch ohne Repetition, als grober Hinweis für eine durchschnittliche Intelligenz; 4) kein Alkohol- oder Drogenkonsum; 5) keine familiäre Belastung mit Epilepsie oder anderen neurologischen Krankheiten; 6) Alter zwischen 20 und 38 Jahren; 7) deutsche Muttersprache oder mindestens 10 Jahre Wohnsitz in einem deutschsprachigen Gebiet. Dies letztere Kriterium wurde als notwendig betrachtet wegen der Diagnostik, die in der Psychiatrie zum guten Teil auf verbaler Kommunikation basiert, und wegen der psychologischen Tests, welche die Kenntnisse der deutschen Sprache voraussetzen.

Die vier Gruppen waren wie folgt definiert:

Die akuten Schizophrenen: Diese Gruppe bestand aus Patienten, welche wegen einer ersten Manifestation einer Schizophreniesymptomatik hospitalisiert wurden und noch nie mit Neuroleptika behandelt worden waren. Jeder Patient mußte wenigstens zwei der drei Symptome Halluzinationen, Denkstörungen und verbale Inkohärenz zeigen, um in die Studie aufgenommen zu werden. Paranoide Symptomatik, wie Fremdbeeinflussungserlebnisse, Wahn etc. waren nicht Bedingung für die Aufnahme in die Studie, aber auch kein Ausschlußgrund, sie war mehr oder weniger bei allen Patienten vorhanden. Die Patienten wurden zur baldmöglichen EEG-Registrierung eingeteilt, wenn das Vorhandensein der obligatorischen Symptome bei Klinikeintritt vom einweisenden Arzt, vom Aufnahmearzt der Klinik und von der Autorin diagnostiziert worden waren. Der Patient blieb endgültiges Mitglied der Gruppe, wenn die anamnestische Abklärung in der Klinik, welche unabhängig von der Studie routinemäßig während der folgenden Tage stattfand, die weiteren Kriterien für die Teilnahme bestätigte. Die so entstandene Gruppe umfaßte 22 Personen: 14 Männer und 8 Frauen mittleren Alters, im Durchschnitt 25,8 ± 5,7 Jahre.

Die ehemaligen Schizophrenen: Diese Gruppe bestand aus Personen, die früher wegen einer Erstmanifestation einer wie oben definierten schizophrenen Symptomatik hospitalisiert gewesen und in einer guten Remission aus der Klinik entlassen worden waren. Bei ihrer Aufnahme in die Studie mußten sie wenigstens 3 Monate lang medikamentfrei und klinisch sowie sozial unauffällig gewesen sein. Diese Gruppe bestand aus 22 Personen, 14 Männern und 8 Frauen mittleren Alters, im Durchschnitt 26,3 ± 4,2 Jahren. Ihre durchschnittliche Hospitalisationsdauer betrug 42,8 ± 16,2 Tage. Sieben der ehemaligen Patienten waren früher als akute Fälle in der Gruppe der akuten Schizophrenen untersucht worden. Die anderen Probanden dieser Gruppe wurden mittels Krankengeschichtendurchsicht rekrutiert.

Die psychisch Gesunden: Diese Gruppe bestand aus freiwilligen Mitarbeitern der Klinik und Personen aus dem Bekanntenkreis der Versuchsleiterin und ihrer Mitarbeiter. Diese Probanden durften keine eigene oder familiäre Vorgeschichte mit psychischen Krankheiten haben. Die Mitglieder dieser Gruppe wurden in Alter, Geschlecht, Beruf und Ausbildung der Gruppe der ehemaligen Schizophrenen angeglichen. Die Gruppe bestand aus 20 Personen, 14 Männern und 6 Frauen mittleren Alters, im Durchschnitt 26,7 ± 3,8 Jahre. Die Gruppe der Gesunden war um zwei Personen kleiner als die der Ehemaligen, da die Daten von zwei weiblichen Versuchspersonen durch technische Störungen beim Bearbeiten der Statistik ausfielen.

Die Neurotiker: Diese Gruppe bestand aus Personen, welche wegen neurotischer Symptomatik mindestens während 1 Woche, nicht aber länger als 3 Monate psychiatrisch hospitalisiert gewesen waren, sich bei der EEG-Registrierung in einer guten Remission dieser Symptomatik befanden und mindestens 3 Monate medikamentfrei waren. Die Diagnosen waren: depressive Neurose bei 10 Personen, Angstneurose bei 7 Personen, Phobie bei 2 Personen und Zwangsneurose bei 2 Personen. Die Gruppe bestand aus 21 Personen, 13 Männern und 8 Frauen mittleren Alters, im Durchschnitt 29,2 ± 4,7 Jahre. Die Mitglieder dieser Gruppe wurden mittels Krankengeschichtendurchsicht rekrutiert. Ihre durchschnittliche Hospitalisierungsdauer betrug 37,1 ± 21,2 Tage.

3.2.2 Kontaktaufnahme mit Probanden, Instruktionen und Vorgehen bei der Untersuchung

Prospektive Probanden der Gruppe „Gesunde", „Neurotiker" und „Ehemalige" wurden direkt oder telefonisch gefragt, ob sie an einer katamnestischen Untersuchung von ehemaligen Patienten teilnehmen wollten. Wenn sie zusagten, wurden sie kurz über den Zweck und die Dauer der Untersuchung unterrichtet, und es wurde ein Termin festgelegt. Die Probanden wurden im EEG-Labor empfangen; man zeigte ihnen das Labor, und dann wurden sie über den Sinn und die Abfolge der Untersuchung informiert. Danach wurde die EEG-Registrierungsmethode erklärt und dabei die Harmlosigkeit der Untersuchung betont. Die Probanden wurden informiert, daß mit dem EEG weder Persönlichkeitsmerkmale noch Intelligenz gemessen werden können.

Die akuten Schizophrenen wurden von der Versuchsleiterin auf ihrer Abteilung besucht und soweit möglich über die EEG-Untersuchung informiert. Wenn der Patient sich verbal oder durch Befolgen der Einladung für einen Besuch des Labors bereiterklärte, begleitete die Versuchsleiterin den Patienten ins Labor. Dort wurde versucht, den Patienten über die Technik der EEG-Registrierung zu informieren. Während der Vorbereitung und der Durchführung der EEG-Registrierung saß die Versuchsleiterin neben dem Patienten und motivierte ihn soweit möglich zum Befolgen der Instruktionen. (In dieser Gruppe der akuten Schizophrenen war der Versuchsablauf unvollständig; s. unten.)

Nach der generellen Einführung in den Plan und den Sinn der Untersuchung wurden die Probanden in den Registrierraum geführt. Während der Befestigung der EEG-Ableitungselektroden auf der Kopfhaut durch den technischen Assistenten wurde der Proband über den Verlauf der Untersuchung von der Versuchsleiterin genau informiert.

Bei den akuten Schizophrenen wurde die Instruktion und der Verlauf der Untersuchung der Kooperation des einzelnen Patienten angepaßt.

Die gesamte Registrierung und Testung im Labor dauerte ca. 2 h.

3.3 Untersuchungsprotokoll

Abbildung 7 a stellt eine Zusammenfassung des EEG-Protokolls dar. Der Proband lag während der EEG-Registrierung auf einer bequemen Liege. Zu Beginn wurde 5 min lang mit geschlossenen Augen ohne jegliche externe Informationsdarbietung registriert. Das erste artefaktfreie EEG-Stück von 80 s Dauer aus dieser Registrierung ist der Abschnitt *„Ausgangslage"*.

Danach folgte die Instruktion, die Augen zu öffnen und – nach 20 s – sie wieder zu schließen. Die Registrierung der 20 s sofort *nach* Augenschluß ist der Abschnitt *„Augen"* (A).

Es folgte die Lautsprecherdarbietung einer Serie von 10 je 300 ms dauernden 500-Hz-Tönen in unregelmäßigen Zeitintervallen. Das Mindestintervall war 60 s, und der nächste Ton wurde erst ausgelöst, wenn mindestens 20 s artefaktfreies EEG vorangegangen waren. Der Proband war instruiert, nach jedem der 10 Töne rasch einen Handkontakt zu drücken; so wurde die Reaktionszeit gemessen. Die Registrierung der 20 s *vor* den Tönen sind die Abschnitte *„vor Ton 1 (5, 10)"* (vor T1, T5, T10), und die 20 s *nach* diesen Tönen sind die Abschnitte *„nach Ton 1 (5, 10)"* (nach T1, T5, T10). Diese Abschnitte waren bei den akuten Schizophrenen so oft artefaktgestört oder fehlend, daß wir auf diese Abschnitte für die Vergleiche zwischen den Gruppen verzichtet haben.

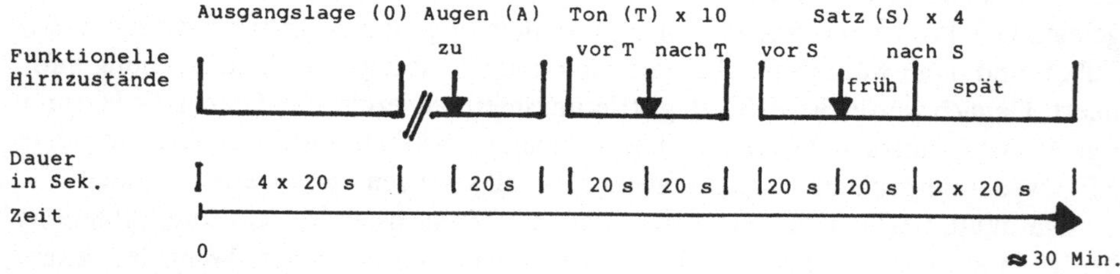

Abb. 7 a. Das EEG-Protokoll

Es folgte die Darbietung von vier kurzen, sinnlosen Sätzen aus deutschen Wörtern (z. B. „Türen singen, der Igel denkt"). Die Sätze wurden in unregelmäßigen Zeitabständen (mindestens 2-min-Intervall) über Lautsprecher vom Tonband abgespielt, nachdem jeweils mindestens 20 s artefaktfreies EEG vorlagen. Bei den meisten akuten Schizophrenen waren nur die ersten zwei Satzdarbietungen von auswertbaren EEG-Registrierungen begleitet. Um die Gruppenvergleiche konventionell machen zu können, wurden für alle Probanden daher nur die EEGs der ersten zwei Sätze benutzt. Die Registrierung der 20 s *vor* dem ersten und zweiten Satz sind die Abschnitte *„vor Satz 1 (2)"* (vor S1, S2); die 20 s sofort *nach* dem Ende des ersten und des zweiten Satzes sind die Abschnitte *„früh nach Satz 1 (2)"* (früh nach S1, S2), und die jeweils darauffolgenden 40 s sind die Abschnitte *„spät nach Satz 1 (2)"* (spät nach S1, S2).

Nach dem Ende der Registrierung wurde die Zahl der gehörten Sätze erfragt, und die Erinnerung an die Sätze festgestellt (Spontanerinnerung, oder richtiges Erkennen der schriftlichen Form, oder falsches Erkennen, oder keine Erinnerung/Erkennen). Nach der EEG-Registrierung wurden außerdem zwei psychologische Tests, der Continuous Performance Test und ein Merkaufgabentest, durchgeführt (s. nächstes Kapitel).

3.4 Methodik

Die Untersuchung bestand zusammenfassend aus einem ersten Teil, während dem die physiologischen Daten (EEG) in Kombination mit den psychologischen Daten (Reaktionszeit und Lernfähigkeit) gesammelt wurden, und aus einem zweiten Teil, während dem nur psychologische Daten (Aufrechterhaltung der Aufmerksamkeit, Merkfähigkeit, Erinnerungsfähigkeit und Reaktionszeit) gesammelt wurden.

Im folgenden werden technische Einzelheiten der physiologischen, psychologischen und statistischen Methodik getrennt beschrieben.

3.4.1 Physiologische Methodik

3.4.1.1 EEG-Registrierung

Das EEG wurde von zwei Elektrodenkombinationen abgeleitet, von den temporoparietalen und den parieto-okzipitalen Hirnregionen der jeweils mit klinischen Kriterien definierten dominanten Hemisphäre (Positionen T3–P3 und P3–O1) bzw. T4–P4 und P4–O2 des internationalen 10–20-Systems). Ein Neurotiker und ein ehemaliger Schizophrener waren Linkshänder. Das EEG wurde während der Gesamtdauer des ersten Teils der Untersuchung kontinuierlich auf FM-Analog-Magnetband mit Zeitcode registriert und als Hinterbandkontrolle auf Papier aufgezeichnet.

3.4.1.2 EEG-Analyse

Nach Anti-alias-Filterung und A/D-Wandlung (256S/s/Kanal) wurden aus den auf Digitalband übertragenen Daten mit einem Programm für die Fourier-Transformation (Dr.

H. H. Stassen) im Universitäts-Rechenzentrum Zürich Leistungsspektren für Stücke von je 4 s mit 0,25 Hz Auflösung berechnet und über die für jeden Abschnitt definierte Dauer gemittelt. Die Zeitcode-Registrierung erlaubte die Eliminierung von visuell auf Papier erkannten Artefakten im EEG. So war es bei Bedarf möglich, ein 4-s-Stück bei der Mittelung der Spektren zu eliminieren und das folgende einzuschließen (Programm „Master-EEG", Dr. H. H. Stassen).

3.4.1.3 Datenreduktion auf EEG-Merkmale und ihre Bedeutung

Für die Auswahl der EEG-Merkmale, die bezüglich ihrer Bedeutung für die Ähnlichkeiten und Unterschiede der EEG-Reaktivität zwischen den vier Probandengruppen überprüft werden sollten, wurden sowohl die Komplexität des EEG-Signals als auch die zeitliche Beziehung der EEG-Merkmale zur Informationsdarbietung berücksichtigt.

a) Das Elektroenzephalogramm: Datenreduktion der EEG-Leistungsspektren: *EEG-Merkmale.*

Es wurde für jede der beiden Hirnregionen pro EEG-Abschnitt ein gemitteltes Leistungsspektrum berechnet. Jedes Spektrum wurde in drei Frequenzbänder unterteilt. Die gewählten Frequenzbänder entsprechen der klinischen Einteilung der EEG-Wellenfrequenzen, die sich grundsätzlich in faktoranalytischen Untersuchungen des EEGs als sinnvoll gezeigt haben (siehe z. B. Kubicki et al. 1979). Die Bandgrenzen sind 2–7,75 Hz („Delta/Theta-Band"), 8–12,75 Hz („Alpha-Band") und 13–26 Hz („Beta-Band").

Für jedes Frequenzband wurden zwei Variable berechnet: 1) die mittlere Leistung (Power) im Frequenzband; 2) die mittlere Frequenz der Powerverteilung oder die Schwerpunktfrequenz innerhalb des Bandes (Zentroid).

$$\text{Zentroid} = \frac{\sum\limits_{i=1}^{m} y_i f_i}{\sum\limits_{i=1}^{m} y_i} \quad (1 \text{ bis } m \text{ Hz})$$

Wobei 1 bis m die Frequenzen der zum Band gehörenden geschätzten Leistungen sind, und Y_i die Leistungen im Band i mit der Frequenz f_i.

Das Zentroid variiert mit der Form der Verteilung des Powerspektrums innerhalb des Frequenzbandes und ist unabhängig von der totalen Power innerhalb des Bandes.

Diese Datenreduktion ergibt also sechs EEG-Merkmale pro EEG-Abschnitt, d. h. drei Frequenzbänder (2–8, 8–13, 13–26 Hz) und je zwei Variable (Power und Zentroid) pro Frequenzband.

Die Einteilung der Leistungsspektren in Frequenzbänder und die Berechnung von zwei unabhängigen Variablen für jedes Band erlaubt die Hypothese zu überprüfen, daß jeder Frequenzbereich der elektrischen Hirnaktivität und die verschiedenen Variablen jedes Frequenzbereichs (Power und Zentroid) eine eigene funktionelle Bedeutung für die informationsverarbeitenden Prozesse des Gehirns haben. Für die stufenweise Diskriminanzanalyse, die als Datenexploration benutzt wurde, wurde zusätzlich der Modalwert der elektrischen Leistung jedes Frequenzbandes berücksichtigt.

b) Die zeitliche Beziehung der EEG-Abschnitte zur Informationsdarbietung. Definition der Begriffe: *funktionelle Hirnzustände, Ruhe-EEG, Funktions-EEG, EEG-Reaktivität und funktionelle Anpassung der Hirnaktivität.*

Die Einheiten der EEG-Analyse sind die EEG-Abschnitte, die innerhalb der Registrierung in einer bestimmten zeitlichen Beziehung zur Informationsdarbietung stehen. Diese EEG-Abschnitte kann man bezüglich ihrer Beziehung zur Informationsdarbietung verschiedenen funktionellen Hirnzuständen zuordnen. Es gibt im Protokoll die funktionellen Hirnzustände direkt *vor* der Informationsdarbietung *("Ruhe-EEG")* und die funktionellen Hirnzustände *nach* der Informationsdarbietung *("Funktions-EEG").* Zusätzlich gibt es den funktionellen Hirnzustand *"Ausgangslage"* zu Beginn der Registrierung, der auch zu den Ruhe-EEG-Abschnitten gehört.

Jeder funktionelle Hirnzustand der beiden Hirnregionen wurde mit den drei Frequenzbändern (Delta/Theta, Alpha, Beta) und den zwei Variablen (Power und Zentroid) pro Band erfaßt. Die Ergebnisse der Vergleiche zwischen den vier Probandengruppen anhand dieser EEG-Merkmale sind in Kap. 3.5.1.1 "Rohdaten" zusammengefaßt.

Die sechs EEG-Merkmale (3 Frequenzbänder x 2 Variablen) pro EEG-Abschnitt wurden zusätzlich benutzt, um die *EEG-Reaktivität* auf die angebotenen Informationen zu messen. Die EEG-Reaktivität ist definiert als die arithmetische Differenz einer Variablen (Power oder Zentroid pro Frequenzband) zwischen zwei EEG-Abschnitten, d. h. zwischen einem Ruhe-EEG und einem Funktions-EEG. Die EEG-Reaktivität wurde nur für die EEG-Abschnitte gemessen, die für alle vier Gruppen vollständig sind (Abb. 7 b), und zwar folgendermaßen:

1) Als Differenz zwischen den Werten der *Ausgangslage* und der Funktions-EEG-Abschnitte "Augen" (A) und des EEG-Abschnitts nach dem ersten und zweiten Satz (S1, S2). Für die Sätze wurden zwei EEG-Abschnitte des Funktions-EEGs berücksichtigt: einen sogleich nach der Satzdarbietung (20 s, "früh nach Satz") und einen anschließend doppelt so langen (40 s, "spät nach Satz"). Dieses Vorgehen erlaubte uns, die Frage nach der Dauer der Reaktivität zu testen. Es gab somit 5 Reaktivitäten pro Proband und Elektrodenkombination. Den Vergleich der vier Probandengruppen anhand dieser EEG-Reaktivitäten haben wir in Kap. 3.5.1.2.1 als EEG-Reaktivität "Differenz zur Ausgangslage" (D-O-Daten) zusammengefaßt.

2) Als Differenz zwischen den EEG-Abschnitten direkt vor dem ersten und zweiten Satz *(Ruhe-EEG)* und den Abschnitten nach der Darbietung dieser Sätze. Es gab somit vier Reaktivitäten pro Proband und pro Elektrodenkombination. Der Vergleich der vier Populationen anhand dieser EEG-Reaktivität ist in Kap. 3.5.1.2.2 als EEG-Reaktivität "Differenz zum funktionellen Hirnzustand vor Stimulus" (D-vor-Daten) zusammengefaßt.

Bei der Benutzung der EEG-Reaktivität für die Messung der funktionellen Anpassung der Hirnaktivität an die ankommende Information wird jeder Proband als seine eigene Kontrolle benutzt, und somit bieten die Differenzwerte gemeinsame EEG-Charakteristika der stimulusinduzierten Veränderungen für alle Probanden innerhalb jeder Gruppe an, unabhängig von den idiosynkratischen Charakteristika der individuellen EEG-Aktivität.

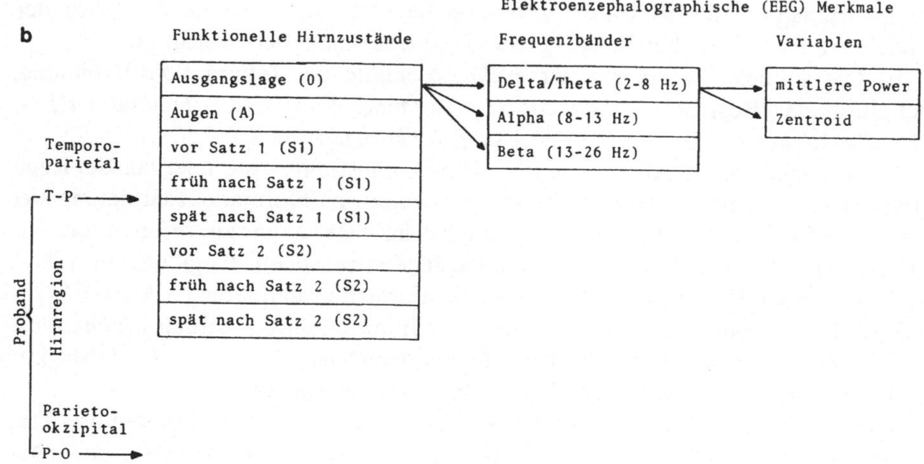

Abb. 7 b. Reduzierte Version des Protokolls. Zusammenfassende Darstellung der pro Proband registrierten Hirnregionen, der pro Hirnregion analysierten funktionellen Hirnzustände (EEG-Abschnitte) und der pro funktionellen Hirnzustand analysierten EEG-Merkmale (Frequenzbänder, und Variablen pro Frequenzband). Die temporo-parietale Hirnregion und die bei allen Probandengruppen vollständigen Daten (reduziertes Protokoll, reduzierte Version) sind dargestellt.

Funktionelle Hirnzustände, EEG-Rohdaten:

Ausgangslage, Augen, vor, früh nach und spät nach Satz 1 und 2.

EEG-Reaktivität:

a) Differenz zur Ausgangslage (D-O Daten): Ausgangslage-Augen,
    Ausgangslage-Satz 1 früh, Ausgangslage-Satz 1 spät
    Ausgangslage-Satz 2 früh, Ausgangslage-Satz 2 spät.
b) Differenz zum funktionellen Hirnzustand vor Stimulus (D-vor Daten)
    Vor Satz 1-früh nach Satz 1, Vor Satz 1-spät nach Satz 1
    Vor Satz 2-früh nach Satz 2, Vor Satz 2-spät nach Satz 2

An das Ruhe-EEG (Ausgangslage und EEG-Abschnitte vor der Stimulusdarbietung) kann die Frage gestellt werden, wie der funktionelle Hirnzustand war, auf den die Information einwirkte. An die EEG-Merkmale nach der Stimulusdarbietung (Funktions-EEG) kann die Frage gestellt werden, wie der funktionelle Hirnzustand nach Eintreffen der Information war. Die EEG-Merkmale der Reaktivität (D-O- und D-vor) hingegen messen die Form, Stärke und Dauer der informationsinduzierten Veränderung des funktionellen Hirnzustandes, die Reaktivität, und liefern damit Hinweise über die Dimensionen der funktionellen Anpassung des Zentralnervensystems an die dargebotene Information (s. Kap. 1.2.2, 1.3, 1.4 und 2.4).

3.4.2 Psychologische Methodik

Es wurden psychologische Tests durchgeführt, welche psychische Funktionen messen, die wiederholt als abweichend bei schizophrenen Menschen gefunden worden waren. Aspekte der Aufmerksamkeit, der damit „verwobenen" Reaktionszeit und des

Gedächtnisses (z. B. Cohen u. Meyer-Osterkamp 1974; Huber 1980; Koh 1978; Nuechterlein 1977) werden in den gewählten Tests erfaßt.

3.4.2.1 Der „Continuous Performance Test" (CPT) für selektive Reaktionszeitmessungen

Der CPT-Test besteht aus der wiederholten, unregelmäßigen (alle 1–3 s) Darbietung von Buchstaben oder Buchstabenpaaren durch den Lautsprecher. Die originale Form des CPT (Rosvold 1956) benutzt visuelle Darbietung der Information. Die akustische Darbietung verlangt wenig aktive Kooperation des Probanden, und wir haben uns deshalb für diese Modalität entschieden. Der Proband hat die Aufgabe, beim Erscheinen eines bestimmten „Signal"-Buchstabens (50mal innerhalb von 80 Darbietungen) oder eines bestimmten „Signal"-Buchstabenpaares (12mal innerhalb von 60 Darbietungen) so rasch wie möglich die an der Hand befestigte Taste zu drücken.

Der CPT-Test gibt Auskunft über die Aufrechterhaltung der Aufmerksamkeit und über die Reaktionszeiten der Probanden. Bei der Gruppe der akuten Schizophrenen war eine auswertbare CPT-Testung nicht möglich.

Die Reaktionszeit wurde zusätzlich anhand der Reaktionen auf die im ersten Teil der Untersuchung dargebotenen 10 Töne gemessen. Dies ist eine deutlich leichtere Aufgabe für die Probanden und war auch bei einigen akuten Schizophrenen möglich.

3.4.2.2 Der Merkaufgabentest (IST)

Dieser Test stellt einen Teil des Intelligenz-Struktur-Tests (IST) nach Amthauer (1970) dar und mißt die Merkfähigkeit der Probanden. Der Test besteht aus je 5 Wörtern zu den Überbegriffen Blumen, Werkzeuge, Vögel, Kunstwerke und Tiere (insgesamt 25 Wörter). Die Aufgabe ist, innerhalb von 3 min so viele Wörter wie möglich zu lernen. Es wird die Zahl der korrekten, falschen und fehlenden Wörter gemessen. Dieser Test war bei den akuten Schizophrenen nicht durchführbar.

3.4.2.3 Die Erinnerungsfähigkeit (Wiedergabe)

Die Erinnerungsfähigkeit wurde zusätzlich gemessen mit der Erinnerung oder Erkennung der insgesamt 4 unsinnigen Sätze, die während der EEG-Registrierung dargeboten wurden. Es wurde pro Satz die Zahl der korrekt erinnerten Wörter, die Zahl der erkannten Wörter (Zweitdarbietung in schriftlicher Form), die Zahl der Wörter, die zu keiner Erinnerung oder Erkennung führten, und die Zahl der falsch erinnerten und erkannten Wörter bestimmt. Bei der Gruppe der akuten Schizophrenen wurden zwar die ersten zwei Sätze dargeboten, aber die Prüfung der Erinnerung und Erkennung war nicht beurteilbar.

3.4.3 Statistische Methodik

Die statistische Auswertung erfolgte in den Außenstationen des Institutes für Informatik (Rechenzentrum) der Universität Zürich, welche sich in der Forschungsdirektion der Psychiatrischen Universitätsklinik und im Biostatistischen Zentrum der Universität befinden.

Das EEG ist ein sehr komplexes Signal, das mit zahlreichen Variablen erfaßt werden muß, um sinnvoll operationalisiert werden zu können. Um die in Kap. 3.4.1.3 im einzelnen beschriebenen abhängigen Variablen (EEG-Merkmale) am besten zu überprüfen, haben wir die im folgenden beschriebenen statistischen Schritte unternommen. Die Angemessenheit des statistischen Verfahrens wird z. B. in den Arbeiten von Abt (1979), Kubicki et al. (1979), Künkel (1972) und Rösler (1980) besprochen.

3.4.3.1 Vergleich zwischen den Gruppen

Für die Vergleiche zwischen den Gruppen wurden folgende Tests benutzt: 1) Einfaktorielle multivariate Varianzanalyse (MANOVA). Diese Analyse wurde durchgeführt um zu prüfen, ob der Gesamt-EEG-Zustand, der mit den benutzten Merkmalen in der Analyse berücksichtigt wurde, gruppenspezifisch sei. Wegen der Korrelation zwischen den EEG-Frequenzbereichen haben wir eine MANOVA getrennt nach Frequenzbändern und eine nicht getrennt nach Frequenzbändern berechnet. 2) Diskriminanzanalyse: Diese wurde durchgeführt, um die benutzten Daten zu explorieren und um zu prüfen, in welchem Ausmaß die einzelnen EEG-Merkmale (abhängige Variablen) am Zustandekommen der Gesamtunterschiede zwischen den Gruppen beteiligt sind. Es wurde eine stufenweise Diskriminanzanalyse durchgeführt mit den Werten der EEG-Reaktivität (D-O und D-vor) der vier Gruppen (s. Kap. 3.4.1.3). Für diese Analyse wurden zu den Differenzwerten der mittleren Leistung und der mittleren Frequenz zusätzlich die Differenzwerte des Modalwerts der elektrischen Leistung der drei Frequenzbänder benutzt. 3) Varianzanalysen: a) Einfaktorielle ANOVA über jede abhängige Variable wurden durchgeführt, um die Bedeutsamkeit der einzelnen abhängigen Variablen für die Unterschiede zwischen den Gruppen zu prüfen und den Effekt der unabhängigen Variablen „Gruppe" auf die EEG-Messungen zu testen. Zusätzlich wurde der Eta^2-Wert berechnet, der ein empfindliches Maß darstellt, mit dem der in einer Stichprobe auftretende unspezifische Zusammenhang zwischen abhängigen und unabhängigen Variablen geschätzt werden kann. b) Zweifaktorielle ANOVA (Gruppe x Ruhe-EEG und Gruppe x Funktions-EEG) für Gruppenpaare über jede abhängige Variable wurden durchgeführt, um die Beeinflussung des klinischen Bildes und des funktionellen Hirnzustandes auf die EEG-Merkmale zu prüfen. 4) Einzelvergleiche: Die Mittelwertdifferenzen zwischen den Gruppen wurden mit A-priori-Kontrasten, mit Scheffé-Tests (A-posteriori-Kontraste) und dem LSD- und Tukey-Test überprüft. Für die psychologischen Daten, die die Probandengruppen der Gesunden, Neurotiker und ehemaligen Schizophrenen betreffen, wurden die Mittelwertdifferenzen mit dem U-Test überprüft.

3.4.3.2 Homogenität der funktionellen Hirnzustände innerhalb jeder Gruppe

Diese Auswertung soll überprüfen, ob die funktionellen Hirnzustände innerhalb jeder Gruppe über die Zeit und über die Informationsdarbietungen homogen, d. h. unverändert, stabil bleiben. Das wurde mit je einem Friedman-Test pro Gruppe, Elektrodenkombination, Frequenzbereich und Variable getestet.

Für eine detaillierte Prüfung der Signifikanz der informationsinduzierten EEG-Veränderungen (EEG-Reaktivität) innerhalb jeder Gruppe wurden Wilcoxon-Tests zwischen Ruhe- und Funktions-EEG durchgeführt.

3.5 Ergebnisse

3.5.1 Ergebnisse der physiologischen Daten

3.5.1.1 EEG-Rohdaten: Funktionelle Hirnzustände

Rohdaten sind die Powerwerte und die Zentroidwerte der drei Frequenzbänder von allen funktionellen Hirnzuständen, d. h. allen EEG-Abschnitten und beider Elektrodenkombinationen. Die Abb. 8–11 zeigen für jede EEG-Variable getrennt den Verlauf der EEG-Rohdaten der aufeinanderfolgenden EEG-Abschnitte und ihrer Beziehung zu der Informationsdarbietung; nur die Daten der reduzierten Version des Protokolls sind berücksichtigt (s. Abb. 7 a und 7 b).

Die EEG-Rohdaten erlauben folgende Fragestellungen spezifischer zu überprüfen:

1) Ob die funktionellen Hirnzustände innerhalb jeder Gruppe über die Zeit und über die Informationsdarbietung homogen, d. h. unverändert, stabil bleiben und ob die eventuellen Änderungen der Hirnaktivität über die Zeit und über die Informationsdarbietung gleichermaßen beide Hirnregionen und alle EEG-Variablen innerhalb jeder Gruppe betreffen.

2) Ob es Unterschiede in der EEG-Ausgangslage, im funktionellen Hirnzustand, auf den die Information einwirkte (Ruhe-EEG), und in der funktionellen Anpassung

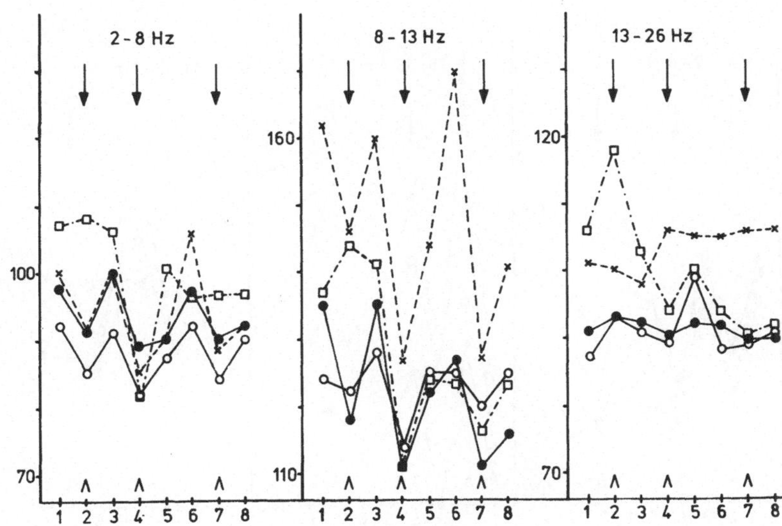

Abb. 8. EEG-Rohdaten: Temporo-parietale Hirnregion. Mittlere Powerwerte (μV, *vertikal*) der drei Frequenzbänder für die vier Probandengruppen (X = Gesunde, O = ehemalige Schizophrene, □ = akute Schizophrene, ● = Neurotiker). *Horizontal:* Folge der funktionellen Hirnzustände: 1 = Ausgangslage, 2 = Augen, 3 = S1 vor, 4 = S1 früh, 5 = S1 spät, 6 = S2 vor, 7 = S2 früh, 8 = S2 spät (s. Kap. 3.4.1.3). Die Pfeile (↓) und ∧ zeigen die Informationsdarbietung

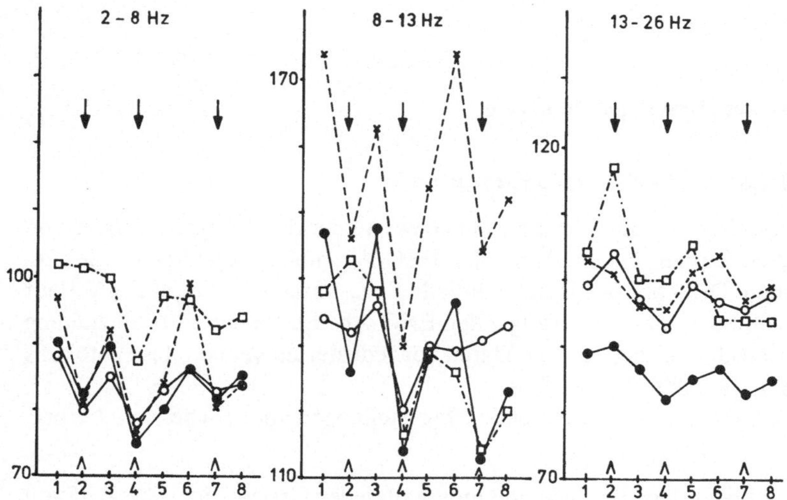

Abb. 9. EEG-Rohdaten: Parieto-okzipitale Hirnregion. Mittlere Powerwerte (μV, *vertikal*) der drei Frequenzbänder für die vier Probandengruppen (X = Gesunde, O = ehemalige Schizophrene, □ akute Schizophrene, ● Neurotiker). *Horizontal:* Folge der funktionellen Hirnzustände: 1 = Ausgangslage, 2 = Augen, 3 = S1 vor, 4 = S1 früh, 5 = S1 spät, 6 = S2 vor, 7 = S2 früh, 8 = S2 spät (s. Kap. 3.4.1.3). Die Pfeile ($\downarrow$) und $\wedge$ zeigen die Informationsdarbietung

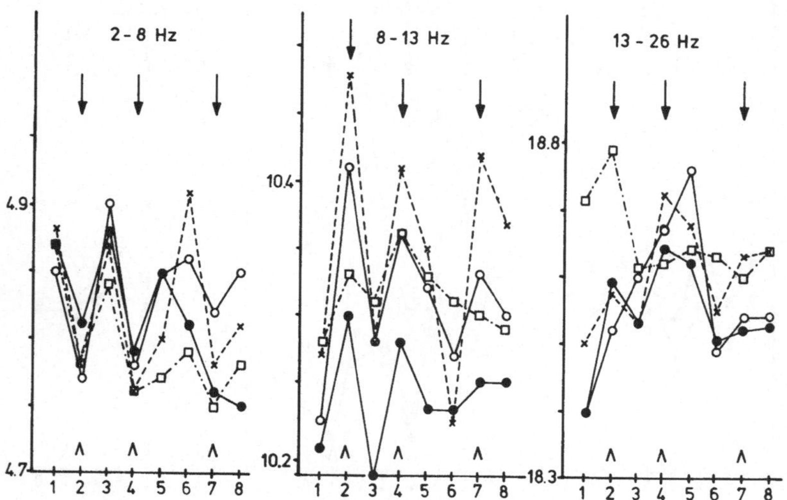

Abb. 10. EEG-Rohdaten: Temporo-partietale Hinregion. Zentroidwerte (Hz, *vertikal*) der drei Frequenzbänder für die vier Probandengruppen (X = Gesunde, O = ehemalige Schizophrene, □ = akute Schizophrene, ● = Neurotiker). *Horizonal*: Folge der funktionellen Hirnzustände: 1 = Ausgangslage, 2 = Augen, 3 = S1 vor, 4 = S1 früh, 5 = S1 spät, 6 = S2 vor, 7 = S2 früh, 8 = S2 spät (s. Kap. 3.4.1.3). Die Pfeile ($\downarrow$) und $\wedge$ zeigen die Informationsdarbietung

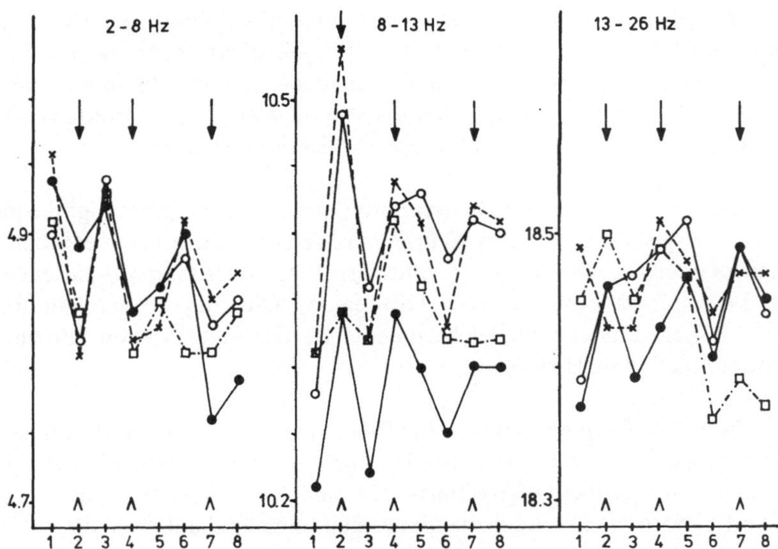

Abb. 11. EEG-Rohdaten: Parieto-okzipitale Hirnregion. Zentroidwerte (Hz, *vertikal*) der drei Frequenzbänder für die Probandengruppen (X = Gesunde, O = ehemalige Schizophrenie, □ = akute Schizophrene, ● = Neurotiker). *Horizontal:* Folge der funktionellen Hirnzustände: 1 = Ausgangslage, 2 = Augen, 3 = S1 vor, 4 = S1 früh, 5 = S1 spät, 6 = S2 vor, 7 = S2 früh, 8 = S2 spät (s. Kap. 3.4.1.3). Die Pfeile (↓) und ∧ zeigen die Informationsdarbietung

der Hirnaktivität auf das Eintreffen der Information (Funktions-EEG)zwischen den vier Gruppen gibt.

3.5.1.1.1 Homogenität der funktionellen Hirnzustände

Die EEG-Homogenität wurde einmal für Ruhe-EEG-Abschnitte (inklusive Ausgangslage) und für Funktions-EEG-Abschnitte getrennt und einmal, und das nur mit den EEG-Abschnitten des reduzierten Protokolls, für Ruhe- und Funktions-EEG-Abschnitte zusammen geprüft. Für die Gründe dieser Strategie s. unten.

Homogenität des Ruhe- und des Funktions-EEGs getrennt:

Es gab 24 Friedman-Tests pro Gruppe (2 Hirnregionen x 3 Frequenzbänder x 2 Variablen x 2 EEG-Abschnitte, d. h. Ruhe- und Funktions-EEG).

Zusammenfassend zeigt diese Analyse folgendes: Die Neurotiker zeigen häufig eine Nichthomogenität sowohl im Ruhe- als auch im Funktions-EEG (13 der 24 Friedman-Tests ergaben signifikante oder tendenziell signifikante Ergebnisse). Die ehemaligen Schizophrenen hingegen zeigen praktisch immer eine Homogenität des Ruhe- und Funktions-EEGs (nur einer der 24 Friedman-Tests ergab ein tendenziell signifikantes Ergebnis). Die Gesunden und die akuten Schizophrenen zeigten je dreimal ein signifikantes Ergebnis im Funktions-EEG.

Bezüglich der funktionellen Hirnzustände: Das Funktions-EEG zeigt die meisten signifikanten Ergebnisse (von 48 Friedman-Tests pro Ruhe- oder Funktions-Hirnzustand ergeben 15 ein signifikantes oder tendenziell signifikantes Ergebnis im Funktions-EEG und 5 im Ruhe-EEG, die alle die Neurotiker betreffen). Das Funktions-EEG zeigt also eine höhere Tendenz zur Nichthomogenität.

Bezüglich Hirnregion: Die temporo-parietale Hirnregion zeigt die meisten signifikanten Ergebnisse (von den 48 Friedman-Tests pro Hirnregion ergaben 14 ein signifikantes oder tendenziell signifikantes Ergebnis in der temporo-parietalen Hirnregion und 6 in der parieto-okzipitalen Hirnregion). Die temporo-parietale Region hat also eine höhere Tendenz zur Nichthomogenität der funktionellen Hirnzustände als die parieto-okzipitale Hirnregion.

Bezüglich Frequenzband: Delta/Theta- und Alpha-Band weisen die meisten Signifikanzen auf (aus den 32 Friedman-Tests pro Frequenzband ergaben 8 signifikante oder tendenziell signifikante Ergebnisse für das Delta/Theta-Band und 7 für das Alpha-Band). Diese zwei Frequenzbänder zeigen somit am häufigsten die Nichthomogenität der funktionellen Hirnzustände.

Bezüglich Variable: Die Nichthomogenitäten kommen gleich häufig bei Power- und Zentroidmessungen vor (10mal hatte jede Variable ein signifikantes Ergebnis im Friedman-Test); die signifikanten Ergebnisse der Powerwerte betreffen allerdings nie die Gesunden.

Homogenität des Ruhe- und Funktions-EEGs zusammen:

Die Frage der Homogenität der funktionellen Hirnzustände über die Zeit und über die Informationsdarbietung haben wir ebenfalls pro Gruppe mit dem Friedman-Test pro Hirnregion, Frequenz und Variable, diesmal aber für Ruhe- und Funktions-EEG zusammen, durchgeführt. Bei diesem Friedman-Test sind nur diejenigen EEG-Merkmale berücksichtigt, die für alle vier Gruppen vollständig sind, d. h. die funktionellen Hirnzustände „Ausgangslage", „Augen" und die je drei Abschnitte (einmal vor und zweimal nach der Stimulusdarbietung) des ersten und des zweiten Satzes.

Kommt die Homogenität des Funktions-EEGs innerhalb einer Gruppe durch fehlende Reaktivität zustande, sollte dieser Friedman-Test, da die Ruhe-EEG bei allen Gruppen (außer bei Neurotikern) homogen sind, wieder nichtsignifikante Ergebnisse erbringen; hingegen weisen die signifikanten Ergebnisse dieser Analyse auf eine stimulusinduzierte homogene Veränderung hin. Diese Ergebnisse zeigen folgendes:

Gemessen mit der Variablen POWER zeigen die Gesunden, die Neurotiker und die akuten Schizophrenen für beide Hirnregionen das gleiche Ergebnis: nichthomogene Zustände für das Delta/Theta- und Alpha-Frequenzband in der temporo-parietalen Region und für alle drei Frequenzbänder in der parieto-okzipitalen Region, wobei das Ergebnis bei dem Delta/Theta-Band der akuten Schizophrenen nur tendenziell signifikant ist. Die ehemaligen Schizophrenen hingegen zeigen in der temporo-parietalen Region ein tendenziell signifikantes Ergebnis im Delta/Theta-Band und ein signifikantes Ergebnis im Alpha-Band sowie in der parieto-okzipitalen Region ein signifikantes Ergebnis nur im Delta/Theta-Band.

Gemessen mit der Variablen ZENTROID zeigen die Gesunden und die ehemaligen Schizophrenen gleiche Ergebnisse: sie erreichen in der temporo-parietalen Region Signifikanz für alle Frequenzbänder und in der parieto-okzipitalen Region für das Delta/Theta-Band und Alpha-Band. Die akuten Schizophrenen zeigen ein signifikantes Ergebnis im Delta/Theta- und Beta-Band der temporo-parietalen Region und im Delta/Theta-Band der parieto-okzipitalen Region und die Neurotiker im Alpha- und Beta-Band der temporo-parietalen Region und in allen Frequenzbändern der parieto-okzipitalen Region, wobei im Beta-Band das Ergebnis nur tendenziell signifikant ist.

Zusammenfassung: Alle vier Probandengruppen (außer den Neurotikern in der temporo-parietalen Hirnregion) behalten das Ruhe-EEG über die Zeit und die Informationsdarbietung homogen. Hingegen ist das Funktions-EEG bei allen vier Gruppen inhomogen. Es gibt allerdings Unterschiede zwischen den Gruppen sowohl in den EEG-Merkmalen, die sich an dieser Inhomogenität des Funktions-EEGs beteiligen, wie auch im Ausprägungsgrad und der Hirnlokalisation dieser Funktions-EEG-Unterschiede.

3.5.1.1.2 Unterschiede zwischen Ruhe- und Funktions-EEG

Die Resultate des Friedman-Tests lassen sich besser verstehen, wenn man die Ergebnisse des Wilcoxon-Tests zwischen Ruhe- und Funktions-EEG mitberücksichtigt. Diese Testergebnisse zeigen, wie oft und in welchem Frequenzband und in welcher Variablen jede Gruppe signifikante Unterschiede zwischen Ruhe- und Funktions-EEG aufweist. Die Abb. 12–15 stellen diese Daten dar und verdeutlichen die Richtung der informationsinduzierten Veränderung.

Gemessen mit der Variablen POWER besteht die informationsinduzierte Veränderung aus einer Reduktion der Werte für das Delta/Theta-Band und das Alpha-Band; die Richtung der Beta-Band-Powerveränderung ist sehr unterschiedlich innerhalb und zwischen den Gruppen.

In der temporo-parietalen Hirnregion zeigen eine signifikante Veränderung die akuten Schizophrenen bei 6 der 15 Vergleiche, die ehemaligen Schizophrenen bei 2 der 15 Vergleiche, die Gesunden bei 10 der 15 Vergleiche und die Neurotiker bei 9 der 15 Vergleiche.

In der parieto-okzipitalen Hirnregion zeigen eine signifikante Veränderung die akuten Schizophrenen bei 3 der 15 Vergleiche, die ehemaligen Schizophrenen bei 3 der 15 Vergleiche, die Gesunden bei 8 der 15 Vergleiche und die Neurotiker bei 9 der 15 Vergleiche.

Gemessen mit der Variablen ZENTROID besteht die informationsinduzierte Veränderung aus einer Reduktion des Delta/Theta-Zentroids, einer Zunahme des Alpha-Zentroids und aus einer nichtkonstanten Richtungsveränderung des Beta-Zentroids.

In der temporo-parietalen Hirnregion zeigen eine signifikante Veränderung die akuten Schizophrenen bei 4 der 15 Vergleiche, die ehemaligen Schizophrenen bei 7 der 15 Vergleiche, die Gesunden bei 13 der 15 Vergleiche und die Neurotiker bei 6 der 15 Vergleiche.

In der parieto-okzipitalen Hirnregion zeigen eine signifikante Veränderung die akuten Schizophrenen bei 5 der 15 Vergleiche, die ehemaligen Schizophrenen bei 7 der 15 Vergleiche, die Gesunden bei 9 der 15 Vergleiche und die Neurotiker bei 9 der 15 Vergleiche.

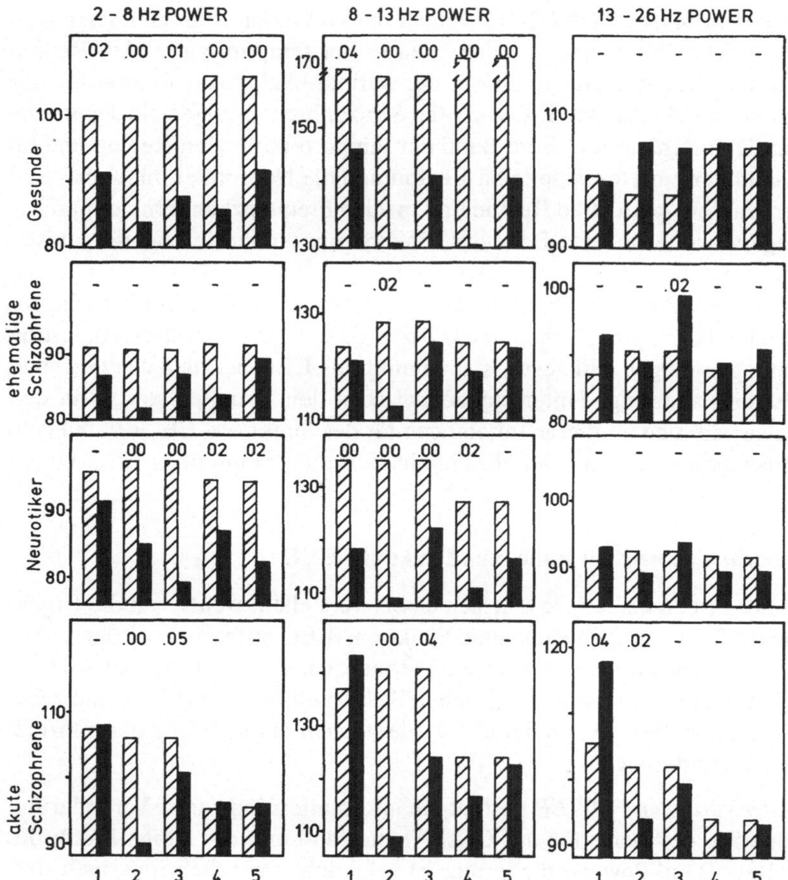

Abb. 12. Mittlere Powerwerte (μV, *vertikal*) der temporo-parietalen Hirnregion vor und nach der Darbietung der Stimuli. Die Werte für die drei Frequenzbänder und die vier Probandengruppen sind dargestellt. *Horizontal:* 1 = „Ausgangslage" vs. „Augen", 2 = „S1 vor" vs. „S1 früh", 3 = „S1 vor" vs. „S1 spät", 4 = „S2 vor" vs. „S2 früh", 5 = „S2 vor" vs. „S2 spät" (s. Kap. 3.4.1.3). Die Ziffern über den Säulen sind p-Werte des Wilcoxon-Tests (einseitig)

Zusammenfassung: Die wiederholten Wilcoxon-Tests zeigen, daß die signifikanten informationsinduzierten Veränderungen hauptsächlich das Delta/Theta- und das Alpha-Band betreffen. Die Gesunden, und etwas weniger die Neurotiker, zeigen die meisten Signifikanzen, und dies betrifft beide Variablen und Hirnregionen. Die ehemaligen Schizophrenen zeigen Ähnlichkeiten mit den Gesunden bezüglich Zentroidwerte und mit den akuten Schizophrenen bezüglich Powerwerte.

3.5.1.1.3 EEG-Rohdaten-Vergleich zwischen den Gruppen

Die Mittelwertunterschiede der Rohdaten zwischen den Gruppen wurden mit zwei MANOVA (eine getrennt und eine nicht getrennt nach EEG-Frequenzbändern) und

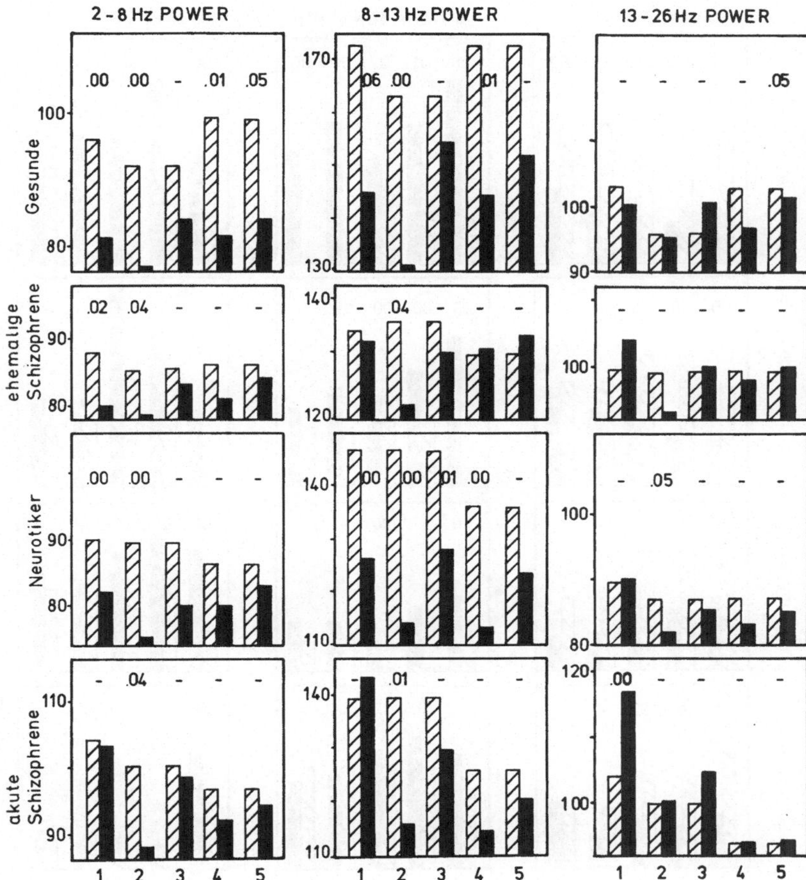

Abb. 13. Mittlere Powerwerte (μV, *vertikal*) der parieto-okzipitalen Hirnregion vor und nach der Darbietung der Stimuli. Die Werte für die drei Frequenzbänder und die vier Probandengruppen sind dargestellt. *Horizontal:* 1 = „Ausgangslage" vs. „Augen", 2 = „S1 vor" vs. „S1 früh", 3 = „S1 vor" vs. „S1 spät", 4 = „S2 vor" vs. „S2 früh", 5 = „S2 vor" vs. „S2 spät" (s. Kap. 3.4.1.3). Die Ziffern über den Säulen sind p-Werte des Wilcoxon-Tests (einseitig)

mit einfaktoriellen und zweifaktoriellen ANOVA überprüft. Diese Analysen wurden mit den EEG-Merkmalen der reduzierten Version des Protokolls durchgeführt (s. Abb. 7b).

Die Ergebnisse der MANOVA, getrennt für die verschiedenen EEG-Frequenzbänder, zeigen, daß der mit dem Rohwert gemessene Gesamt-EEG-Zustand eine Gruppenspezifität vermuten läßt – in der temporo-parietalen Hirnregion für die Power des Beta-Bandes und für das Zentroid des Alpha-Bandes (F = 1,46, p = 0,05, F = 1,81, p = 0,005), in der parieto-okzipitalen Hirnregion für die Power des Alpha-Bandes und tendenziell für das Zentroid des Delta/Theta-Bandes (F = 1,48, p = 0,04, F = 1,34, p = 0,10). Wenn man die Korrelation zwischen den EEG-Frequenzbereichen ebenfalls mitberücksichtigt (MANOVA nicht getrennt nach EEG-Frequenzbändern), gibt es für die temporo-parietale Hirnregion ein signifikantes Ergebnis für die Zentroidwerte und

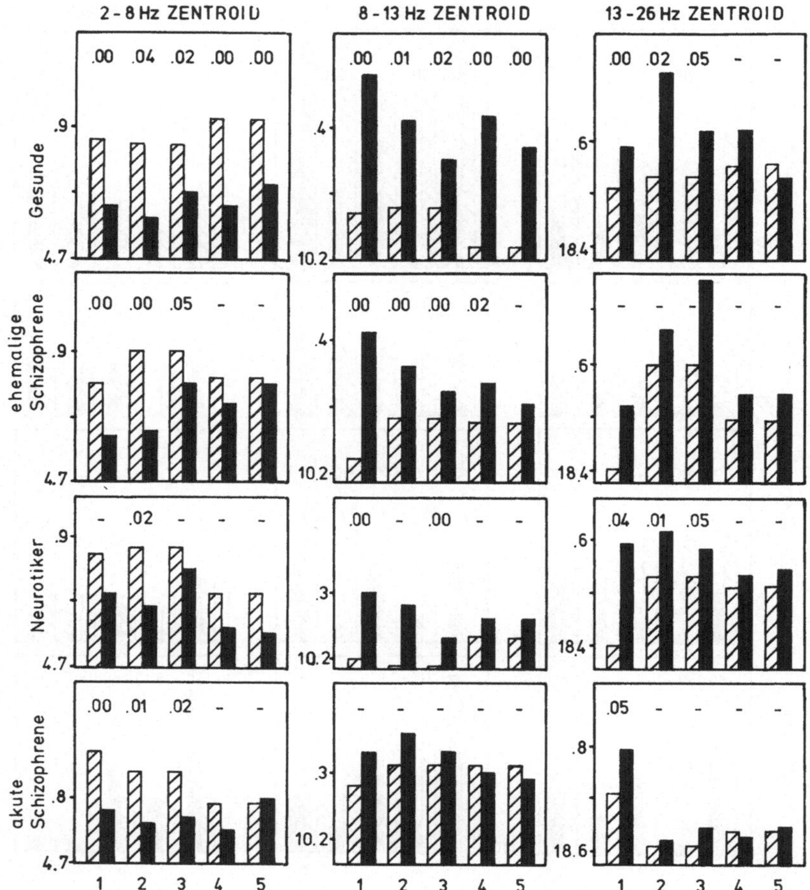

Abb. 14. Mittlere Zentroidwerte (Hz, *vertikal*) der temporo-parietalen Hirnregion vor und nach der Darbietung der Stimuli. Die Werte für die drei Frequenzbänder und die vier Probandengruppen sind dargestellt. *Horizontal:* 1 = „Ausgangslage" vs. „Augen", 2 = „S1 vor" vs. „S1 früh", 3 = „S1 vor" vs. „S1 spät", 4 = „S2 vor" vs. „S2 früh", 5 = „S2 vor" vs. „S2 spät" (s. Kap. 3.4.1.3). Die Ziffern über den Säulen sind p-Werte des Wilcoxon-Tests (einseitig)

eine Tendenz zur Signifikanz für die Powerwerte (F = 1,39, p = 0,05, F = 1,32, p = 0,09) und für die parieto-okzipitale Hirnregion ein signifikantes Ergebnis für die Zentroidwerte (F = 1,54, p = 0,01).

Die Frage nach den unterschiedlichen Mittelwerten zwischen den Gruppen wurde mit der zweifaktoriellen ANOVA (Gruppe x Ruhe-EEG und Gruppe x Funktions-EEG) für Gruppenpaare pro Hirnregion, Frequenz und Variable ebenfalls überprüft.

Es ergaben sich signifikante Werte nur für den Faktor „Gruppenzugehörigkeit"; die kleinen Eta^2-Werte allerdings zeigten, daß der Anteil der erklärten Varianz nicht groß genug ist, um den gefundenen Unterschieden eine wirkliche Bedeutung beizumessen. Wenn man nur p-Werte von 0,01 und höher berücksichtigt, können die Ergebnisse dieser Analyse folgendermaßen zusammengefaßt werden:

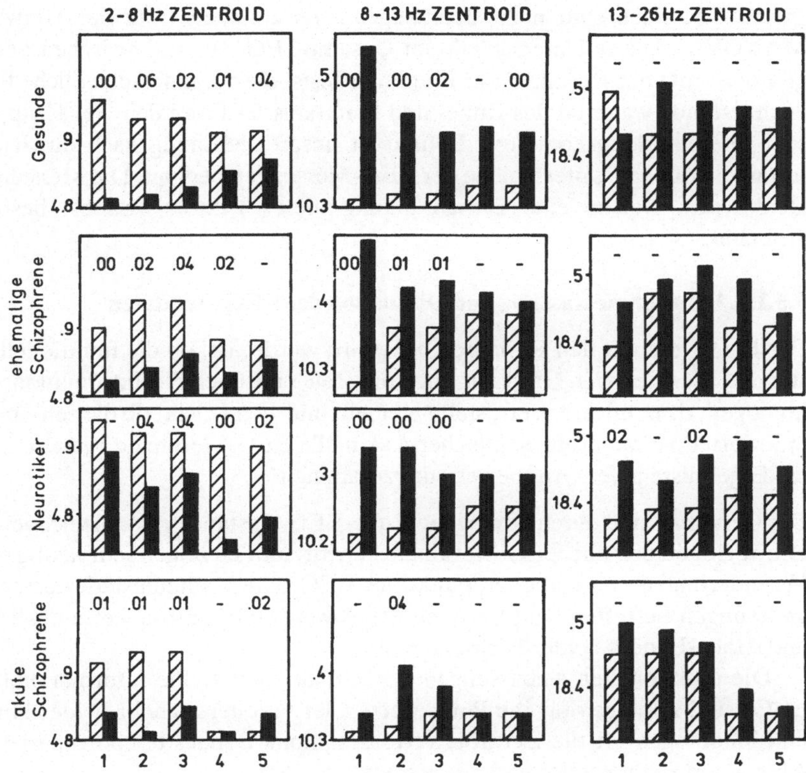

Abb. 15. Mittlere Zentroidwerte (Hz, *vertikal*) der parieto-okzipitalen Hirnregion vor und nach der Darbietung der Stimuli. Die Werte für die drei Frequenzbänder und die vier Probandengruppen sind dargestellt. *Horizontal:*1 = „Ausgangslage" vs. „Augen", 2 = „S1 vor" vs. „S1 früh", 3 = „S1 vor" vs. „S1 spät", 4 = „S2 vor" vs. „S2 früh", 5 = „S2 vor" vs. „S2 spät" (s. Kap. 3.4.1.3). Die Ziffern über den Säulen sind p-Werte des Wilcoxon-Tests (einseitig)

In der temporo-parietalen Hirnregion und im Ruhe-EEG ist es die Power des Alpha-Frequenzbandes, welche die Gesunden von den drei anderen Gruppen trennt (p = 0,009–0,001 und η^2 = 5–7 %), und das Zentroid des Beta-Frequenzbandes, welches die akuten Schizophrenen von den ehemaligen Schizophrenen und den Neurotikern trennt (p = 0,01–0,004, η^2 = 4–5 %). Für das Funktions-EEG erbrachte keiner der Gruppenpaarvergleiche p-Werte von 0,01 und höher.

In der parieto-okzipitalen Hirnregion und im Ruhe-EEG erreichte keiner der Gruppenpaarvergleiche diese Signifikanz. Im Funktions-EEG ist es die Power des Delta/Theta-Frequenzbandes, welche die akuten Schizophrenen von den drei anderen Gruppen trennt (p = 0,01–0,003, η^2 = 5–7 %), und das Zentroid des Alpha-Bandes, welches die Gesunden von den akuten Schizophrenen und den Neurotikern trennt (p = 0,01–0,007, η^2 = 4 %).

Zusammenfassung: Die Mittelwerte der als Rohdaten untersuchten EEG-Merkmale der akuten Schizophrenen, ehemaligen Schizophrenen, Neurotikern und psychisch Gesunden sind nicht überzeugend verschieden, trotz der Hinweise in der MANOVA, daß es Unterschiede im Gesamt-EEG-Zustand zwischen den Gruppen gibt und trotz der Resultate der Friedman-Tests, die auf unterschiedliche funktionelle Hirnzustände während des Ruhe- und Funktions-EEGs in den vier Gruppen hinweisen. Dieser relativ komplexe Befund ist unserer Meinung nach durch die großen intraindividuellen Unterschiede der EEG-Messungen bedingt. Die Messung der EEG-Reaktivität, welche eine Einschränkung dieses Faktors erlaubt, bestätigt diese Annahme (s. unten).

3.5.1.1.4 Zusammenfassung und Diskussion der EEG-Rohdaten

Die Frage, die mit den Rohdaten überprüft wurde, ist, ob die funktionellen Hirnzustände jeder der vier Gruppen über die Zeit und über die Informationsdarbietung homogen, d. h. unverändert, stabil bleiben, und wenn nicht, ob die zeit- und stimulusinduzierten Veränderungen gleichermaßen alle EEG-Merkmale betreffen. Wir fassen die Ergebnisse jeder Gruppe getrennt zusammen.

Die Gesunden sind durch homogene Ruhe-EEG-Zustände gekennzeichnet, was beide Hirnregionen und alle EEG-Merkmale betrifft, und sie zeigen sehr häufig signifikante Veränderungen von Ruhe- zu Funktions-EEG. Diese stimulusinduzierten EEG-Veränderungen betreffen hauptsächlich die Power- und Zentroidwerte des Theta/Delta- und Alpha-Bandes beider Hirnregionen.

Die funktionellen Anpassungen der Hirnaktivität an die Information (Funktions-EEG) sind homogen für die Powerwerte aller Frequenzbänder beider Hirnregionen und inhomogen für die Zentroidwerte des Alpha-Bandes temporo-parietal und des Alpha- und Beta-Bandes parieto-okzipital.

In anderen Worten, das Ruhe-EEG der Gesunden bleibt über die Zeit unverändert. Auch die funktionelle Änderung der Hirnaktivität durch die ankommende Information (Funktions-EEG) erscheint über die Bedingungen hinweg ähnlich, wenn sie als stimulusinduzierte Powerveränderung gemessen wird, aber sie ist variabel, wenn sie als stimulusinduzierte Zentroidveränderung gemessen wird.

Die Gesunden reagieren also auf die ankommende Information mit einer mehr oder weniger konstanten Veränderung der Powerwerte und einer variablen Veränderung der Zentroidwerte des EEGs beider Hirnregionen.

Die akuten Schizophrenen sind durch homogene Ruhe-EEG-Zustände gekennzeichnet, was beide Hirnregionen und alle EEG-Merkmale betrifft, und sie zeigen wenig signifikante Veränderungen von Ruhe- zu Funktions-EEG. Die wenigen stimulusinduzierten EEG-Veränderungen betreffen hauptsächlich die Zentroidwerte des Delta/Theta-Bandes beider Hirnregionen.

Die funktionellen Anpassungen der Hirnaktivität an die Information (Funktions-EEG) sind homogen für die Powerwerte aller Frequenzbänder beider Hirnregionen und inhomogen für die Zentroidwerte des Delta/Theta-Bandes beider Hirnregionen.

In anderen Worten: Das Ruhe-EEG der akuten Schizophrenen bleibt über die Zeit, wie bei den Gesunden unverändert. Die funktionelle Änderung der Hirnaktivität durch die ankommende Information (Funktions-EEG), wenn sie mit den Powerwerten gemessen wird, scheint auch über die Bedingungen hinweg ähnlich zu sein. Dieses statistische Ergebnis allerdings ist durch die reduzierte bis fehlende Reaktivität, und nicht durch ähnliche Reaktivität bedingt. Gemessen mit den Zentroidwerten ist die funktionelle Änderung dieser Gruppe über die Bedingungen hinweg variabel.

Die akuten Schizophrenen zeigen also eine geringe funktionelle Änderung der Hirnaktivität unter den verschiedenen Informationsbedingungen, welche praktisch nur aus Veränderungen der Zentroidwerte des Delta/Theta-Bandes besteht.

Die ehemaligen Schizophrenen sind durch homogene Ruhe-EEGs gekennzeichnet, was beide Hirnregionen und alle EEG-Merkmale betrifft. Sie zeigen zwar häufig signifikante Veränderungen der Zentroidwerte, aber seltener signifikante Veränderungen der Powerwerte von Ruhe- zu Funktions-EEG. Diese stimulusinduzierten EEG-Veränderungen betreffen hauptsächlich die Zentroidwerte des Delta/Theta- und Alpha-Bandes beider Hirnregionen und selten die Powerwerte des Delta/Theta- und Alpha-Bandes beider Hirnregionen.

Die funktionellen Anpassungen der Hirnaktivität an die ankommende Information (Funktions-EEG) sind durch eine ausgesprochene Homogenität gekennzeichnet, die beide Hirnregionen und alle EEG-Variablen betrifft.

In anderen Worten, das Ruhe-EEG der ehemaligen Schizophrenen bleibt über die Zeit, wie bei den Gesunden, auch unverändert. Die funktionelle Änderung der Hirnaktivität durch die ankommende Information (Funktions-EEG), gemessen mit beiden Variablen, scheint über die Bedingungen hinweg ähnlich zu sein. Dieses statistische Ergebnis ist anscheinend für die zwei Variablen von unterschiedlicher Natur: Das Funktions-EEG, gemessen mit den Powerwerten, scheint über die Bedingungen hinweg ähnlich zu sein wegen der reduzierten Reaktivität. Wird es hingegen mit den Zentroidwerten gemessen, scheint seine Stabilität durch die ähnlichen Reaktivitäten bedingt zu sein. Die ehemaligen Schizophrenen reagieren also auf die ankommende Information mit einer geringen Veränderung der Powerwerte und einer deutlichen, aber stabilen Veränderung der Zentroidwerte des EEGs beider Hirnregionen.

Die Neurotiker sind gekennzeichnet durch homogene Ruhe-EEG-Zustände, was alle EEG-Merkmale betrifft, parieto-okzipital, aber durch inhomogene Ruhe-EEG-Zustände, was die Power- und Zentroidwerte des Delta/Theta-Bandes betrifft, temporo-parietal. Sie zeigen sehr häufig eine signifikante Veränderung von Ruhe- zu Funktions-EEG. Diese stimulusinduzierten EEG-Veränderungen betreffen hauptsächlich die Power- und Zentroidwerte des Delta/Theta- und Alpha-Bandes beider Hirnregionen und temporo-parietal zusätzlich die Zentroidwerte des Beta-Bandes.

Die funktionellen Anpassungen der Hirnaktivität an die Information (Funktions-EEG) sind temporo-parietal inhomogen für alle Frequenzbänder und beide Variablen und parieto-okzipital inhomogen zwar für die Powerwerte des Delta/Theta- und Alpha-Bandes, aber homogen für die Zentroidwerte aller Frequenzbänder.

In anderen Worten, das Ruhe-EEG der Neurotiker bleibt über die Zeit nur parieto-okzipital, wie bei den Gesunden, unverändert. In der temporo-parietalen Hirnregion ist das Ruhe-EEG der Neurotiker variabel. Auch die funktionelle Änderung der Hirnaktivität durch die ankommende Information (Funktions-EEG) scheint temporo-parietal über die Bedingungen hinweg variabel zu sein. Dies gilt parieto-okzipital auch für die Powerwerte; für die Zentroidwerte dieser Hirnregion hingegen ist die funktionelle Änderung der Hirnaktivität über die Bedingungen hinweg ähnlich.

Die Neurotiker reagieren also auf die ankommende Information temporo-parietal mit einer variablen Veränderung der Power- und Zentroidwerte und parieto-okzipital mit einer mehr oder weniger ähnlichen Veränderung der Zentroidwerte und einer variablen Veränderung der Powerwerte.

Die Frage also über die Homogenität der funktionellen Hirnzustände über die Zeit und die Informationsdarbietung innerhalb jeder Gruppe, welche mit den EEG-Rohdaten überprüft wurde, kann folgendermaßen beantwortet werden: Das Ruhe-EEG bleibt bei allen vier Gruppen, außer den Neurotikern in der temporo-parietalen Hirnregion, über die Zeit und die Informationsbedingungen hinweg in beiden Hirnregionen weitgehend unverändert. Da nun alle Gruppen eine mehr oder weniger deutliche Veränderung der Hirnaktivität von Ruhe- zu Funktions-EEG gezeigt haben, weisen diese Ergebnisse der Homogenität des Ruhe-EEGs darauf hin, daß das Gehirn sich zwar an die ankommende Information funktionell anpaßt, aber sich nach kurzer Zeit wieder auf die Funktionsebene vor dem Stimulus zurückbringt. Das Funktions-EEG hingegen ist sehr häufig, aber nicht für alle geprüften EEG-Merkmale der zwei Hirnregionen jeder Gruppe, variabel. Die Inhomogenität des Funktions-EEGs betrifft also nicht gleichermaßen die zwei Hirnregionen und die sechs EEG-Merkmale sowohl innerhalb wie auch zwischen den Gruppen. Dies läßt die Vermutung zu, daß es sich bei den inkonstanten EEG-Charakteristika des Funktions-EEGs um gruppenspezifische, kurzdauernde und situative funktionelle Anpassungen der Hirnaktivität an die ankommenden Informationen handelt, die allerdings nicht gleichermaßen und in einer einheitlichen Richtung die Gesamt-EEG-Aktivität betreffen. Dieses Ergebnis läßt vermuten, daß die verschiedenen EEG-Frequenzbereiche und die verschiedenen Variablen innerhalb des gleichen Frequenzbandes unterschiedliche biologische Bedeutung für die funktionelle Anpassung des Zentralnervensystems haben.

Die angenommenen gruppenspezifischen funktionellen Anpassungen der Hirnaktivität an die ankommenden Informationen können durch Unterschiede eines oder vieler EEG-Merkmale in der EEG-Ausgangslage oder in den funktionellen Hirnzuständen, auf welche die Information einwirkte (Ruhe-EEG), oder durch unterschiedliche Reaktivitäten (Funktions-EEG) oder schließlich durch alle Faktoren mit wechselseitigen Beziehungen bedingt sein.

Die Prüfung der Mittelwertunterschiede der EEG-Rohdaten zwischen den Gruppen läßt allerdings die Hypothese einer gruppenspezifischen funktionellen Anpassung der Hirnaktivität nicht sicher bestätigen. Die MANOVA lassen eine Gruppenspezifität bestimmter EEG-Merkmale sowohl im Ruhe- wie auch im Funktions-EEG zwar vermuten, die sich aber bei den ANOVA nicht sicher bestätigen läßt.

Die Frage also, ob es Unterschiede zwischen den Gruppen gibt in den funktionellen Hirnzuständen, auf welche die Information einwirkte (Ruhe-EEG), und in der funktionellen Anpassung der Hirnaktivität nach der Informationsdarbietung (Funktions-EEG), läßt sich mit den EEG-Rohdaten nicht mit Sicherheit bejahen. Der Grund für diesen relativ komplexen negativen Befund ist mit großer Wahrscheinlichkeit durch die großen intraindividuellen Unterschiede der EEG-Messungen zu erklären. Wie wir im nächsten Kapitel sehen, erbringt die Messung der EEG-Reaktivität, welche eine Einschränkung dieses Faktors erlaubt, eine statistische Trennung zwischen den vier Gruppen.

3.5.1.2 EEG-Reaktivität: Funktionelle Anpassung der Hirnaktivität an die ankommende Information

EEG-Reaktivitätsdaten sind die arithmetischen Differenzen der Power- und der Zentroidwerte der drei Frequenzbänder einer Elektrodenkombination pro Proband zwischen zwei funktionellen Hirnzuständen (EEG-Abschnitten): einem während Zeiten ohne externe Informationsdarbietung (Ruhe-EEG) und einem in Zeiten nach der Darbietung externer Informationen (Funktions-EEG).

Die Berechnung der arithmetischen Differenz der EEG-Variablen liefert gemeinsame EEG-Charakteristika der funktionellen Anpassung der Hirnaktivität an die ankommende Information für die Probanden einer Gruppe, die unabhängig sind von den idiosynkratischen Charakteristika der individuellen EEG-Aktivität.

Die EEG-Reaktivität erlaubt die Messung der Form, Intensität und Dauer der funktionellen Anpassung der Hirnaktivität, d. h. sie zeigt, welche EEG-Variable, wie viel und wie lang, sich durch die Informationsdarbietung geändert hat. Die EEG-Reaktivitätsdaten erlauben folgende Fragestellungen spezifischer zu überprüfen:

1) Ob es Unterschiede gibt in der Form, Intensität und Dauer der mit der EEG-Reaktivität gemessenen funktionellen Anpassung der Hirnaktivität an die ankommende Information (EEG-Komponente der Orientierungsreaktion) zwischen den vier Gruppen.

2) Ob es Charakteristika der EEG-Reaktivität während der Psychose gibt, die sich in der Remission normalisieren oder sich ändern und damit als EEG-Korrelate der „psychotischen" funktionellen Anpassung der Hirnaktivität an die ankommende Information gelten dürfen.

3) Ob es Charakteristika der EEG-Reaktivität gibt, die sowohl bei symptomatischen Schizophrenen als auch bei ehemaligen Schizophrenen erscheinen und damit als EEG-Korrelate der Prädisposition zu der „psychotischen" funktionellen Anpassung der Hirnaktivität an die ankommende Information gelten dürfen.

3.5.1.2.1 EEG-Reaktivität: Differenz zur Ausgangslage

Die als Differenz zur Ausgangslage bezeichnete EEG-Reaktivität (D–O) wurde berechnet als arithmetische Differenz der EEG-Variablen zwischen dem funktionellen Hirnzustand „Ausgangslage" und den Funktions-EEG-Abschnitten „Augen", „früh und spät nach Satz 1" und „früh und spät nach Satz 2" (s. Abb. 7 b).

Die D–O-Daten geben Hinweise auf die Rolle des anfänglichen funktionellen Hirnzustandes, d. h. der hirnelektrischen Ausgangslage für die Form, Intensität und Dauer der EEG-Reaktivität.

Die Abb. 16–18 zeigen die grapische Darstellung der D–O-Daten pro Hirnregion, Frequenzband und Variable und verdeutlichen die Richtung der EEG-Veränderung.

Die Ergebnisse der MANOVA, getrennt für die verschiedenen EEG-Frequenzbänder, zeigen, daß die als Differenz zur Ausgangslage gemessene EEG-Reaktivität eine Gruppenspezifität vermuten läßt in der temporo-parietalen Hirnregion für das Zentroid des Alpha- und Beta-Bandes (F = 1,51, p = 0,05; F = 1,44, p = 0,07) und für die Power des Beta-Bandes (F = 1,59, p = 0,03); zusätzlich in der parieto-okzipitalen Hirnregion für das Zentroid des Delta/Theta-Bandes und tendenziell auch des Beta-Bandes (F = 1,78, p = 0,01 und F = 1,38, p = 0,10) und für die Power des Alpha-Bandes (F = 1,81, p = 0,009).

Die Ergebnisse der MANOVA, ohne Trennung nach EEG-Frequenzbändern, weisen darauf hin, daß für beide Hirnregionen die Differenz zur Ausgangslage für die mit dem Zentroid gemessene Reaktivität gruppenspezifisch ist (F = 1,72, p = 0,009 für die temporo-parietale Hirnregion und F = 1,91, p = 0,002 für die parieto-okzipitale

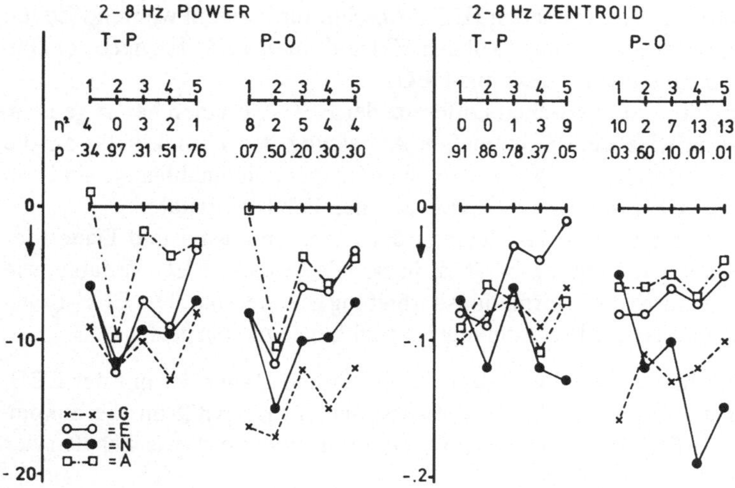

Abb. 16. EEG-Reaktivität: „Differenz zur Ausgangslage" (D-O). Graphische Darstellung der Reaktivität des Delta/Theta-Frequenzbandes beider EEG-Variablen (Power und Zentroid) und beider Hirnregionen (T-P temporo-parietal, P-O parieto-okzipital, A akute Schizophrene, E ehemalige Schizophrene, G Gesunde, N Neurotiker. *Vertikal:* Differenzwerte. *Horizontal: 1* Ausgangslage – Augen, *2* Ausgangslage – Satz 1 früh, *3* Ausgangslage – Satz 1 spät, *4* Ausgangslage – Satz 2 früh, *5* Ausgangslage – Satz 2 spät). Eta^2 und p-Werte der ANOVA

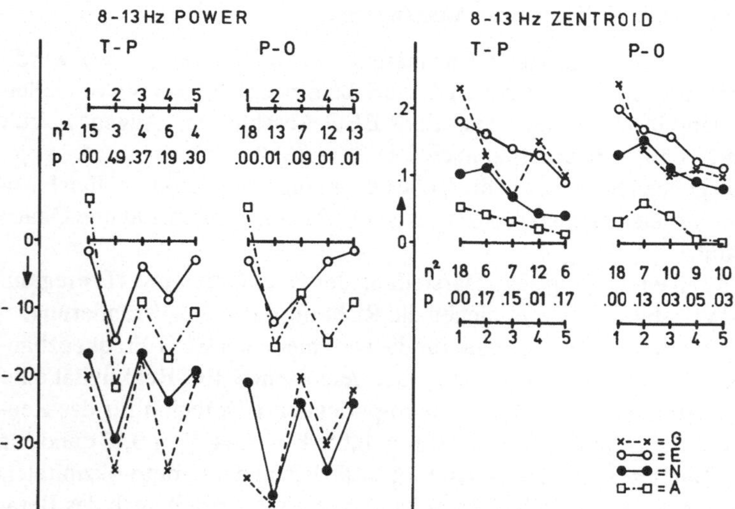

Abb. 17. EEG-Reaktivität: „Differenz zur Ausgangslage" (D-O). Graphische Darstellung der Reaktivität des Alpha-Frequenzbandes beider EEG-Variablen (Power und Zentroid) und beider Hirnregionen (T-P temporo-parietal, P-O parieto-okzipital, A akute Schizophrene, E ehemalige Schizophrene, G Gesunde, N Neurotiker. *Vertikal:* Differenzwerte. *Horizontal: 1* Ausgangslage – Augen, *2* Ausgangslage – Satz 1 früh, *3* Ausgangslage – Satz 1 spät, *4* Ausgangslage – Satz 2 früh, *5* Ausgangslage – Satz 2 spät). Eta^2 und p-Werte der ANOVA

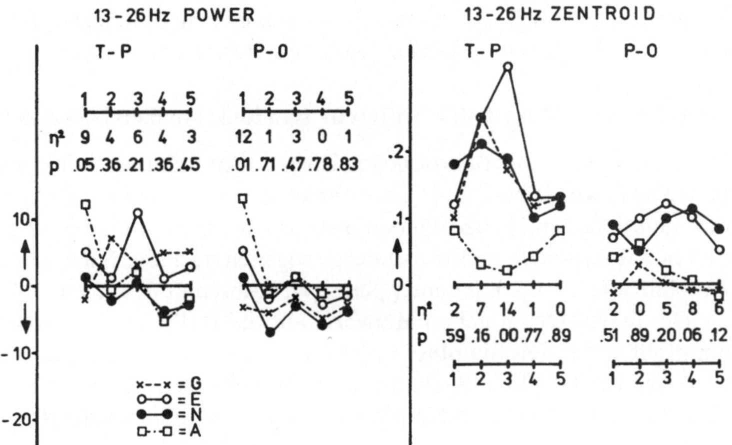

Abb. 18. EEG-Reaktivität: „Differenz zur Ausgangslage" (D-O). Graphische Darstellung der Reaktivität des Beta-Frequenzbandes beider EEG-Variablen (Power und Zentroid) und beider Hirnregionen (*T-P* temporo-parietal, *P-O* parieto-okzipital, *A* akute Schizophrene, *E* ehemalige Schizophrene, *G* Gesunde, *N* Neurotiker. *Vertikal:* Differenzwerte. *Horizontal: 1* Ausgangslage – Augen, *2* Ausgangslage – Satz 1 früh, *3* Ausgangslage – Satz 1 spät, *4* Ausgangslage – Satz 2 früh, *5* Ausgangslage – Satz 2 spät). Eta² und p-Werte der ANOVA

Hirnregion). Die Ergebnisse der MANOVA der D–O-EEG-Reaktivität sind somit den Ergebnissen der MANOVA der EEG-Rohdaten sehr ähnlich.

Die Ergebnisse der Analysen der EEG-Reaktivitätsdaten „Differenz zur Ausgangslage" für Mittelwertunterschiede zwischen den Gruppen (ANOVA und A-priori-Kontraste und Scheffé-Tests für Vergleiche zwischen Gruppenpaaren) lassen sich folgendermaßen zusammenfassen (vgl. Abb. 16–18):

1) Temporo-parietale Hirnregion: Im Delta/Theta-Frequenzband gab es für beide Variablen, d. h. Power und Zentroid, geringe Unterschiede zwischen den Gruppen. Im Alpha-Frequenzband gab es in der Power-Reaktivität Unterschiede zwischen den akuten und den ehemaligen Schizophrenen auf der einen Seite und den Gesunden und Neurotikern auf der anderen Seite; und in der Zentroid-Reaktivität zwischen den akuten Schizophrenen und, weniger ausgeprägt, den Neurotikern auf der einen Seite und den Gesunden und den ehemaligen Schizophrenen auf der anderen Seite. Im Beta-Frequenzband gab es einige Unterschiede in der Zentroid-Reaktivität zwischen den akuten Schizophrenen und den anderen drei Gruppen.

2) Parieto-okzipitale Hirnregion: Im Delta/Theta-Frequenzband gab es für Power-Reaktivität geringe Unterschiede zwischen den Gruppen. Für Zentroid-Reaktivität gab es häufige Unterschiede zwischen akuten und ehemaligen Schizophrenen auf der einen Seite und den Gesunden und den Neurotikern auf der anderen Seite. Im Alpha-Frequenzband gab es häufige Unterschiede der Power-Reaktivität zwischen den akuten und ehemaligen Schizophrenen auf der einen Seite und den Gesunden und Neurotikern auf der anderen Seite sowie häufige Unterschiede der Zentroid-Reaktivität zwischen akuten Schizophrenen auf der einen Seite und den drei anderen Gruppen auf der anderen Seite. Im Beta-Frequenzband gab es einige, jedoch unsystematische Unterschiede der Power- und Zentroid-Reaktivität zwischen den Gruppen.

3.5.1.2.2 EEG-Reaktivität: Differenz zum funktionellen Hirnzustand vor Stimulus

Die als Differenz zum funktionellen Zustand vor Stimulus bezeichnete EEG-Reaktivität (D–vor) wurde berechnet als arithmetische Differenz der EEG-Variablen zwischen den funktionellen Hirnzuständen unmittelbar vor der Darbietung der Sätze 1 und 2 und den funktionellen Hirnzuständen sogleich nach der Satzdarbietung („Satz früh"-Abschnitte) und anschließend („Satz spät"-Abschnitte; s. Kap. 3.4.1.3).

Die D–vor-Daten geben Hinweise auf die Rolle der funktionellen Hirnzustände unmittelbar vor der Stimulusdarbietung für die Form, Intensität und Dauer der EEG-Reaktivität. Die Abb. 19–21 zeigen die graphische Darstellung der D–vor-Daten pro Hirnregion, Frequenzband und Variable und verdeutlichen die Richtung der EEG-Veränderung.

Die Ergebnisse der MANOVA, getrennt für die verschiedenen Frequenzbänder, zeigen, daß die als Differenz zum funktionellen Hirnzustand vor Stimulus gemessene EEG-Reaktivität eine tendenzielle Gruppenspezifität vermuten läßt, in der temporo-parietalen Hirnregion für die Powerwerte aller drei Frequenzbänder (F = 1,45, p = 0,09; F = 1,50, p = 0,07; F = 1,45, p = 0,08); zusätzlich in der parieto-okzipitalen Hirnregion für die Powerwerte des Alpha-Bandes (F = 1,57, p = 0,05). Es gibt keine signifikanten Ergebnisse für die Zentroidwerte.

Die Ergebnisse der MANOVA, ohne Trennung nach EEG-Frequenzbändern, weisen darauf hin, daß für die temporo-parietale Hirnregion die Differenz zum funktionel-

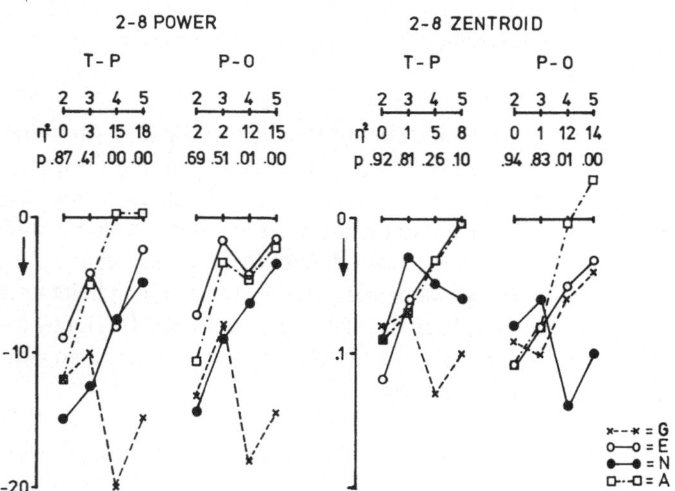

Abb. 19. EEG-Reaktivität: „Differenz zum funktionellen Hirnzustand vor Stimulus" (D-vor). Graphische Darstellung der Reaktivität des Delta/Theta-Frequenzbandes beider EEG-Variablen (Power und Zentroid) und beider Hirnregionen (*T-P* temporo-parietal, *P-O* parieto-okzipital, *A* akute Schizophrene, *E* ehemalige Schizophrene, *G* Gesunde, *N* Neurotiker. *Vertikal:* Differenzwerte. *Horizontal:* 2 = S1 vor – S1 früh, *3* = S1 vor – S1 spät, *4* = S2 vor – S2 früh, *5* = S2 vor – S2 spät). Eta^2 und p-Werte der ANOVA

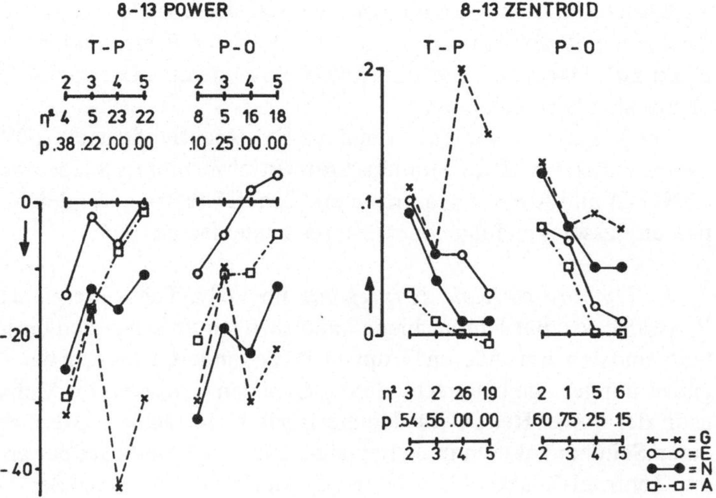

Abb. 20. EEG-Reaktivität: „Differenz zum funktionellen Hirnzustand vor Stimulus" (D-vor). Graphische Darstellung der Reaktivität des Alpha-Frequenzbandes beider EEG-Variablen (Power und Zentroid) und beider Hirnregionen (*T-P* temporo-parietal, *P-O* parieto-okzipital, *A* akute Schizophrene, *E* ehemalige Schizophrene, *G* Gesunde, *N* Neurotiker. *Vertikal:* Differenzwerte. *Horizontal: 2* = S1 vor – S1 früh, *3* = S1 vor – S1 spät, *4* = S2 vor – S2 früh, *5* = S2 vor – S2 spät). Eta^2 und p-Werte der ANOVA

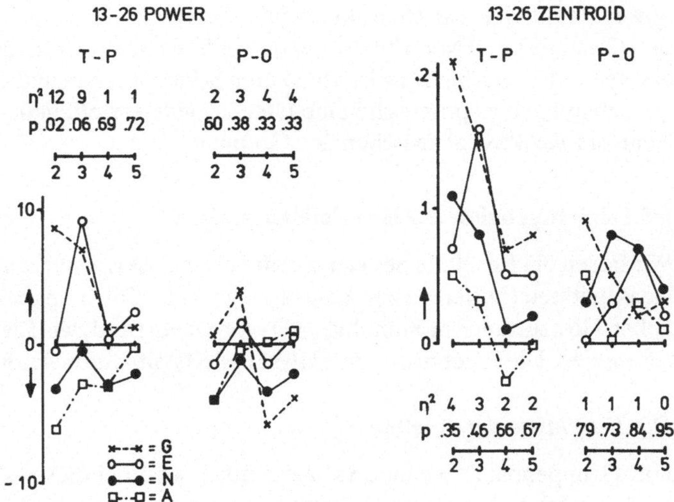

Abb. 21. EEG-Reaktivität: „Differenz zum funktionellen Hirnzustand vor Stimulus" (D-vor). Graphische Darstellung der Reaktivität des Beta-Frequenzbandes beider EEG-Variablen (Power und Zentroid) und beider Hirnregionen (*T-P* temporo-parietal, *P-O* parieto-okzipital, *A* akute Schizophrene, *E* ehemalige Schizophrene, *G* Gesunde, *N* Neurotiker. *Vertikal:* Differenzwerte. *Horizontal: 2* = S1 vor – S1 früh, *3* = S1 vor – S1 spät, *4* = S2 vor – S2 früh, *5* = S2 vor – S2 spät). Eta^2 und p-Werte der ANOVA

len Hirnzustand vor Stimulus gruppenspezifisch ist für die mit Power und Zentroid gemessene Reaktivität ($F = 1,59$, $p = 0,03$ für Power und $F = 1,85$, $p = 0,005$ für Zentroid). Dagegen weist diese MANOVA auf keine Gruppenspezifität in der parieto-okzipitalen Hirnregion hin.

Die Ergebnisse der Analysen der EEG-Reaktivitätsdaten „Differenz zum funktionellen Hirnzustand vor Stimulus" für Mittelwertunterschiede zwischen den Gruppen (ANOVA und A-priori-Kontraste und Scheffé-Tests für Vergleiche zwischen Gruppenpaaren) lassen sich folgenderweise zusammenfassen:

1) Temporo-parietale Hirnregion: Im Delta/Theta-Frequenzband gab es in der Power-Reaktivität Unterschiede hauptsächlich zwischen den Gesunden auf der einen Seite und den drei anderen Gruppen auf der anderen Seite; in der Zentroid-Reaktivität gab es nur geringe Unterschiede zwischen den Gruppen. Im Alpha-Frequenzband gab es in der Power-Reaktivität Unterschiede hauptsächlich zwischen Gesunden auf der einen Seite und akuten und ehemaligen Schizophrenen auf der anderen Seite sowie in der Zentroid-Reaktivität zwischen Gesunden auf der einen Seite und allen drei anderen Gruppen auf der anderen Seite. Im Beta-Frequenzband gab es einige Unterschiede in der Power-Reaktivität zwischen Gesunden und akuten Schizophrenen und keine Unterschiede in der Zentroid-Reaktivität zwischen den Gruppen.

2) Parieto-okzipitale Hirnregion: Im Delta/Theta-Frequenzband gab es Unterschiede in der Power-Reaktivität hauptsächlich zwischen den Gesunden auf der einen Seite und den drei anderen Gruppen auf der anderen Seite sowie in der Zentroid-Reaktivität zwischen den akuten Schizophrenen auf der einen Seite und den drei anderen Gruppen auf der anderen Seite. Im Alpha-Frequenzband gab es Unterschiede in der Power-Reaktivität zwischen akuten und ehemaligen Schizophrenen auf der einen Seite und Gesunden und Neurotikern auf der anderen Seite; und in der Zentroid-Reaktivität gab es nur Unterschiede zwischen akuten Schizophrenen und Gesunden. Im Beta-Frequenzband gab es praktisch keine Unterschiede sowohl in der Power- als auch in der Zentroid-Reaktivität zwischen den Gruppen.

3.5.1.2.3 Ergebnisse der Diskriminanzanalyse

Wir fassen die Resultate der vier schrittweisen Diskriminanzanalysen, d. h. zwei EEG-Reaktivitäten (Differenz zur Ausgangslage = D–O-Daten und Differenz zum funktionellen Hirnzustand vor Stimulus = D–vor-Daten) und zwei Elektrodenkombinationen zusammen. Die Ergebnisse der Analyse und Klassifikation werden getrennt beschrieben.

Die Ergebnisse der Analyse

Das Gruppenpaar Gesunde vs. Neurotiker wird bei dieser Zusammenfassung nicht berücksichtigt, da diese zwei Gruppen mit keinem der geprüften Merkmale signifikant getrennt wurden.

a) Bezüglich Hirnregion: Temporo-parietal werden mit einer oder zwei Funktionen auf der einen Seite die akuten Schizophrenen von allen drei anderen Gruppen und auf der anderen Seite die ehemaligen Schizophrenen von den akuten Schizophrenen und den Neurotikern getrennt. Temporo-parietal werden also die ehemaligen Schizophrenen von den Gesunden nicht getrennt; parieto-okzipital werden auf der einen Seite die akuten Schizophrenen von den ehemaligen Schizophrenen und den Neurotikern und auf der anderen Seite die ehemaligen Schizophrenen von den akuten Schizophrenen und Gesunden getrennt. Parieto-okzipital werden also die akuten Schizophrenen von den Gesunden und die ehemaligen Schizophrenen von den Neurotikern nicht getrennt.

b) Bezüglich Frequenzband: Das Delta/Theta-Frequenzband trennt mit einer oder zwei Funktionen auf der einen Seite die akuten Schizophrenen von den ehemaligen Schizophrenen und den Neurotikern und auf der anderen Seite die ehemaligen Schizophrenen von allen drei anderen Gruppen. Mit dem Delta/Theta-Frequenzband werden also die Gesunden von den akuten Schizophrenen nicht getrennt; das Alpha-Frequenzband trennt mit einer oder zwei Funktionen alle fünf Gruppenpaare; und das Beta-Frequenzband trennt auf der einen Seite die akuten Schizophrenen von allen drei anderen Gruppen und auf der anderen Seite die ehemaligen Schizophrenen von den Neurotikern. Mit dem Beta-Frequenzband werden also die ehemaligen Schizophrenen von den Gesunden nicht getrennt.

c) Bezüglich EEG-Variable: Beide Variablen, d. h. Power oder Zentroid, trennen mit einer oder zwei Funktionen auf der einen Seite die akuten Schizophrenen von allen drei anderen Gruppen und auf der anderen Seite die ehemaligen Schizophrenen von allen drei anderen Gruppen.

d) Bezüglich EEG-Reaktivität: Die EEG-Reaktivität „Differenz zur Ausgangslage" trennt mit einer oder zwei Funktionen alle fünf Gruppenpaare; und die EEG-Reaktivität „Differenz zum funktionellen Hirnzustand vor Stimulus" trennt auf der einen Seite die akuten Schizophrenen von allen drei anderen Gruppen und auf der anderen Seite die ehemaligen Schizophrenen von den akuten Schizophrenen und den Gesunden. Mit dieser EEG-Reaktivität werden also die ehemaligen Schizophrenen von den Neurotikern nicht getrennt.

Die Ergebnisse der Klassifikation

Die Ergebnisse der Klassifikation sind in Tabelle 1 zusammengefaßt. Pro Diskriminanzanalyse ist der Prozentsatz aller Probanden angegeben, die korrekt klassifiziert sind, und pro Gruppe die Zahl der Probanden und das Prozent deren Gruppenzugehörigkeit, welches korrekt vorhergesagt wurde.

Die D–O-EEG-Reaktivität erlaubt in beiden Hirnregionen 64,10 % richtige Zuordnungen der 78 Probanden. Es wurden dabei temporo-parietal drei Gesunde, zwei ehemalige Schizophrene und vier Neurotiker als akute Schizophrene sowie zwei akute Schizophrene, drei ehemalige Schizophrene und ein Neurotiker als Gesunde klassifiziert; parieto-okzipital sind drei Gesunde, drei ehemalige Schizophrene und ein Neurotiker als akute Schizophrene sowie ein akuter Schizophrener, zwei ehemalige Schizophrene und drei Neurotiker als Gesunde klassifiziert.

Die D–vor-EEG-Reaktivität erlaubt in der parieto-okzipitalen Hirnregion auch 64,10 % richtige Zuordnungen der 78 Probanden; in der temporo-parietalen Hirnregion sind 60,26 % der 78 Probanden richtig zugeordnet. Es wurden dabei temporo-parietal fünf ehemalige Schizophrene und sechs Neurotiker als akute Schizophrene sowie ein Gesunder, vier ehemalige Schizophrene und zwei Neurotiker als Gesunde klassifiziert; parieto-okzipital wurden sechs ehemalige Schizophrene und drei Gesunde als akute Schizophrene sowie je zwei akute Schizophrene, ehemalige Schizophrene und Neurotiker als Gesunde klassifiziert.

114

Tabelle 1. Ergebnisse der Klassifikation der vier Diskriminanzanalysen (I – IV). Zahl der Probanden pro Gruppe und Prozentsatz aller Probanden, die korrekt zugeordnet wurden; Prozentsatz aller Probanden, die korrekt zugeordnet wurden

EEG-Reaktivität: Differenz zur Ausgangslage

Aktuelle Gruppe		Diskriminanzanalyse I					Diskriminanzanalyse II				
		Temporo-parietal vorhergesagte Gruppe					Parieto-okzipital vorhergesagte Gruppe				
		A	E	G	N	Total	A	E	G	N	Total
Akute	n	10	2	3	4	19	12	3	3	1	19
	%	52,6	10,5	15,8	21,1		63,2	15,8	15,8	5,3	
Ehemalige	n	1	12	3	2	18	2	9	4	3	18
	%	5,6	66,7	16,7	11,1		11,1	50,0	22,2	16,7	
Gesunde	n	2	3	14	1	20	1	2	14	3	20
	%	10,0	15,0	70,0	5,0		5,0	10,0	70,0	15,0	
Neurotiker	n	2	2	3	14	21	1	5	0	15	21
	%	9,5	9,5	14,3	66,7		4,8	23,8	0,0	71,4	

64,10 % der 78 Fälle wurden korrekt klassifiziert   64,10 % der 78 Fälle wurden korrekt klassifiziert

EEG-Reaktivität: Differenz zum funktionellen Hirnzustand vor Stimulus

Aktuelle Gruppe		Diskriminanzanalyse III					Diskriminanzanalyse IV				
		Temporo-parietal					Parieto-okzipital				
		A	E	G	N	Total	A	E	G	N	Total
Akute	n	8	5	0	6	19	10	6	3	0	19
	%	42,1	26,3	0,0	31,6		52,6	31,6	15,8	0,0	
Ehemalige	n	0	13	0	5	18	1	11	1	5	18
	%	0,0	72,2	0,0	27,8		5,6	61,1	5,6	27,8	
Gesunde	n	1	4	13	2	20	2	2	14	2	20
	%	5,0	20,0	65,0	10,0		10,0	10,0	70,0	10,0	
Neurotiker	n	4	3	1	13	21	1	3	2	15	21
	%	19,0	14,3	4,8	61,9		4,8	14,3	9,5	71,4	

60,26 % der 78 Fälle wurden korrekt klassifiziert   64,10 % der 78 Fälle wurden korrekt klassifiziert

Die Inspizierung der realen Zugehörigkeit jeder Gruppe für sich weist auf eine bessere Klassifikation der Gesunden und Neurotiker hin. Die Klassifikation der akuten Schizophrenen ist die schlechteste.

3.5.1.2.4 Zusammenfassung und Diskussion der EEG-Reaktivitätsdaten

Die erste Frage, die mit den EEG-Reaktivitätsdaten überprüft wurde, ist, ob es Unterschiede zwischen den vier Gruppen gibt in der Form, Intensität und Dauer der mit der EEG-Reaktivität gemessenen funktionellen Anpassung der Hirnaktivität an die ankommende Information (EEG-Komponente der Orientierungsreaktion) und in der Hirnregion, die sich an dieser Reaktion beteiligt.

Die Charakteristika der EEG-Komponenten der Orientierungsreaktion wurden für jede Gruppe in zwei Elektrodenkombinationen und mit sechs EEG-Merkmalen (3 Frequenzbänder x 2 Variable), 5mal als EEG-Reaktivität „Differenz zur Ausgangslage" (D-O-Daten) und 4 mal als EEG-Reaktivität „Differenz zum funktionellen Hirnzustand vor Stimulus" (D–vor-Daten) gemessen.

Die „Form" der funktionellen Anpassung der Hirnaktivität einer Gruppe entsteht aus der Kombination der EEG-Merkmale, die sich durch die Informationsdarbietung geändert haben, d. h. welches Frequenzband einer Hirnregion, welche Variable (Power und/oder Zentroid) geändert hat, und aus der Richtung der Veränderung dieser Variablen im Vergleich mit der Ausgangslage (D-O-Daten) oder dem EEG-Abschnitt unmittelbar vor der Stimulusdarbietung (D–vor-Daten).

Die „Intensität" der funktionellen Anpassung der Hirnaktivität einer Gruppe entsteht aus dem Ausprägungsgrad der Veränderung einer Variablen und aus der Zahl der Probanden pro Gruppe, die diese Veränderungen zeigen.

Die „Dauer" der funktionellen Anpassung wird „gemessen" durch die Berechnung der Veränderung einer EEG-Variablen in zwei verschiedenen Zeiten nach der Satzdarbietung.

Die Ergebnisse können folgendermaßen zusammengefaßt werden:

Bezüglich Hirnregion: Beide Hirnregionen beteiligen sich mehr oder weniger in allen vier Gruppen an der funktionellen Anpassung der Hirnaktivität (EEG-Reaktivität). Es gab allerdings deutliche Unterschiede zwischen den Gruppen sowohl in der Häufigkeit der Beteiligung einer Hirnregion in der einen oder der anderen EEG-Reaktivität wie auch in der Form, Intensität und Dauer der EEG-Reaktivität einer Hirnregion. In der temporo-parietalen Hirnregion ist die EEG-Reaktivität häufiger signifikant unterschiedlich zwischen den Gruppen, wenn sie als Differenz zum funktionellen Hirnzustand vor Stimulus (D–vor-Daten) gemessen wurde, und in der parieto-okzipitalen Hirnregion, wenn sie als Differenz zur Ausgangslage gemessen wurde (D-O-Daten).

Die Gesunden und die Neurotiker zeigen die meisten Ähnlichkeiten in der EEG-Reaktivität beider Hirnregionen. Die EEG-Reaktivität der temporo-parietalen Hirnregion zeigt mehr Ähnlichkeiten zwischen ehemaligen Schizophrenen und Gesunden, hingegen weist die EEG-Reaktivität der parieto-okzipitalen Hirnregion mehr Ähnlichkeiten zwischen akuten Schizophrenen und Gesunden auf.

Bezüglich EEG-Frequenzband: Alle drei überprüften Frequenzbänder beteiligen sich mehr oder weniger in allen vier Gruppen an der funktionellen Anpassung der Hirnaktivität (EEG-Reaktivität). Es gab allerdings große Unterschiede zwischen den Gruppen sowohl in der Häufigkeit der Beteiligung eines Frequenzbandes in der EEG-Reaktivität als auch in der Intensität und Dauer der mit diesem Frequenzband gemessenen EEG-Reaktivität.

Die EEG-Reaktivität, die als stimulusinduzierte Veränderung des Delta/Theta- und des Alpha-Bandes gemessen wurde, ist diejenige, die am häufigsten und am deutlichsten signifikante Ergebnisse für beide Reaktivitäten erbrachte. Die Unterschiede in der funktionellen Anpasung der Hirnaktivität zwischen den vier Gruppen betreffen also am häufigsten das Delta/Theta- und Alpha-Frequenzband und weniger häufig das Beta-Frequenzband der Hirnaktivität.

Die Gesunden und die Neurotiker weisen die meisten Ähnlichkeiten in der EEG-Reaktivität der meisten Frequenzbänder auf. Die EEG-Reaktivität des Delta/Theta-Frequenzbandes zeigt gewisse Ähnlichkeiten zwischen den akuten Schizophrenen und den Gesunden. Die EEG-Reaktivität des Alpha-Bandes zeigt gewisse Ähnlichkeiten zwischen den ehemaligen Schizophrenen und den Gesunden. Die EEG-Reaktivität des Beta-Bandes zeigt gewisse Ähnlichkeiten zwischen den ehemaligen Schizophrenen und den Neurotikern. Die Ergebnisse der Diskriminanzanalyse verstärken diese Feststellungen.

Bezüglich EEG-Variable: Beide überprüften EEG-Variablen (Power und Zentroid) beteiligen sich mehr oder weniger in allen vier Gruppen an der funktionellen Anpassung der Hirnaktivität (EEG-Reaktivität). Es gibt allerdings große Unterschiede zwischen den Gruppen sowohl in der Häufigkeit der Beteiligung einer Variablen in der EEG-Reaktivität wie auch in der Intensität und Dauer der mit dieser Variablen gemessenen EEG-Reaktivität.

Die Gesunden und die Neurotiker zeigen die meisten Ähnlichkeiten in der EEG-Reaktivität beider EEG-Variablen. Die Power-Reaktivität ist diejenige, die am häufigsten signifikante Unterschiede zwischen auf der einen Seite akuten und ehemaligen Schizophrenen und auf der anderen Seite Gesunden und Neurotikern erbringt. Hingegen ist die Zentroid-Reaktivität diejenige, die am häufigsten signifikante Unterschiede zwischen den akuten Schizophrenen und den anderen drei Gruppen erbringt.

Bezüglich Charakteristika, d. h. Form, Intensität und Dauer der EEG-Reaktivtät: Die EEG-Reaktivität der Gesunden macht sich in den meisten EEG-Merkmalen beider Hirnregionen bemerkbar, und somit zeigen die Gesunden die einheitlichste, aber auch empfindlichste und komplexere Form der funktionellen Anpassung der Hirnaktivität an die ankommende Information.

Die Form der EEG-Reaktivität der Neurotiker ähnelt am meisten der Reaktivität der Gesunden. Unterschiede in der Form der EEG-Reaktivität zwischen Neurotikern und Gesunden manifestieren sich hauptsächlich im Zentroid des Delta/Theta- und Alpha-Frequenzbandes temporo-parietal, wo sich die Neurotiker seltener und weniger ändern, und im Zentroid des Beta-Frequenzbandes parieto-okzipital, wo sich die Neurotiker häufiger und mehr ändern als die Gesunden.

Die akuten Schizophrenen zeigen eine Form der funktionellen Anpassung der Hirnaktivität an die ankommende Information, die sich in den meisten Charakteristika von den anderen Gruppen unterscheidet. Sie reagieren am häufigsten und deutlichsten mit dem Zentroid des Delta/Theta-Frequenzbandes beider Hirnregionen und selten mit der Power des Delta/Theta- und Alpha-Frequenzbandes der temporo-parietalen Hirnregion, und sie zeigen für alle anderen EEG-Merkmale eine praktisch fehlende EEG-Reaktivität.

Die ehemaligen Schizophrenen zeigen, wenn mit dem Zentroid gemessen, hauptsächlich des Alpha-Frequenzbandes, eine Form der funktionellen Anpassung der Hirnaktivität in beiden Hirnregionen, welche große Ähnlichkeiten mit der der Gesunden aufweist. Hingegen zeigen sie, wenn mit der Power gemessen, eine sehr reduzierte bis fehlende Reaktivität und weisen damit Ähnlichkeiten mit der der akuten Schizophrenen auf.

Die Intensität der EEG-Reaktivität ist auch deutlich unterschiedlich zwischen den Gruppen. Die Gesunden zeigen für die meisten EEG-Merkmale die intensivste EEG-Reaktivität.

Die Neurotiker zeigen die meisten Ähnlichkeiten in der Intensität der EEG-Reaktivität mit den Gesunden, obwohl es deutliche Unterschiede gibt in den EEG-Merkmalen der Ausgangslage zwischen diesen zwei Gruppen (s. Abb. 8–11).

Die akuten Schizophrenen weisen eine geringe Intensität der EEG-Reaktivität für die meisten EEG-Merkmale auf, außer für die Zentroid- und etwas weniger für die Powerwerte des Delta/Theta-Frequenzbandes.

Die Intensität der EEG-Reaktivität der ehemaligen Schizophrenen ist vergleichbar mit der der Gesunden für die Zentroidwerte des Alpha-Frequenzbandes und mit der der Neurotiker für die Zentroidwerte des Beta-Frequenzbandes. Für die Powerwerte weisen die ehemaligen Schizophrenen die geringste Intensität von allen untersuchten Gruppen auf.

Die Dauer der EEG-Reaktivität weist auch Unterschiede sowohl innerhalb als auch zwischen den Gruppen auf, welche verschiedene EEG-Merkmale betreffen.

Die Gesunden und die Neurotiker zeigen die längeren Reaktivitäten; die akuten Schizophrenen zeigen kurze Reaktivitäten für alle EEG-Merkmale, außer für die Zentroidwerte des Delta/Theta-Frequenzbandes.

Die ehemaligen Schizophrenen zeigen Zentroid-Reaktivitäten, die mit denjenigen der Gesunden in der Dauer vergleichbar sind, und Power-Reaktivitäten, die die kürzesten aller Gruppen sind.

Die Frage also, ob es Unterschiede in den Charakteristika der EEG-Komponenten der Orientierungsreaktion (EEG-Reaktivität, funktionelle Anpassung der Hirnaktivität) gibt zwischen Menschen in einem psychotischen Zustand mit Halluzinationen und Denkstörungen, Menschen in einer vollständigen Rückbildung dieser Symptome, Menschen, die psychisch nie erkrankten, und Menschen in einer vollständigen Rückbildung von neurotischen Symptomen, die zur Hospitalisierung geführt hatten, kann positiv beantwortet werden. Diese Unterschiede betreffen nicht einfach nur die Intensität der EEG-Reaktivität, sondern auch – und hauptsächlich – die Form (d. h. die betroffenen Hirnregionen, Frequenzbänder, Variablen und die Richtung der EEG-Veränderung) und die Dauer der EEG-Reaktivität. Zusätzlich bestehen die Unterschiede der Intensität der EEG-Reaktivität zwischen den vier untersuchten Gruppen nicht aus mehr oder weniger Reaktivität, die für alle EEG-Variablen beider Hirnregionen in gleicher Richtung und Ausmaß auftritt. Die Unterschiede in der Intensität der EEG-Reaktivität zwischen den vier Gruppen sind somit nicht durch eine in Richtung einheitliche, aber in Intensität unterschiedliche Verschiebung des mit dem Gesamt-EEG gemessenen Aktiviertheitskontinuums des Zentralnervensystems verursacht (s. auch Kap. 3.6). Bei den Unterschieden also in den Charakteristika der EEG-Komponenten der Orientierungsreaktion zwischen den vier untersuchten Gruppen handelt es sich nicht um eine Hyper- oder Hyporeaktivität, wie es von den Arousalmodellen postuliert wird, sondern *um gruppenspezifische, kurzdauernde, situative, und damit zustandsgebundene, funktionelle Anpassungen der Hirnaktivität an die aufgenommene Information, an denen sich die verschiedenen EEG-Merkmale unterschiedlich beteiligen.*

Die zweite und dritte Frage, die mit den EEG-Reaktivitätsdaten überprüft wurden, können aufgrund der erzielten Ergebnisse ebenfalls positiv beantwortet werden:

Es gibt Charakteristika der EEG-Komponenten der Orientierungsreaktion (EEG-Reaktivität), die nur während manifester produktiver schizophrener Symptomatik erscheinen und die sich während einer vollständigen Remission der Symptomatik z. T. normalisieren und z. T. ändern und damit als EEG-Manifestation der „psychotischen" funktionellen Anpassung der Hirnaktivität an die aufgenommene Information interpretiert werden können.

Es gibt Charakteristika der EEG-Komponenten der Orientierungsreaktion (EEG-Reaktivität), die für die symptomatischen und die symptomfreien schizophrenen Menschen gemeinsam sind und bei Gesunden und symptomfreien Neurotikern nicht erscheinen und damit als EEG-Manifestationen der Prädisposition zu der „psychotischen" funktionellen Anpassung der Hirnaktivität an die aufgenommene Information interpretiert werden können.

3.5.2 Ergebnisse der psychologischen Daten

Die psychologischen Tests waren bei den meisten akuten Schizophrenen wegen Kooperationsschwierigkeiten nicht durchführbar oder auswertbar. Im folgenden werden die Ergebnisse der psychologischen Tests der drei anderen Probandengruppen vorgestellt. Es handelt sich also bei dieser Analyse um die Vergleiche zwischen drei Probandengruppen, die sich bezüglich Psychopathologie anamnestisch zwar deutlich unterscheiden, während der Untersuchung aber alle drei psychisch unauffällig waren. Die benutzten psychologischen Tests messen sowohl Aspekte der Aufmerksamkeit und des Gedächtnisses als auch die Reaktionszeiten in zwei Zeiten unterschiedlicher Vorbelastung (Anfang und Ende der Messungen) der Probanden mit zwei Aufgaben unterschiedlichen Schwierigkeitsgrades.

Die Fragestellungen, die mit dem psychologischen Test überprüft sind, lauten:

Es gibt Unterschiede in psychischen Funktionen der Aufrechterhaltung der Aufmerksamkeit, der Merkfähigkeit und der Erinnerung von verbalem Material, d. h. in psychischen Funktionen, die wiederholt als abweichend bei schizophrenen Menschen gefunden wurden, zwischen Gesunden, symptom- und medikamentfreien Schizophrenen („ehemaligen Schizophrenen") und Neurotikern („Neurotikern").

3.5.2.1 Zusammenfassung und Diskussion der psychologischen Daten

Die Ergebnisse der psychologischen Tests können für die gemessenen psychischen Funktionen getrennt folgendermaßen zusammenfaßt werden:

Bezüglich Aufrechterhaltung der Aufmerksamkeit: Es gab keine signifikanten Unterschiede in diesem Aspekt der Aufmerksamkeit zwischen den Gesunden, den ehemaligen Schizophrenen und den Neurotikern. Die Aufrechterhaltung der Aufmerksamkeit aller drei Gruppen scheint normal zu sein, da die gemessenen Werte denen entsprechen, die von anderen Autoren auch bei Gesunden beschrieben werden (siehe z. B. Spring et al. 1977).

Bezüglich Merkfähigkeit: Es gab keine signifikanten Unterschiede in allen Messungen dieses Aspektes des Gedächtnisses zwischen den Gesunden, den ehemaligen Schizophrenen und den Neurotikern, außer in der Messung der Zahl der falschen Antworten, wo die ehemaligen Schizophrenen bessere Leistungen als die Gesunden und die Neurotiker aufweisen. Die Merkfähigkeit aller drei Gruppen scheint normal zu sein, da die gemessenen Werte denen entsprechen, die auch von anderen Autoren bei Gesunden beschrieben werden (siehe z. B. Amthauer 1970).

Bezüglich Wiedergabe der Sätze: Es zeigte sich, daß sowohl die ehemaligen Schizophrenen als auch die Neurotiker schlechtere Leistungen als die Gesunden aufweisen, welche allerdings nur beim dritten Satz, wo die Gesunden auch (Serial Positions-Effekt, s. Bjork 1975; Oltmanns 1978) schlechtere Leistungen aufweisen, deutlich werden.

Bezüglich Reaktionszeitmessung: Die Reaktionszeitmessung wurde durchgeführt einmal am Anfang der Datensammlung als einfache Reaktionszeitaufgabe und einmal gegen Ende der Datensammlung als Reaktionszeitaufgabe auf die „Signal"-Stimuli des CPT-Tests (Selektionsaufgabe). Es handelt sich also um Reaktionszeitmessungen auf Anforderungen unterschiedlichen Schwierigkeitsgrades in Zeiten unterschiedlicher Vorbelastung der Probanden. Bei der leichteren Aufgabe zeigen die ehemaligen Schizophrenen Leistungen, die denen der Gesunden ähneln, und die Neurotiker Leistungen, die besser als die der Gesunden sind (d. h. sie zeigen kürzere Reaktionszeiten). Bei der schwierigeren Aufgabe der Selektions-Reaktionszeiten des CPT-Tests sind die Leistungen der ehemaligen Schizophrenen, aber auch der Neurotiker schlechter als die Leistungen der Gesunden (d. h. sie zeigen längere Reaktionszeiten).

Die Fragen also, die mit den psychologischen Daten überprüft wurden, können folgendermaßen beantwortet werden:

1) Es gibt keine Unterschiede in den psychischen Funktionen der Aufrechterhaltung der Aufmerksamkeit (wie sie mit dem CPT-Test gemessen wird) und der Merkfähigkeit (wie sie mit dem IST-Test gemessen wird) zwischen Gesunden und symptom- und medikamentfreien Schizophrenen („ehemaligen Schizophrenen") und Neurotikern („Neurotikern").

2) Es gibt einige Unterschiede in der psychischen Funktion der Wiedergabe (Erinnerungsfähigkeit) zwischen Gesunden und symptom- und medikamentfreien Schizophrenen („ehemaligen Schizophrenen") und Neurotikern („Neurotikern"). Diese Unterschiede entstehen durch die schlechtere Wiedergabe (Erinnerung) hauptsächlich des dritten Satzes sowohl bei den ehemaligen Schizophrenen als auch bei den Neurotikern im Vergleich zu den Gesunden. Somit reflektiert dieses Ergebnis eine Schwäche dieses Aspekts der Gedächtnisfunktionen (Positionseffekt der Aktualisierung gespeicherter Informationen, s. auch Oltmanns 1978), die für keine dieser zwei Gruppen als spezifisch gelten darf. Die Tatsache, daß diese „Schwäche" der Funktion der Wiedergabe während eines klinisch symptomfreien Intervalls feststellbar ist, verstärkt die Hypothese, daß es sich dabei um „Schwäche" der Erinnerungsfunktionen (Wiedergabe) handelt, die für die Manifestation der Symptomatik (sowohl neurotischer wie auch schizophrener Natur) eine prädisponierende Rolle spielen kann. Die Tatsache allerdings, daß der Positionseffekt der Aktualisierung gespeicherter Informationen auch bei Gesunden erscheint, stellt diese „Schwäche" bei den ehemaligen Schizophrenen und den Neurotikern als Verstärkung eines normalen Phänomens der Gedächtnisfunktionen dar.

3) Es gibt Unterschiede in den psychischen Funktionen, von denen die Reaktionszeiten abhängen, zwischen Gesunden und symptom- und medikamentfreien Schizophrenen („ehemaligen Schizophrenen") und Neurotikern („Neurotikern"). Diese Unterschiede manifestieren sich in der Verlangsamung der Reaktionsfähigkeit (verlängerte Reaktionszeiten) sowohl der ehemaligen Schizophrenen als auch der Neurotiker im Vergleich zu den Gesunden in Situationen von höherer Belastung. Die verlängerten Reaktionszeiten der ehemaligen Schizophrenen im CPT-Test bestätigen den „klassischen" Befund der längeren Reaktionszeiten der schizophrenen Menschen in Situatio-

nen von höherer Belastung (s. Nuechterlein 1977; Nuechterlein u. Dawson 1984) bei einer symptom- und medikamentfreien Population. Die Tatsache aber, daß auch bei den Neurotikern das gleiche Phänomen eintritt, stellt die Spezifität dieses Befundes für den schizophrenen Prozeß in Frage. Andererseits verstärkt die Tatsache, daß diese „Schwäche" im Leistungsbereich der Reaktionszeitaufgabe während eines klinisch symptomfreien Intervalles feststellbar ist, die Hypothese, daß es sich dabei um „Schwächen" handelt, die für die Manifestation der Symptomatik sowohl neurotischer als auch schizophrener Natur eine prädisponierende Rolle spielen können.

3.6 Epilog: Eine Synthese

In diesem Kapitel werden die Ergebnisse unserer Studie zuerst im Rahmen der Postulate der Arousaltheorien und der Theorien der Störung der Informationsaufnahme und -verarbeitung in der Schizophrenie kurz diskutiert und danach anhand des tentativen Hirnfunktionsmodells der psychophysiologischen Mechanismen der menschlichen Informationsverarbeitungsprozesse, das die Leitlinie des Buches ist, interpretiert und in die theoretischen und experimentellen Kenntnisse, auf die sich das Modell stützt, integriert.

Arousaltheorien: Die Postulate dieser Theorien sind in Kap. 2.3.1 erwähnt. Hier sei erneut gesagt, daß die meisten dieser Postulate im normal-psychologischen Bereich widerlegt sind. Diese Theorien nehmen an, daß eine Dimension des physiologisch definierten Aktiviertheitskontinuums des Organismus in Beziehung zu den Emotionen, der Persönlichkeit und der Psychopathologie steht.

Die meisten psychophysiologischen Studien in der Schizophrenie, die ihre Ergebnisse mit diesen Hypothesen interpretieren, nehmen ein erhöhtes Aktivationsniveau (Hyperarousal, hohe Aktiviertheit) bei den schizophrenen Menschen an, das zu Hyporeaktivität, Leistungsschwächen und der Psychopathologie führt.

Das Aktivationsniveau (Aktiviertheit) unserer vier Gruppen wurde mit den EEG-Rohdaten überprüft. Ein hohes kortikales Aktivationsniveau (Hyperarousal) darf bei einer Gruppe angenommen werden, wenn alle drei Frequenzbänder des EEGs, der Ausgangslage oder des EEGs *vor* der Informationsdarbietung niedrigere Amplituden (geringe Ausprägung) und höhere Frequenzen als die der Gesunden aufweisen; ein niedriges kortikales Aktivationsniveau darf angenommen werden bei Ergebnissen, die in die andere Richtung gehen (s. auch Kap. 1.2.2 und 2.3.1).

Wie wir gesehen haben, gibt es zwar einige Unterschiede in dem mit den Rohdaten gemessenen Gesamt-EEG-Zustand zwischen den vier Gruppen, die sich aber varianzanalytisch nicht als aussagekräftig erweisen. Diese geringen Unterschiede erlauben nicht die Einteilung einer Gruppe in ein höheres oder niedrigeres kortikales Aktivationsniveau, da sie die obenerwähnten Voraussetzungen für eine solche Interpretation nicht erfüllen (s. Abb. 8–11). Wie wir in Kap. 2.2.1.1 gesehen haben, erfüllen auch die aus der Literatur zusammengefaßten Befunde der Ruhe-EEG-Studien in der Schizophrenie, die sich vorzugsweise auf chronisch Schizophrene beziehen, die Voraussetzungen für ihre Interpretation als Indikatoren eines Hyper- oder Hypoarousals nicht: Die meisten Studien zeigen, daß die chronisch Schizophrenen im Vergleich zu den Gesunden durch eine höhere Ausprägung der Delta/Theta- und der Beta-Frequenzbänder, eine niedrigere Ausprägung und eine niedrigere mittlere Frequenz des Alpha-Frequenzbandes gekennzeichnet sind.

Die Hyporeaktivität der schizophrenen Menschen, die nach den Postulaten der Arousaltheorien auch eine Hyperaktiviertheit (d. h. ein erhöhtes Aktivationsniveau in der Ausgangslage oder direkt vor der Stimulusdarbietung) voraussetzt, wurde mit den EEG-Reaktivitätsdaten überprüft. Eine Hyporeaktivität darf angenommen werden, wenn die Intensität der stimulusinduzierten Amplitudenverminderung und der Frequenzveränderung (Zentroidveränderung) aller drei Frequenzbänder einer Gruppe kleiner als die der Gesunden ist; eine Hyperreaktivität darf angenommen werden bei Ergebnissen, die in die andere Richtung gehen.

Die Ergebnisse der EEG-Reaktivitätsdaten zeigen, daß die vier untersuchten Gruppen zwar signifikant unterschiedliche EEG-Reaktivitäten aufweisen, die aber die Voraussetzungen für ihre Interpretation als Indikatoren einer generellen Hyper- oder Hyporeaktivität im Rahmen der Postulate der Arousaltheorien nicht erfüllen. Sie entstehen durch Unterschiede in der Intensität, die aber nicht alle Frequenzen beider Elektrodenkombinationen gleich betrifft, und zusätzlich in der Form (d. h. welche Frequenzen sich durch die Stimulusdarbietung ändern und in welcher Richtung) und der Dauer der EEG-Reaktivität. Die Abb. 16–21 erlauben eine Übersicht dieses Phänomens. Keine der drei medikamentfreien Gruppen (akute und ehemalige Schizophrene und Neurotiker) kann somit als einheitlich hyperreaktiv oder hyporeaktiv im Vergleich zu den Gesunden eingeordnet werden. Alle drei Gruppen aber zeigen funktionelle Anpassungen der elektrischen Hirnaktivität an die ankommende Information (EEG-Reaktivitäten), die sich mehr oder weniger deutlich unterscheiden von denen sowohl der Gesunden als auch der anderen Gruppen.

Die Ergebnisse unserer Studie können also mit den Postulaten der Arousaltheorien allein nicht interpretiert werden. Sie stellen somit, auch für den psychopathologischen Bereich, die Gültigkeit der Postulate der Arousaltheorie über die Beziehungen zwischen Messungen des physiologischen Funktionsniveaus des Organismus und Messungen des normalen oder abweichenden Verhaltens in Frage. Sie stützen die Ergebnisse, Theorien und Kenntnisse aus dem normal-psychologischen Bereich, nach denen die durch die Orientierungsreaktion vermittelte funktionelle Anpassung der Hirnaktivität Beziehungen zwischen informationsverarbeitenden Hirnprozessen und meßbaren Verhaltensparametern reflektieren, die individual-spezifisch sind (s. Kap. 1.3 und unten).

Die Basisannahme der Arousaltheorien allerdings, daß es einen zentralen Regulations-Integrations-Mechanismus (Integrationssystem) gibt, der im normal-psychologischen Bereich die homöostatische Kontrolle des Funktionsniveaus des Organismus reguliert und koordiniert und der in der Schizophrenie, und evtl. auch in anderen psychischen Zuständen, dysfunktioniert oder anders funktioniert, ist u. E. durch die Ergebnisse unserer Studie verstärkt. Aber die Funktionsweise dieses Integrationssystems, wie wir im ersten Teil des Buches gesehen haben und in der Fortsetzung dieses Kapitels auch besprechen, folgt den von den klassischen Arousaltheorien angenommenen Gesetzen nicht.

122

Die Hypothese der Störung der Informationsverarbeitungsprozesse

Die Grundannahme dieser Hypothese ist, daß es in der Kette der Informationsauf-nahme-Verarbeitung und -Beantwortung, d. h. in den Hirnprozessen der initialen Interpretation der Information, bei den schizophrenen Menschen eine Primärstörung gibt, welche die schizophrene Symptomatologie hervorruft. Studien, die dieser Hypothese folgen, versuchen mit psychologischen und/oder physiologischen Messungen die „Störungsstelle" des Prozesses der initialen Interpretation der Information zu lokalisieren.

Die initiale Interpretation der Information findet, abhängig von der Komplexität der Information, innerhalb der ersten ca. 300 ms nach der Informationsdarbietung statt. Unsere Messung der EEG-Reaktivität, die längere Zeit (im Rahmen von Sekunden) nach der Informationsdarbietung berücksichtigt, kann somit für die Frage der Lokalisation der Störungsstelle im Fluß der Information im Zentralnervensystem zwischen „Input" und „Output" direkt nichts beitragen. Die in den Kap. 1.4 – 1.5 zusammengefaßten Hypothesen und Kenntnisse über die Entstehungsmechanismen der EEG-Reaktivität und über ihre Bedeutung für die informationsverarbeitenden Hirnprozesse ermöglichen allerdings die Besprechung unserer Ergebnisse innerhalb dieser Hypothese. Hier sei aber erneut betont, daß es sich bei den informationsverarbeitenden Hirnprozessen, und insbesondere, wenn sie mit Verhaltensmessungen oder mit komplexen physiologischen Messungen, wie dem EEG, untersucht werden, um sehr komplexe Funktionen handelt, während denen ständig zahlreiche, interagierende und sich gegenseitig beeinflussende, gleichzeitig aktive Prozesse ablaufen (Norman 1984).

Zur Lokalisation der „Störungsstelle" der Informationsverarbeitungsprozesse, welche zu der ektropen EEG-Reaktivität führt

Die Entstehungsmechanismen der EEG-Reaktivität, die die EEG-Komponente der Orientierungsreaktion repräsentiert, sind die Informationsverarbeitungsschritte, die zu der initialen Interpretation der Information führen (s. Öhman 1979, 1983 sowie Kap. 1.1.3.1 und 1.3.3). Die initiale Interpretation der Information besteht aus den Informationsverarbeitungsschritten a) der Übersetzung des physischen Codes der Information in die verbal-symbolischen *und* emotionalen Sprachen des Zentralnervensystems des Individuums; b) des Vergleichs der dekodierten Information mit den Repräsentationen des Arbeitsgedächtnisses (d. h. aktivierten und damit zugänglichen Repräsentationen des Langzeitgedächtnisses), womit eine initiale „Bewertung" des Informationsinhaltes und seiner momentanen kontextuellen Bedeutung (anhand seiner momentanen Neuheits- und Bedeutsamkeitsaspekte) und die „Berechnung" der nötigen funktionellen Anpassung der Hirnfunktionen an diese Aspekte der Information stattfindet; und c) der Initialisierung dieser „berechneten" funktionellen Anpassung der Hirnaktivität, die dann durch das Integrationssystem als EEG-Reaktivität manifestiert wird.

Im normal-psychologischen Bereich weisen somit unterschiedliche EEG-Reaktivitäten auf bestimmte Informationen in inter- und intraindividuellen Vergleichen auf unterschiedliche initiale Interpretationen des Informationsinhaltes der angebotenen Informationen hin, die durch Unterschiede in den Repräsentationen (Daten und kognitive Strategien) des Arbeitsgedächtnisses, das für diese Interpretationen zur Verfügung stand, zu erklären sind.

Im abnorm-psychologischen Bereich und im Rahmen der Hypothese einer Störung in einer oder mehreren „Stellen" des Informationsverarbeitungsschrittes der initialen Interpretation der Information mögen die Unterschiede in der EEG-Reaktivität zwischen den akuten Schizophrenen und den Gesunden (aber evtl. auch zwischen den Gesunden und den Neurotikern und ehemaligen Schizophrenen in dem Fall, daß sie nicht der gleichen Natur sind wie bei den Gesunden) theoretisch bedingt sein: a) durch Abweichungen in einer oder mehreren Phasen des Informationsverarbeitungsschrittes der initialen Interpretation der Information, die zu der Berechnung einer abweichenden funktionellen Anpassung der Hirnaktivität führt, oder b) durch eine abweichende Ausführung der richtig berechneten funktionellen Anpassung. Im ersten Fall mag die Störung lokalisiert sein in der Phase der Verarbeitung der physischen Eigenschaften der Information (Input-Störung) oder in der Phase der Umkodierung dieser Eigenschaften in die Sprachen des Zentralnervensystems oder in der Phase des Vergleichs des Informationsinhaltes mit den Repräsentationen des Arbeitsgedächtnisses (Störung der Gedächtnisfunktionen). Im zweiten Fall mag die Störung im Integrationssystem lokalisiert sein (Störung der Integrationsmechanismen).

Sowohl die psychologischen als auch die – für unsere Betrachtung wichtigeren – hirnelektrophysiologischen Studien (Evozierte-Potentiale-Studien) der Störung der Informationsverarbeitungsprozesse in der Schizophrenie weisen allerdings auf Anomalien in den späteren Phasen der initialen Interpretation der Information hin, d. h. in den Informationsverarbeitungsphasen, die nach der Übersetzung der physischen Eigenschaften der Information in die Sprachen des Zentralnervensystems stattfinden. Wie wir gesehen haben, betreffen die häufigsten, deutlichsten und nosologisch spezifischsten Anomalien der evozierten Hirnaktivität bei den schizophrenen Menschen die späteren (endogenen) Komponenten der evozierten Potentiale. Die Störungsstelle der Anomalien der EEG-Reaktivität kann somit am ehesten im Arbeitsgedächtnis und/ oder im Integrationssystem sein.

Eine abweichende EEG-Reaktivität mag durch eine Störung im Arbeitsgedächtnis hervorgerufen werden, wenn jener Teil des Gedächtnisses, der momentan für die Informationsverarbeitungsprozesse zur Verfügung steht, nur über situationsinadäquate kognitive Strategien und/oder Daten verfügt. Das heißt, die für die Informationsverarbeitungsprozesse zur Verfügung stehenden kognitiven Strategien und Daten können keine „adäquate" Bewertung des Informationsinhaltes und seiner momentanen kontextuellen Bedeutung ermöglichen. Dies führt zu einer „inadäquaten" Berechnung der nötigen funktionellen Anpassung der Hirnfunktionen, die dann als abweichende funktionelle Anpassung durch das sonst normal funktionierende Integrationssystem eingeführt wird. Wenn sich hingegen die abweichende EEG-Reaktivität durch eine Anomalie im Integrationssystem manifestiert, macht zwar das Arbeitsgedächtnis eine „adäquate" Berechnung der nötigen funktionellen Anpassung der Hirnfunktionen, das Integrationssystem ist aber nicht in der Lage, sie zu realisieren.

Nach den Grundannahmen allerdings, die wir hier verfolgen, liegt in beiden Fällen dem Resultat der „inadäquat" berechneten und/oder „inadäquat" ausgeführten funktionellen Anpassung der Hirnfunktionen (EEG-Reaktivität) die Benutzung von inadäquaten Daten und kognitiven Strategien für die informationsverarbeitenden Hirnprozesse (initiale und kognitive Phase) zugrunde. Die Verhaltensmanifestationen dieser Prozesse werden als Störungen im kognitiven Stil (Wahrnehmen, Denken, Fühlen, Handeln) erkannt.

Im Rahmen der informationstheoretischen Betrachtung der Hirnfunktionen handelt es sich bei den Funktionen des Integrationssystems und des Arbeitsgedächtnisses um ständig laufende und sich gegenseitig beeinflussende Hirnprozesse (s. auch Kap. 1.6). Somit deuten unsere Ergebnisse als mögliche Störungsstelle des Informationsverarbeitungsschrittes der initialen Interpretation, die zu den ektropen (abweichenden) EEG-Reaktivitäten führt, das „Wechselspiel" zwischen den Funktionen des Arbeitsgedächtnisses, durch die die „Berechnung" der nötigen funktionellen Anpassung der Hirnfunktionen stattfindet, und den Funktionen des Integrationssystems, durch die die funktionelle Anpassung realisiert wird, an.

Zur Pathogenese der angenommenen Störung im „Wechselspiel" zwischen Integrationssystem und Arbeitsgedächtnis und zur Manifestation der Psychose

Die Pathogenese des angenommenen gestörten Wechselspiels zwischen Integrationssystem und Arbeitsgedächtnis kann am ehesten durch die Annahmen der Diathese-Streß-Theorien (Vulnerabilitätstheorien) erklärt werden (Zubin u. Spring 1977). Die zwei anderen wichtigen Schizophrenietheorien, d. h. die monogenetischen-biochemischen Theorien und die Lebenserfahrungstheorien können *allein* für die Erklärung dieser komplexen Störung und ihren komplexen Wirkungen auf die Hirnphysiologie und auf das Verhalten nicht beigezogen werden (z. B. Heimann 1983; Nuechterlein u. Dawson 1984; Pollin 1972; vgl. auch Mirsky u. Duncan 1986; Nagler u. Mirsky 1985; Zubin u. Steinhauer 1981; Zubin et al. 1985).

Wie wir in Kap. 2.3.2 auch gesehen haben, schlägt diese Theorie, die neulich von Nuechterlein u. Dawson (1984) anhand der Abweichungen der elektrodermalen Komponenten der Orientierungsreaktion neu formuliert wurde (vgl. auch Neale u. Oltmanns 1980; Öhman 1981) vor, daß es einen prädisponierenden Faktor (autonome Hyperreaktivität auf unangenehme Reize) gibt, der durch die Anpassungsmechanismen auf Streßfaktoren zu der Entwicklung einer psychophysiologischen Reaktionsart führt, die die psychotischen Symptome einleiten kann.

Der prädisponierende Faktor für ein abweichendes Wechselspiel zwischen Integrationssystem und Arbeitsgedächtnis kann theoretisch in beiden beteiligten Funktionseinheiten lokalisiert sein.

Im Falle der Lokalisation des prädisponierenden Faktors im Integrationssystem: Es kann angenommen werden, daß die Person mit einem Integrationssystem „gerüstet" ist (aus genetischen und/oder perinatalen Gründen), das unter bestimmten Verhältnissen oder auf Informationen mit besonderen Eigenschaften (z. B. Informationen, die zu einer voll entwickelten Orientierungsreaktion führen sollen) abweichende funktionelle Anpassungen der Hirnfunktionen (EEG-Komponenten der Orientierungsreaktion) einleitet. Diese abweichenden funktionellen Anpassungen können aus einer qualitativ neuartigen, d. h. spezifischen („psychotischen") EEG-Reaktivität bestehen oder aus einer relationalen, d. h. zwar im Rahmen des normalen Spektrums der funktionellen Anpassungen liegenden, für das Alter und/oder die momentane Motivations- oder Wachheitslage des Organismus aber stärker oder schwächer abweichenden EEG-Reaktivität bestehen. Zusätzlich kann sich die Vulnerabilität des Integrationssystems in einer Unfähigkeit, bestimmte nötige funktionelle Anpassungen zu initiieren, manifestieren. Das würde dem Begriff der defizitären Reaktivität (Zahn et al. 1981; vgl. auch Straube 1983 a) entsprechen.

Im Falle der Lokalisation des prädisponierenden Faktors im Arbeitsgedächtnis: Es kann angenommen werden, daß die Person mit Arbeitsgedächtnis(sen) „gerüstet" ist, die unter bestimmten Verhältnissen eingeleitet werden können und die eingebaute kognitive Strategien (eingebaute Programme) oder Speicherungsmechanismen haben, die eine situationsangepaßte Speicherung und Erkennung (Dekodierung) der Informationen und/oder Berechnung der nötigen funktionellen Anpassung nicht ermöglichen.

Die Funktionen des Speicherns und der Wiedergabe der Informationen, der Dekodierung der Informationen in die Sprachen des Zentralnervensystems und das Repertoire vergangener Erfahrungen sowohl in bezug auf semantische als auch auf syntaktische Aspekte, trotz der bekannten Sprachauffälligkeiten der schizophrenen Menschen, scheinen allerdings in der Schizophrenie nicht gestört zu sein (z. B. Allen u. Frith 1983; Chaika u. Lambe 1985; Koh et al. 1980; Kukla 1980 a, b; Lanin-Kettering u. Harrow 1985; s. auch Scharfetter 1976). Damit sind die Speicherungs- und Dekodierungsmechanismen des Arbeitsgedächtnisses als Lokalisation der Prädisponierung zu der schizophrenen Symptomatik eher unwahrscheinlich (aber siehe z. B. auch Calev et al. 1983; Huber 1976, 1981; Süllwold 1971, 1980; Jost 1983). Eine trotzdem mögliche Vulnerabilität des Arbeitsgedächtnisses mag aber auch in einer genetisch bedingten und/oder erworbenen „Fähigkeit" bestehen, unter bestimmten Verhältnissen die Kommunikation zwischen Arbeitsgedächtnissen zu „eröffnen", die während des gesunden Wachbewußtseins nicht kommunizieren (s. Kap. 1.5 über die chemische Modifikation der Informationsverarbeitungsprozesse). Das würde bedeuten, daß verbal-symbolische und emotionale Aspekte von Informationen und entwickelten oder angeborenen Strategien und/oder automatisierten Informations-Reaktions-Sequenzen, die auf den Speicherplätzen anderer Bewußtseinslagen des Individuums (z. B. frühere Entwicklungsphasen) gespeichert sind, für die Informationsverarbeitungsprozesse zugänglich werden können. Natürlich können mit diesen Überlegungen nicht alle möglichen Wirkungsarten des prädisponierenden Faktors berücksichtigt werden.

In beiden Fällen wird die Interaktion des Individuums mit seiner inneren und äußeren Umgebung (d. h. die Informationsverarbeitungsprozesse) mit der Benutzung von „inadäquaten" kognitiven Strategien und Daten durchgeführt, allerdings nur, wenn situationsgebundene Lebensereignisse eintreten (deren individualspezifische Bedeutung und Wirksamkeit möglicherweise biographisch bedingt sind), die infolge der Vulnerabilität des Integrationssystems und/oder des Arbeitsgedächtnisses zu den abweichenden funktionellen Anpassungen der Hirnaktivität führen.

Es muß angenommen werden, daß die prädisponierenden Faktoren nur unter bestimmten Verhältnissen zu der Manifestation der „psychotischen" funktionellen Anpassung führen können, da sich die Psychose sowohl selten vor der Pubertät manifestiert (z. B. Angst 1986; Lempp 1973, 1981), als auch, wenn sie sich einmal manifestiert hat, durch Fluktuationen der Symptomatik und durch spontane oder durch therapieausgelöste Remissionen gekennzeichnet ist (z. B. Bleuler 1972, 1979; Carr 1983; Chapman 1979; Zubin u. Spring 1977).

Die Diathese-Streß-Theorien schlagen vor, daß es in der präpsychotischen Phase zur Entwicklung einer „schizophrenogenen" Reaktionsart (die als Anpassungsreaktion auf die primäre Dysfunktion verstanden wird) kommt, durch die die Psychose eingeleitet wird. Man kann aber auch die Hypothese vertreten, daß es zuerst zur Entwicklung von „spezifischen Korrekturreaktionen" kommt, womit die angenommene primäre Dysfunktion (Prädisposition zu abweichenden funktionellen Anpassungen der

126

Hirnfunktionen) kompensiert oder „gehemmt" wird (vielleicht stellen die Charakteristika der EEG-Reaktivität der ehemaligen Schizophrenen diese Korrekturreaktion dar?).

Zu den Manifestationen hingegen der „psychotischen" funktionellen Anpassungen der Hirnfunktionen, die länger dauern und im Verhalten durch die produktive schizophrene Symptomatik erkannt werden, kommt es erst dann, wenn die verschiedenen Determinanten der funktionellen Hirnzustände, die wir in Kap. 1.6 zusammengefaßt haben, zu so einer Konstellation kommen, daß die entwickelte „Korrekturreaktion" das Eintreten der „psychotischen" funktionellen Anpassung nicht mehr effizient „hemmen" kann.

In Kap. 1.6 haben wir gesehen, daß der funktionelle Hirnzustand einer Person mit einer bestimmten genetischen Anlage in einem gegebenen Moment – und damit die Charakteristika der Informationsverarbeitungsprozesse, die in diesem Moment stattfinden können – von der Interaktion folgender Faktoren determiniert wird: a) ankommende Information, b) Arbeitsgedächtnis, d. h. die momentan aktivierten Daten und kognitiven Strategien des Langzeitgedächtnisses, c) metabolische und hormonelle Faktoren, d) Schlaf-Wach-Zyklus und e) Alter. Die Beziehungen zwischen dem Eintreten einer Psychose und allen diesen Faktoren sind häufig diskutiert worden (z. B. Bleuler 1964; de Wied 1979; Hocking 1970; Wing 1978; Zubin u. Steinhauer 1981).

Als Streßfaktoren im Sinne der Diathese-Streß-Theorien sollen also alle möglichen Konstellationen der Determinanten der funktionellen Hirnzustände verstanden werden, die für kürzere oder längere Zeit das „Einschalten" der Korrekturmechanismen unmöglich machen. Hingegen führen alle Verhältnisse, die eine oder mehrere Determinanten der funktionellen Hirnzustände in die Richtung beeinflussen, daß das Wiedereinstellen des Korrekturmechanismus (der die psychotischen funktionellen Anpassungen hemmen kann) möglich wird, zu den Fluktuationen der produktiven Symptome (Situationsabhängigkeit der Symptome) oder zur Remission.

Diese Hypothese der Entstehungsmechanismen der produktiven schizophrenen Symptomatik weist darauf hin, daß auch andere Faktoren, die Veränderungen der funktionellen Hirnzustände produzieren, die Ähnlichkeiten mit den psychotischen funktionellen Anpassungen der Hirnfunktionen haben (z. B. Intoxikationen, Temporallappen-Epilepsie), zu ähnlichen Symptomen führen können (nosologische Unspezifität der produktiven schizophrenen Symptomatik).

Die schizophrene Symptomatik, und insbesondere die produktiven Symptome, werden durch die chemische Modifikation der Hirnfunktionen (d. h. durch Psychopharmaka), die sich an deutlichen Änderungen der elektrischen Hirnaktivität auch manifestiert (Bente 1979; Itil 1975; Itil u. Itil 1986) beeinflußt. Obwohl der genaue Wirkungsmechanismus der antipsychotisch wirkenden Substanzen noch nicht bekannt ist (Angst u. Woggon 1980; Bürki et al. 1983; Woggon 1983), weist eine Fülle von Befunden darauf hin, daß sie auf dopaminerge Neuronen wirken und eine angenommene Entgleisung katecholaminerger Neuronen blockieren oder verändern (z. B. Chiodo u. Bunney 1983; Crow 1979; de Wied 1979; Joseph et al. 1979; Matussek 1976). Für das Integrationssystem des Modells der Hirnfunktionen (s. Kap. 1.6) wird angenommen, daß es über noradrenerge und dopaminerge Mechanismen die Fluktuationen des funktionellen Hirnzustandes koordiniert. Die Wirkungsart der Pharmakotherapie auf die produktive schizophrene Symptomatik im Rahmen der Überlegungen dieses Buches kann somit durch eine primäre Wirkung auf das Integrationssystem erklärt werden, womit das „Einleiten" der psychotischen funktionellen Anpassung blockiert wird.

Zur Entstehung der produktiven schizophrenen Symptomatik anhand der in ektropen EEG-Reaktivitäten erfaßbaren abnormen Hirnfunktionszuständen

Das in Kap. 1.6 vorgestellte heuristische Hirnfunktionsmodell der menschlichen Informationsverarbeitungsprozesse schlägt vor, daß der funktionelle Hirnzustand im Elektroenzephalogramm erfaßt wird, und manifestiert sich in bezug auf die informationsverarbeitenden Hirnprozesse als Zustandsabhängigkeit der kognitiven Strategien und Zustandsabhängigkeit der Lern- und Erinnerungsvorgänge. Das heißt, die jeweiligen funktionellen Hirnzustände sind gekennzeichnet a) durch verschiedene elektrische Aktivitäten (EEG) und b) durch verschiedene kognitive Leistungen. Befunde beider Meßebenen können als Indikatoren der verschiedenen Arbeitsgedächtnisse aufgefaßt werden. Somit weisen unterschiedliche elektrische Hirnzustände auf die Benutzung von unterschiedlichen kognitiven Strategien und Daten für die Informationsverarbeitungsprozesse (initiale und kognitive Verarbeitungen) hin, die während dieses funktionellen Hirnzustandes stattfinden. *Die funktionelle Bedeutung der jeweiligen elektrischen Hirnaktivität für die Informationsverarbeitungsprozesse wurde somit mit der funktionellen Bedeutung des Arbeitsgedächtnisses für diese Prozesse gleichgesetzt.* Je größer die EEG-Unterschiede zwischen zwei funktionellen Hirnzuständen, desto deutlicher die Unterschiede in den kognitiven Strategien und Daten, die für die Informationsverarbeitungsprozesse zur Verfügung stehen, und desto deutlicher die Unterschiede der Verhaltensmanifestationen dieser Prozesse. Für den normal-psychologischen Bereich wurde das verdeutlicht durch die Unterschiede in elektrischer Hirnaktivität und in kognitiven Funktionen zwischen den verschiedenen Entwicklungs- und Wachheitsphasen des Individuums und durch die Ergebnisse unserer Forschung über die EEG-Korrelate des Informationsverarbeitungsschrittes der kognitiven Interpretation der Information. Die Ergebnisse unserer Forschung im psychopathologischen Bereich stützen diese Hypothese auch:

Die vier untersuchten Probandengruppen gehören zu vier Populationen, die anhand von klinischen, anamnestischen und psychologischen Beobachtungen als unterschiedlich im gesamtkognitiven Verhalten des Wachbewußtseins betrachtet werden können. Man kann sagen, daß die Verhaltensunterschiede zwischen diesen vier Probandengruppen hauptsächlich die „Effizienz" betreffen, mit der die Anpassungsmechanismen des Wachbewußtseins die momentane „Realität" des Individuums miteinbeziehen können. Diese Effizienz zeigt einen angenommenen Gefälleweg der „Normalität" von den Gesunden über die Neurotiker und ehemaligen Schizophrenen zu den akuten Schizophrenen. Die Ergebnisse zeigen, daß die Charakteristika der EEG-Reaktivität dieser Gruppe einen zunehmenden Unterschied zu den Gesunden erkennen lassen, der auch den gleichen Gefälleweg zeigt: Die meisten Unterschiede zu den Gesunden betreffen die akuten Schizophrenen, es folgen die ehemaligen Schizophrenen und dann die Neurotiker. Diese Ergebnisse bestätigen frühere Analyseschritte dieser Daten (Koukkou 1980 a und b, 1982; Koukkou et al. 1982). Die Aussagekraft dieser Ergebnisse wird deutlich verstärkt durch die drei letzten Publikationen von Shagass et al. (1982, 1983, 1984), wo u. a. auch die physiologische Messung der EEG-Reaktivität benutzt wurde und psychiatrische Krankheitsbilder effizient getrennt wurden. Diese Autoren allerdings ziehen die unspezifische Arousalhypothese für die Interpretation ihrer Ergebnisse heran.

Die Funktionsprinzipien der informationsverarbeitenden Hirnprozesse, die aus den Ergebnissen der Forschung über die chemische Modifikation dieser Prozesse ableitbar sind, ließen uns zusätzlich folgendes formulieren: In funktionellen Hirnzuständen, deren elektrische Aktivität (EEG) sich von der des gesunden erwachsenen Wachbewußtseins unterscheidet (z. B. Müdigkeit, Schlaf, chemisch modifizierte Zustände), sind Arbeitsgedächtnisse für die Informationsverarbeitungsprozesse zugänglich, deren kognitive Strategien und Daten für das normale erwachsene Wachbewußtsein unzugänglich sind. Für diese funktionellen Hirnzustände bleibt allerdings der Zugang zu den Arbeitsgedächtnissen des gesunden erwachsenen Wachbewußtseins für gut gelerntes (automatisiertes) Verhalten offen (Asymmetrie der Zustandsabhängigkeit der Informationsverarbeitungsprozesse). In anderen Worten, elektrisch manifestierte funktionelle Hirnzustände, welche von denen des gesunden erwachsenen Wachbewußtseins abweichen, leiten („erlauben"?) die Manifestation von Verhaltensarten (als Wahrnehmen, Denken, Handeln, Fühlen) ein, die von der Verhaltensart des Wachbewußtseins deutlich abweichen. Beim Wiedereintreten des funktionellen Hirnzustandes des Wachbewußtseins wird dieses Verhalten unterbrochen (korrigiert?).

Die schizophrenen Menschen zeigen ein Wachverhalten, das in vielen Aspekten von dem des normalen Wachbewußtseins des Erwachsenen deutlich abweicht und in anderen Aspekten (vor allem was die Durchführung von automatisiertem Verhalten betrifft) normal erscheint, darüber hinaus zeigen sie EEG-Reaktivitäten, die von denen der Gesunden deutlich abweichen. Die produktiven schizophrenen Symptome können somit als die durch die ektrope EEG-Reaktivität eingeleiteten (erlaubten?) Verhaltensmanifestationen von initialen und kognitiven Verarbeitungen interner und/oder externer Information interpretiert werden, die, den Regeln der zustandsabhängigen Erinnerung folgend, zwar den normalen psychophysiologischen Satz der Informationsverarbeitungsmechanismen benutzen, denen aber Arbeitsgedächtnisse (Daten und kognitive Strategien) dafür zur Verfügung stehen, die die situationsadäquate Interpretation der ankommenden Informationen nicht ermöglichen. Diesen Arbeitsgedächtnissen bleibt aber der Zugang zu den Arbeitsgedächtnissen des gesunden Wachbewußtseins für automatisiertes Verhalten offen, was die Eigenschaft der psychotischen Hirnzustände, parallel zu der Manifestation der psychotischen Symptome auch die Manifestation von situationsadäquatem Verhalten zu ermöglichen, erklären kann. Dieser „Entstehungsweg" der psychotischen Symptomatik würde mit der Annahme einer Störung des Organisationsprozesses im Gedächtnis oder der Suchprozesse im Kurzzeitgedächtnis oder der selektiven Aktualisierung von Gedächtnisinhalten (z. B. Baumann u. Kolisnyk 1976; Brenner 1979; Koh et al. 1980; Poljakov 1973; s. auch Frith 1979; Frith u. Done 1983 a; Huber 1981; Neale u. Oltmanns 1980; Süllwold 1971) übereinstimmen und an die Lockerung der Assoziation von Bleuler (1911) erinnern.

Zum Informationsverarbeitungsmodus, der während der ektropen EEG-Reaktivität benutzt wird, und seiner Rolle für die Komplexität der schizophrenen Symptomatik

Dem Arbeitsgedächtnis (= EEG-Zustand) aller Bewußtseinslagen werden zwei Hauptfunktionen zugeteilt: a) einen Arbeitsplatz anzubieten für die Verarbeitung der ankommenden Informationen, die dann auf dem Speicherplatz dieses Arbeitsgedächtnisses gespeichert werden (zustandsabhängiges Lernen), und b) dem Langzeitgedächtnis ein selektives Fenster anzubieten, so daß die Menge der aktivierten Repräsentationen auf Relevantes reduziert wird.

Während des Wachbewußtseins des Gesunden steht der Arbeitsplatzfunktion des Arbeitsgedächtnisses zusätzlich zu dem automatischen Informationsverarbeitungsmodus auch der kontrollierte Informationsverarbeitungsmodus zur Verfügung. Das heißt, das Arbeitsgedächtnis des Wachbewußtseins hat die Möglichkeit, Informationen im sog. zentralen Kanal zu verarbeiten. Da die schizophrene Symptomatik während des Wachbewußtseins feststellbar ist, können Abweichungen in beiden Informationsverarbeitungsmodi zur Komplexität der Symptomatik beitragen.

Für die Argumentationslinie, der wir folgen, wird der kontrollierte Informationsverarbeitungsmodus des zentralen Kanals durch die Orientierungsreaktion für Informationen eingeleitet, die im Prozeß der initialen Interpretation als neu oder als für die Motivationslage wichtig erkannt wurden. Die Einleitung dieses Modus wird in den Charakteristika der intensiven EEG-Reaktivität abgebildet. Hingegen für Informationen, die als bekannt oder als für die Motivationslage unwichtig erkannt wurden, leitet die Orientierungsreaktion den automatischen Informationsverarbeitungsmodus ein, der in einer reduzierten bis fehlenden EEG-Reaktivität abgebildet wird. Dementsprechend weist eine intensive EEG-Reaktivität während des Experimentes darauf hin, daß die Information, die die Reaktivität auslöste, als neu oder für die momentane Motivationslage als wichtig beurteilt wurde und mit dem kontrollierten Informationsverarbeitungsmodus verarbeitet wird. Hingegen bedeutet eine geringe bis fehlende EEG-Reaktivität auf die Information während des Experimentes, daß die Information entweder als bekannt (d. h. im Arbeitsgedächtnis gab es eine automatisierte Reaktion, womit die Information beantwortet wird) oder als unwichtig für die momentane Motivationslage erkannt wurde. Im normal-psychologischen Bereich wird im ersten Fall eine korrekte Reaktion registriert, was im zweiten Fall (fehlende Motivation) nicht unbedingt gegeben sein muß.

Die akuten Schizophrenen zeigten weder eine fehlende noch eine einfach reduzierte EEG-Reaktivität, sondern eine ektrope (abweichende) EEG-Reaktivität, und das Verhalten war nicht situationsangepaßt. Damit können die ektropen EEG-Reaktivitäten der akuten Schizophrenen weder durch die Einleitung des automatischen Informationsverarbeitungsmodus für die Verarbeitung der experimentell angebotenen Information noch durch eine fehlende Motivation erklärt werden. Die Verhaltensunterschiede während des Experimentes können somit auch nicht als fehlende Motivation verstanden werden.

Experimentell-psychologische Untersuchungen der Funktionsweise des automatischen Informationsverarbeitungsmodus während der schizophrenen Symptomatik haben deutlich gezeigt, daß automatisiertes Verhalten normal abläuft, was als Hinweis der normalen Funktion dieses Modus interpretiert wurde (Callaway u. Naghdi 1982; Frith u. Done 1983 a; Öhman 1981).

Wenn wir nun annehmen, daß in den Charakteristika der EEG-Reaktivität der Gesunden die Einleitung des kontrollierten Informationsverarbeitungsmodus (zentralen Kanals) für die effiziente Bewältigung der experimentellen Situation abgebildet wird, kann die ektrope EEG-Reaktivität der akuten Schizophrenen, die von der inadäquaten Bewältigung dieser Situation begleitet war, auf einen mißlungenen Versuch des Organismus, den kontrollierten Informationsverarbeitungsmodus einzuführen, hinweisen. Hingegen sollen die EEG-Reaktivitäten der ehemaligen Schizophrenen und der Neurotiker, da diese Probanden wie die Gesunden eine effiziente Bewältigung der experimentellen Situation zeigten, auch auf die Benutzung des kontrollierten Informationsverarbeitungsmodus hinweisen. Die Unterschiede in der EEG-Reaktivität zwischen diesen Kontrollgruppen und den Gesunden können dann durch die anderen Faktoren, die die Charakteristika der EEG-Reaktivität mitbestimmen (wie gelernte und nichtgelernte Motivation und Vigilanz; vgl. auch Kap. 1.6.1), eventuell erklärt werden.

Ein Defizit des kontrollierten Informationsverarbeitungsmodus als Ätiopathogenese der schizophrenen Symptomatik ist vorgeschlagen worden (Callaway u. Naghdi 1982; Frith 1979; Frith u. Done 1983 b; Neale u. Oltmanns 1980; Öhman 1981). Die Ergebnisse unserer Studie, die auf mißlungene Versuche des Organismus hinweisen, den kontrollierten Informationsverarbeitungsmodus einzuführen (ektrope EEG-Reaktivitäten), stützen auch die Annahme der Dysfunktion dieses Modus in der Schizophrenie. Wir nehmen weiter an, daß sie die Folge einer Störung im Wechselspiel zwischen Arbeitsgedächtnis und Integrationssystem ist. Dabei ist das erstere für die Wahl des Informationsverarbeitungsmodus zuständig, während das letztere durch die Orientierungsreaktion den gewählten Modus einleiten kann.

Wir können also annehmen, daß während des Wachbewußtseins der Arbeitsplatzfunktion des Arbeitsgedächtnisses des schizophrenen Menschen (das durch die ektropen EEG-Reaktivitäten repräsentiert wird) ein normal funktionierender automatischer und ein dysfunktionierender kontrollierter Informationsverarbeitungsmodus für die Verarbeitung der ankommenden inneren und äußeren Information zur Verfügung steht.

Die Verhaltensmanifestationen, die mit dem automatischen Informationsverarbeitungsmodus durchgeführt werden, sind für die Informationskonfiguration, für die sie automatisiert wurden, zwar spezifisch, aber sie sind intentional nicht aufrufbar und steuerbar. Unter Umständen kann also das automatisierte Verhalten situationsunangepaßt sein. Für das nachträglich bewußte Erleben des Verhaltens gilt, daß die Person mit ihrer Reaktion „konfrontiert" wird (vgl. Kap.1.1.4.1).

Im normal-psychologischen Bereich wird allerdings die Funktionsweise des automatischen Informationsverarbeitungsmodus durch den kontrollierten Informationsverarbeitungsmodus koordiniert und, wenn es die Kontextinformation verlangt, in seiner Wirksamkeit eingeschränkt. Ein normal funktionierender automatischer Informationsverarbeitungsmodus bei einem dysfunktionierenden kontrollierten Informationsverarbeitungsmodus bedeutet somit folgendes: Ankommende Informationen können im Fall, daß auf dem Speicherplatz des zur Verfügung stehenden Arbeitsgedächtnisses für diese Informationskonfiguration automatisierte Reaktionen gespeichert sind, mit dieser Reaktion beantwortet werden, ohne daß die Person dieses Verhalten koordinieren und, wenn nötig, einschränken kann. Die Person ist mit ihrem Verhalten konfrontiert („die Reaktion ist unter der Kontrolle des Stimulus").

Schizophrene Erlebnisse, wie z. B. die eigenen Gedanken werden gelenkt, die Gedanken sind aufdringlich, werden von fremden Kräften kontrolliert, haben Affekte, die mit der tatsächlichen Situation nicht übereinstimmen, zusammenfassend alles, was unter die Begriffe Fremdbeeinflussungserlebnisse, Gedankeneingebung, vielleicht auch Stimmenhören und Gedankenlautwerden (vgl. z. B. Scharfetter 1976; Süllwold 1983) fällt, aber auch im Sinne von Scharfetter (1983) Störungen der Ich-Grenze, der Ich-Konsistenz etc. können evtl. aus diesen Störungen der Informationsverarbeitungsprozesse entstehen.

Der dysfunktionierende kontrollierte Informationsverarbeitungsmodus allerdings kann zu der Vielseitigkeit der schizophrenen Symptome und ihrer Variabilität, die das häufigste Merkmal aller experimentell-psychologischen und psychophysiologischen Studien in der Schizophrenie ist (vgl. Dawson u. Nuechterlein 1984; Süllwold 1983), auch Direktes beitragen. Informationsverarbeitungsprozesse, die mit dem kontrollierten Informationsverarbeitungsmodus durchgeführt werden, sind intentional aufrufbar und steuerbar. Eine Dysfunktion dieses Modus würde bedeuten, daß die Person ihr Verhalten als nicht effizient steuerbar und intentional aurufbar erlebt. Zusätzlich, da die Ansprüche an die Kontrollkapazität der verschiedenen Informationskonfigurationen individuell verschieden sind, kann ein Wechsel der Umgebung (z. B. ein anderer Arzt tritt ins Aufnahmezimmer ein) zur Änderung des funktionellen Hirnzustandes führen und damit eine Verstärkung oder Abschwächung der Symptomatik herbeiführen (Situationsabhängigkeit der Symptomatik).

Nun wird dem Arbeitsgedächtnis, zusätzlich zu der Arbeitsplatzfunktion, auch die Funktion zugeteilt, dem Langzeitgedächtnis ein selektives Fenster anzubieten, womit die Menge der aktivierten Repräsentationen des Langzeitgedächtnisses an die momentane funktionelle Lage (Motivationslage) des Organismus angepaßt wird. Die Breite dieses Fensters wird durch den momentanen elektrischen (EEG) Zustand des Zentralnervensystems repräsentiert (vgl. Kap. 1.4). Wenn wir jetzt annehmen, daß die Charakteristika der EEG-Reaktivität der Gesunden mit ihrer effizienten Anpassung an die experiementelle Situation (und deshalb vielleicht auch die der zwei anderen Kontrollgruppen) auf die „Normalität" dieser Funktionen hinweisen (die auf die Normalität des kontrollierten Informationsverarbeitungsmodus zurückzuführen ist), weisen die ektropen EEG-Reaktivitäten der akuten Schizophrenen auf ein Defizit auch dieser Funktion des Arbeitsgedächtnisses hin. Dieses Defizit kann auch durch die gleiche angenommene Störung im Wechselspiel zwischen Arbeitsgedächtnis und Integrationssystem zustande kommen.

Ein Defizit der Fensterfunktion des Arbeitsgedächtnisses bedeutet, daß bei den schizophrenen Menschen die Menge der aktivierten Repräsentationen des Langzeitgedächtnisses an die momentanen „Ansprüche" der Umgebung nicht angepaßt werden kann.

Das Modell der Hirnfunktionen, das wir verfolgen, impliziert, daß es im Rahmen der EEG-Merkmale des wachen, gesunden Erwachsenen desto weniger langsame Elemente im momentanen elektrischen Hirnzustand des Gehirns gibt, je effizienter die kognitiven Strategien die momentane externe Realität des Individuums berücksichtigen und je spezifischer die für die momentane externe Situation des Individuums aktivierten Repräsentationen des zugänglichen Arbeitsgedächtnisses sind.

Die funktionelle Anpassung der Gruppe der akuten Schizophrenen, die hauptsächlich aus einer Veränderung (funktioneller Anpassung) der langsamen EEG-Frequenzbereiche bestand, deutet somit auf die Zugänglichkeit von Daten und kognitiven Strategien für die Verarbeitung der ankommenden Informationen hin, die dem wachen, extern orientierten, gesunden, erwachsenen funktionellen Zustand des Gehirns nicht entsprechen (unzugänglich sind?). Die Literaturberichte über EEG-Befunde bei chronisch Schizophrenen, die im Kap. 2.2.1 dargestellt wurden, zeigen auch, daß die Schizophrenen u. a. mehr langsame Elemente als die normalen Kontrollpersonen haben.

Das Modell der Hirnfunktionen impliziert zusätzlich, daß dem Arbeitsgedächtnis des Wachbewußtseins des gesunden Erwachsenen die Arbeitsgedächtnisse, die im EEG mit mehr langsamen Elementen als beim Wachbewußtsein des Erwachsenen gekennzeichnet sind (d. h. die Arbeitsgedächtnisse der früheren Entwicklungsstufen, der Schlafphasen und der pathologischen Zustände), vollständig oder partiell unzugänglich sind.

Es kann also angenommen werden, daß während der Psychose die aufgenommenen inneren und äußeren Informationen mit Gedächtnisinhalten verglichen und mit Denkstrategien und Entscheidungsfaktoren behandelt werden, die dem wachen, gesunden erwachsenen Leben unzugänglich sind. Die daraus entstehenden Verhaltensmanifestationen (seien sie verbal, affektiv oder somatisch) werden als Denkstörungen, Halluzinationen, Affektstörungen, psychomotorische Störungen erkannt. Zusätzlich kann die Zugänglichkeit der Speicherplätze früherer Entwicklungsphasen, den Regeln der zustandsabhängigen Erinnerung folgend, zur Aktivierung von automatisierten Reaktionen auf bestimmte Informationskonfigurationen führen, die während früherer Entwicklungsstufen des Individuums entwickelt wurden (vgl. auch Brenner 1979; Huber 1976, 1980; Lempp 1973, 1981; Poljakov 1973; Süllwold 1977). Das bedeutet, daß der dysfunktionierende kontrollierte Informationsverarbeitungsmodus der schizophrenen Menschen auch Verhaltensmanifestationen, die früheren Entwicklungsphasen entsprechen, nicht koordinieren oder einschränken kann. Störungen der Psychomotorik, Sinnestäuschungen, Wahn (d. h. die Unsinnigkeit oder Unwahrscheinlichkeit der privaten Wirklichkeitsüberzeugung, Scharfetter 1983), Affektstauungen können damit evtl. in ihren Entstehungsprozessen erklärt werden.

Ähnliche Vorschläge wurden aufgrund anderer Untersuchungen gemacht: Kay u. Singh (1979), die autogenetische Aspekte in die Untersuchung der schizophrenen Kognition wieder eingeführt haben und Tests benutzen, welche die Stadien der kognitiven Reifung (Piaget 1963) prüfen, berichteten, daß Schizophrene „unreifere" kognitive Strategien benutzen als Normale. Auf der anderen Seite hat die offenbar formale Ähnlichkeit schizophrener Äußerungen mit Traumberichten schon immer viele Autoren interessiert (vgl. Fishman 1983; Siebenthal 1984). Was mag wohl die funktionelle Differenz zwischen dem abnormen schizophrenen Zustand und normalen Kindheitsphantasien oder erwachsenen Traumzuständen sein? Im Falle der Kindheitsphantasien: Die multiplen, kurz dauernden EEG-Zustandsveränderungen, die ein typisches Charakeristikum der Kindheits-EEG sind, mögen die gleichzeitige wiederholte Testung der Umgebungsrealität reflektieren. Diese Testung mag bei fehlenden Speicherplätzen mit erwachsenen Strategien, welche die festgestellten „Diskrepanzen" zwischen Phantasie und Realität als korrekturbedürftig beurteilt hätten, das Kind in die Lage versetzen, grundsätzliche Konflikte mit der Umgebung zu vermeiden, während es seiner Phantasie freie Bahn läßt. Die Seltenheit der Psychosen im Vorpubertätsalter kann evtl. damit erklärt werden (s. Lempp 1973, 1981). Im Falle der Erwachsenenträume: Die massive Reduktion der Umgebungsinteraktion durch die massive Reduktion des sensorischen Inputs und des motorischen Outputs (Ursin 1980) und die daraus resultierende Reduktion der Feedback-Information mit der Umgebung während des Schlafes mögen eine entscheidende Rolle spielen; zusätzlich kann angenommen werden, daß die kognitiven Strategien der Speicherplätze der Schlafphasen den halluzinatorischen Charakter der Träume „erlauben", und auf diese Weise kommt der Schlafende nicht in Konflikt mit Umgebungsbedingungen.

Bei der Betrachtung des funktionellen Modells des Hirns mit zustandsabhängiger Speicherung der Information und mit zustandsabhängigen kognitiven Strategien fällt auf, daß wiederholtes Eintreten eines schizophrenen Zustandes einem späteren Wiedereintreten und einem weiteren Ausbau dieses aberranten Zustandes dadurch Vorschub leistet, daß es den abnormen Inhalt des in diesem Zustand benutzten Gedächtnisspeichers vermehrt; dies mag ein Mechanismus für die Entwicklung der Chronizität der Schizophrenie sein (s. auch Reus et al. 1979).

Programmverzeichnis

EEG-Analyse

Fourier-Transformation: Programmpaket der NASA, installiert in der Programmbibliothek „Master-EEG". H. H. Stassen, Psychiatrische Universitätsklinik, Forschungsdirektion, Zürich.

EEG-Datenorganisation

Programmbibliothek „Master-EEG", H. H. Stassen, Psychiatrische Universitätsklinik, Forschungsdirektion, Zürich.

Statistik

1. Programmbibliothek SPSS. N. H. Nie, C. H. Hull, J. G. Jenkins, K. Steinbrenner, D. H. Bent, New York 1975: a) Discriminant Analysis (W. R. Klecka), b) ANOVA (J. O. Kim, F. J. Kohout).
2. Programmbibliothek Master-Psychlib Version. H. H. Stassen, R. Günter, Psychiatrische Universitätsklinik, Forschungsdirektion, Zürich.
   NONPAR (Wilcoxon-Test, Mann-Whitney-U-Test, Friedmann-Test).

Literatur

Abt K (1979) Statistical problems in the analysis of pharmako-EEG trials. Pharmacopsychiatria 12:228–236

Adey WR (1966) Neurophysiological correlates of information transaction and storage in brain tissue. Prog Physiol Psychol 1:1–43

Akert K (1978) Historical note on the development of the concept of the hypothalamic "releasing factors". Bull Schweiz Akad Med Wiss 34:53–62

Akert K (1979) Probleme der Hirnreifung. In: Lempp R (Hrsg) Teilleistungs-Störungen im Kindesalter. Huber, Bern, S 12–32

Akert K (ed) (1981) Biological order and brain organization: Selected works of W.R. Hess. Springer, Berlin Heidelberg New York

Akert K, Hummel P (1963) Anatomie und Physiologie des limbischen Systems. Hoffmann-La Roche, Basel

Akert K, Waser PG (eds) (1969) Mechanisms of synaptic transmission. Prog Brain Res, Vol 31. Elsevier, Amsterdam

Allen HA, Frith CD (1983) Selective retrieval and free emission of category exemplars in schizophrenia. Br J Psychol 74:481–490

American Psychiatric Association (1980) Quick reference to the diagnostic criteria from diagnostic and statistical manual of mental disorders, 3rd edn, Washington, D.C.

„AMPD" Arbeitsgemeinschaft für Methodik und Dokumentation in der Psychiatrie (Hrsg) (1979) Das AMPD-System. Manual zur Dokumentation psychiatrischer Befunde. Springer, Berlin Heidelberg New York

Amthauer R (1970) I-S-T Eignungsuntersuchung. Hogrefe, Göttingen

Andreae A (1983) EEG-Korrelate von verschiedenen mentalen Prozessen während entspannten Wachseins. Dissertation. Med. Fakultät, Universität Zürich

Andreassi JL (1980) Psychophysiology: Human behavior and physiological response. Oxford University Press, New York

Angst J (1986a) The course of major depression, atypical bopolar disorder, and bipolar disorder. In: Hippius H, Klerman GL, Matussek N (eds) New results in depression research. Springer, Berlin Heidelberg New York pp 26–35

Angst J (1986b) The course of schizoaffective disorders. In: Marneros A, Tsuang M (eds) The schizoaffective psychoses. Springer, Berlin Heidelberg New York Tokyo pp 63–93

Angst J, Baenninger R, Nuesperli M, Scharfetter C, Stassen HH (1985) Syndromale Gruppierungen endogener Psychosen in genetischer Sicht. In: Pflug B, Foerster K, Straube E (Hrsg) Perspektiven der Schizophrenie-Forschung. Fischer, Stuttgart, S 25–38

Angst J, Dittrich A, Woggon B (1979) Reproduzierbarkeit der Faktorenstruktur des AMP-Systems. Int Pharmakopsychiat 14:319–324

Angst J, Dobler-Mikola A (1984 a) The Zürich Study: II. The continuum from normal to pathological mood swings. Eur Arch Psychiatr Neurol Sci 234:21–29

Angst J, Dobler-Mikola A (1984 b) The definition of depression. J Psychiatr Res 18:401–406

Angst J, Scharfetter C, Stassen HH (1981) Syndromwechsel und Remission schizophrener Psychosen. In: Huber G (Hrsg) Schizophrenie-Stand und Entwicklungstendenzen der Forschung. Schattauer, Stuttgart, S 117–133

Angst J, Scharfetter C, Stassen HH (1983) Clinical homogeneity for biological studies. Adv Biol Psychiat 13:26–35

Angst J, Woggon B (1980) Psychopharmakotherapie. In: Kisker KP, Meyer JE, Müller C, Strömgren E (Hrsg) Psychiatrie der Gegenwart – Forschung und Praxis, Bd I/2, 2. Aufl, Springer, Berlin Heidelberg New York, S 243–314

Angst J, Woggon B (1983) Validity of the AMP-System for its use in clinical psychopharmacology. In: Bobon D, Baumann U, Angst J, Helmchen H, Hippius H (eds) The AMPD-System in pharmacopsychiatry. Modern problems of pharmacopsychiatry, Vol 20. Karger, Basel, pp 174–184

Antrobus JS (1978) Dreaming for cognition. In: Arkin AM, Antrobus JS, Ellman SJ (eds) The mind in sleep. Lawrence Erlbaum, Hillsdale, N.J., pp 569–581

Atkinson RC, Shiffrin RM (1968) Human memory: A proposed system and its control processes. In: Spence KW, Spence JT (eds) The psychology of learning and motivation: Advances in research and theory, Vol 2. Academic Press, New York

Baddeley AD (1982) Domains of recollection. Psychol Rev 89:708–729

Baddeley AD, Hitch G (1974) Working memory. In: Bower GH (ed) The psychology of learning and motivation: Advances in research and theory, Vol 8. Academic Press, New York

Baribeau J, Laurent JP (1986) Neurophysiological indices of two distinct attentional dysfunctions in schizophrenics with and without formal thought disorder. In: Shagass C, Josiassen RC, Roemer RA (eds) Brain electrical potentials and psychopathology. Elsevier, New York, pp 151–181

Baribeau-Braun J, Lesèvre N (1983) Event-related potential assessment of psychomotor retardation in depression. Adv Biol Psychiat 13:211–223

Barlow JS, Creutzfeldt OD, Michael D, Houchin J, Epelbaum H (1981) Automatic adaptive segmentation of clinical EEGs. Electroencephalogr Clin Neurophysiol 51:512–525

Bash KW (1955) Lehrbuch der Allgemeinen Psychopathologie. Thieme, Stuttgart

Baumann E (1971) Schizophrenic short-term memory: A deficit in subjective organization. Can J Behav Sci 3:55–65

Baumann E, Kolisnyk E (1976) Interference effects in schizophrenic short-term memory. J Abnorm Psychol 85:303–308

Baumann U (1974) Diagnostische Differenzierungsfähigkeit von Psychopathologie-Skalen. Arch Psychiatr Nervenkr 219:89–103

Baumgartner G (1983) Organization and function of the neocortex. Neuroophthalmology 3:1–14

Beatty J (1983) Biofeedback in theory and practice. In: Gale A, Edwards JA (eds) Physiological correlates of human behavior Vol. 3. Academic Press, London. pp 233–246

Beaumont JG (1982) The EEG and task performance. In: Gaillard AWK, Ritter W (eds) Tutorials in ERP research: Endogenous components. Elsevier, Amsterdam, pp 385–406

Beaumont JG, Mayes AR, Rugg MD (1978) Asymmetry in EEG alpha coherence and power: Effects of task and sex. Electroencephalogr Clin Neurophysiol 45:393–401

Becker-Carus C (1971) Relationships between EEG, personality and vigilance. Electroencephalogr Clin Neurophysiol 30:519–526

Begleiter H (ed) (1979) Evoked brain potentials and behavior. Plenum, New York

Benedetti G (1971) Ich-Strukturierung und Psychodynamik in der Schizophrenie. In: Angst J, Bleuler M (Hrsg) Die Entstehung der Schizophrenie. Huber, Bern

Benedetti G, Kind H, Johansson AS (1962) Forschungen zur Schizophrenielehre. Fortschr Neurol Psychiatr 30:341–439, 445–505

Benedetti G, Kind H, Wenger V (1967) Forschungen zur Schizophrenielehre 1961–1965. Fortschr Neurol Psychiatr 35:1–34, 41–121

Benninger C, Matthis P, Scheffner D (1984) EEG development of healthy boys and girls. Results of a longitudinal study. Electroencephalogr Clin Neurophysiol 57:1–13

Bente D (1979) Vigilance and evaluation of psychotropic drug effects in EEG. Pharmakopsychiatrica 12:137–147

Benton AL (1972) The minor hemisphere. J Hist Med Allied Sci 27:5–14

Berger H (1929) Das Elektroencephalogramm des Menschen. Arch Psychiatr Nervenkr 87:511–570

Berger H (1937) Über das Elektroenzephalogramm des Menschen, XIII. Mitteilung. Arch Psychiatr Nervenkr 106:577–592

Berlyne DE (1960) Conflict, arousal and curiosity. McGraw Hill, New York

Berlyne DE (1969) The development of the concept of attention in psychology. In: Evans CR, Mulholland TB (eds) Attention in neurophysiology. Butterworths, London, pp 1–25

Bernstein AS (1967) The orienting reflex as a research tool in the study of psychotic populations. In: Ruttkay-Nedecky I et al. (eds) Mechanisms of orienting reaction in man. Publishing House of Slovak Academy of Sciences, Bratislava, pp 257–266

Bernstein AS (1969) To what does the orienting response respond? Psychophysiology 6:338–350

Bernstein AS, Frith CD, Gruzelier JH, Patterson T, Straube E, Venables PH, Zahn TP (1982) An analysis of the skin conductance orienting response in samples of American, British, and German schizophrenics. Biol Psychol 14:155–211

Bernstein AS, Taylor KW (1979) The interaction of stimulus information with potential stimulus significance in eliciting the skin conductance orienting response. In: Kimmel HD, van Olst EH, Orlebeke JF (eds) The orienting reflex in humans. Lawrence Erlbaum, Hillsdale, N.J., pp 499–519

Bernstein AS, Taylor KW, Starkey P, Juni S, Lubowsky J, Paley H (1981) Bilateral skin conductance, finger pulse volume and EEG orienting response to tones of differing intensities in chronic schizophrenics and controls. J Nerv Ment Dis 169:513–528

Best PR, Bartlett NR (1972 Effect of stimulus interval and foreperiod duration on temporal synchronization. J Exp Psychol 95:154–158

Bindra D (1978) How adaptive behavior is produced: A perceptual-motivational alternative to response-reinforcement. Behav Brain Sci 1:41–93

Bjork RA (1975) Retrieval as a memory modifier: An interpretation of negative recency and related phenomena. In: Solso RL (ed) Information processing and cognition. Lawrence Erlbaum, Hillsdale, N.J., pp 123–144

Bleuler E (1911) Dementia praecox oder die Gruppe der Schizophrenien. Deuticke, Leipzig

Bleuler M (1964) Endokrinologische Psychiatrie. In: Gruhle HW, Jung R, Mayer-Gross W, Müller M (Hrsg) Psychiatrie der Gegenwart, 1. Aufl, Bd I/1 b. Springer, Berlin Heidelberg New York, S 161–252

Bleuler M (1971) Gedanken und Erfahrungen zur Schizophrenielehre. In: Bleuler M, Angst J (Hrsg) Entstehung der Schizophrenie. Huber, Bern

Bleuler M (1972) Die schizophrenen Geistesstörungen im Lichte langjähriger Kranken- und Familiengeschichten. Thieme, Stuttgart

Bleuler ME (1979) The long-term course of schizophrenic psychoses. In: Wynne LC, Cromwell RL, Mattysse S (eds) The nature of schizophrenia: New approaches to research and treatment. Wiley, New York, pp 631–636

Bliss DK (1974) Theoretical explanations of drug-dissociated behaviors. Fed Proc 33:1787–1796

Blum RH (1957) Alpha-rhythm responsiveness in normal, schizophrenic and brain damaged persons. Science 125:749–750

Boddy J (1983) Information processing and functional systems in the brain. In: Gale A, Edwards JA (eds) Physiological correlates of human behavior, Vol I. Academic Press, New York, pp 50–78

Bodenstein G, Praetorius HM (1977) Feature extraction from the EEG by adaptive segmentation. Proc IEEE 65:642–652

Bower GH (1975) Cognitive psychology: An introduction. In: Estes WE (ed) Handbook of learning and cognitive processes, Vol 1: Introduction to concepts and issues. Lawrence Erlbaum, Hillsdale, N.J., pp 25–80

Bower GH (1981) Mood and memory. Am Psychol 31:129–148

Brandeis D, Lehmann D (1986) Event-related potentials of the brain and cognitive processes: Approaches and applications. Neuropsychologia 24:151–168

Brazier MA (ed) (1979) Brain mechanisms in memory and learning: From the single neuron to man. Int Brain Research Organisation Monograph Series, Vol 4. Raven, New York

Bremner FJ (1970) The effect of habituation and conditioning trials on hippocampal EEG. Psychonomic Sci 18:181–183

Brenner HD (1979) Experimentalpsychologische Untersuchungen zur Verwertung früherer Erfahrungen bei chronisch Schizophrenen. In: Eckensberger L (Hrsg) Bericht über den 31. Kongreß der Deutschen Gesellschaft für Psychologie. Hogrefe, Göttingen

Brenner HD (1983) Störungen der Selektion und Analyse von akustischem Reizmaterial bei Schizophrenen: Eine experimentelle Untersuchung zur Informationsverarbeitung. In: Brenner HD, Rey ER, Stramke WG (Hrsg) Empirische Schizophrenieforschung. Huber, Bern, S 97–116

Briggs GE, Swanson JM (1970) Encoding, decoding and central functions in human information processing. J Exp Psychol 86:296–308

Brillouin L (1962) Science and information theory. Academic Press, New York

Broadbent DE (1958) Perception and communication. Pergamon Press, London

Broadbent DE (1970) Stimulus set and response set: Two kinds of selective attention. In: Mostofsky DI (ed) Attention: Contemporary theory and analysis. Appleton-Century-Crofts, New York, pp 51–60

Broadbent DE (1984) The Maltese cross: A new simplistic model for memory. Behav Brain Sci 7:55–94

Brown WS, Lehmann D (1979) Verb and noun meaning of homophone words activate different cortical generators: A topographical study of evoked potential fields. Exp Brain Res [Suppl] 2:159–168

Buchsbaum MS (1974) Average evoked response and stimulus intensity in identical and fraternal twins. Physiol Psychol 2:365–370

Buchsbaum MS (1977) The middle evoked response components and schizophrenia. Schiz Bull 3:93–104

Buchsbaum MS, Gershon ES (1984) Genetic factors in EEG. In: Davidson J, Davidson RJ, Schwartz GE (eds) Human consciousness and its transformations. Plenum Press, New York

Buck R (1985) Prime theory: An integrated view of motivation and emotion. Psychol Rev 92:389–413

Bull K, Lang PJ (1972) Intensity judgements and physiological response amplitudes. Psychophysiology 9:428–436

Bürki HR, Gaertner HJ, Breyer-Pfaff U, Schied HW (1983) Neuroleptika: Grundlagen und Therapie. In: Langer G, Heimann H (Hrsg) Psychopharmaka. Grundlagen und Therapie. Springer, Wien

Buser P (1976) Higher functions of the nervous system. Ann Rev Physiol 38:217–245

Bustamente JA, Jordan A, Vila M, Gonzales A, Insud A (1970) State dependent learning in humans. Physiol Behav 5:793–796

Calev A, Venables PH, Monk AF (1983) Evidence for distinct verbal memory pathologies in severely and mildly disturbed schizophrenics. Schiz Bull 9:247–264

Callaway E (1970) Schizophrenia and interference. An analogy with a malfunctioning computer. Arch Gen Psychiatry 22:193–208

Callaway E (1975) Brain electrical potentials and inidividual psychological differences. Grune & Stratton, New York

Callaway E (1979) Schizophrenia and evoked potentials. In: Begleiter H (ed) Evoked brain potentials and behavior. Plenum, New York, pp 517–524

Callaway E (1983) The pharmacology of human information processing. Psychophysiology 20:359–370

Callaway E, Jones RT (1975) Evoked responses for the study of complex cognitive functions. In: Kietzman ML, Sutton S, Zubin J (eds) Experimental approaches to psychopathology. Academic Press, New York

Callaway E, Jones RT, Douchin E (1970) Auditory evoked potential variability in schizophrenia. Electroencephalogr Clin Neurophysiol 29:421–428

Callaway E, Naghdi S (1982) An information processing model for schizophrenia. Arch Gen Psychiatry 39:339–347

Cannon WB (1927) The James-Lange theory of emotions: A critical examination and an alternative theory. Am J Psychol 39:106–124

Cannon WB (1932) The wisdom of the body. Nortoy, New York

Carr VJ (1983) Recovery from schizophrenia. Schiz Bull 9:95–121

Chaika E, Lambe R (1985) The locus of dysfunction in schizophrenic speech. Schiz Bull 11:8–15

Chapman LJ (1979) Recent advances in the study of schizophrenic cognition. Schiz Bull 5:568–580

Chiodo LA, Bunney BS (1983) Typical and atypical neuroleptics: Differential effects of chronic administration on the activity of A9 and A10 midbrain dopaminergic neurons. J Neurosci 3:1607–1619

Chow KL (1961) Changes of brain electropotentials during visual discrimination learning in monkey. J Neurophysiol 24:377–390

Ciompi L (1982) Affektlogik. Klett-Cotta, Stuttgart

Claridge CS (1967) Personality and arousal: A psychophysiological study of psychiatric disorder. Macmillan, New York

Claridge G (1972) The schizophrenias as nervous types. Br J Psychiatry 121:1–17

Cohen G (1982) Theoretical interpretation of lateral asymmetries. In: Beaumont JG (ed) Divided field studies of cerebral organization. Academic Press, London, pp 87–115

Cohen R (1971) Beiträge experimentalpsychologischer Untersuchungen zur Frage der Situationsabhängigkeit schizophrener Störungen. In: Kranz H, Heinrich K (Hrsg) Schizophrenie und Umwelt. Thieme, Stuttgart

Cohen R, Hermanutz M, Rist F (1984) Zur Spezifität sequentieller Effekte in den Reaktionszeiten und ereignisbezogenen Potentialen chronisch Schizophrener. In: Hopf A, Beckman H (Hrsg) Forschungen zur biologischen Psychiatrie. Springer, Berlin Heidelberg New York Tokyo, pp 24–34

Cohen R, Meyer-Osterkamp S (1974) Experimentalpsychologische Untersuchungen in der psychopathologischen Forschung. In: Schraml WJ, Baumann U (Hrsg) Klinische Psychologie, Bd. II, Huber, Bern, S. 457–485

Cohen R, Plaum E (1981) Schizophrenie. In: Baumann U, Berbalk H, Seidenstücker G (Hrsg) Klinische Psychologie. Trends in Forschung und Praxis. Huber, Bern, S 260–286

Cohen R, Sommer W, Hermanutz M (1981) Auditory event-related potentials in chronic schizophrenics. Effects of electrodermal response type and demands on selective attention. Adv Biol Psychiatry 6:180–185

Conolly JF, Mauchanda R, Gruzelier JH, Hirsch SR (1983) Auditory event-related potentials in schizophrenic patients. Adv Biol Psychiatry 13:93–97

Cotman CW, Nieto-Sampedro M (1982) Brain function, synapse renewal and plasticity. Ann Rev Psychol 33:371–402

Cox T (1978) Stress. Macmillan, London

Cox T, Cox S, Thirlaway M (1983) The psychological and physiological response to stress. In: Gale A, Edwards JA (eds) Physiological correlates of human behavior, Vol I. Academic Press, New York, pp 255–276

Craik FIM (1979) Human memory. Ann Rev Psychol 30:63–102

Craik FIM, Lockhart RS (1972) Levels of processing: A framework of memory research. J Verb Learn Verb Behav 11:671–684

Creutzfeldt OD (1979) Neurophysiological mechanisms and consciousness. In: Brain and mind, Ciba Foundation Symposium Series, Vol 69, pp 217–253

Creutzfeldt OD, Grünewald G, Simonova O, Schmitz H (1969) Changes of the basic rhythms of the EEG during the performance of mental and visuomotor tasks. In: Evans CR, Mulholland IB (eds) Attention in Neurophysiology. Butterworth, London

Crow TJ (1979) Catecholamine reward pathways and schizophrenia: The mechanisms of the antipsychotic effect and the site of the primary disturbance. Fed Proc 38:2462–2467

Cuénod M, Bagnoli P, Beaudet A, Burkhalter A, Henke H, Knüsel B, Vischer A (1981) Behavioral and biochemical changes induced by early monocular deprivation in the pigeon. In: Maffei L (ed) Pathophysiology of the visual system. Junk, The Hague, pp 230–236

Dasberg H, Robinson S (1971) Electroencephalographic variations following anti-psychotic drug treatment. Dis Nerv Syst 32:472–478

140

Davidson RJ, Schwartz GE (1977) The influence of musical training on patterns of EEG asymmetry during musical and non-musical self-generation tasks. Psychophysiology 14:58–63

Davis PA (1949) Evaluation of the electroencephalograms of schizophrenic patients. Am J Psychiatry 96:851–860

Dawson ME (1979) The orienting response and subjective assessment of stimulus significance. In: Kimmel HD, van Olst EH, Orlebeke JF (eds) The orienting reflex in humans. Lawrence Erlbaum, Hillsdale, N.J., pp 417–425

Dawson ME, Schell AM, Beers JR, Kelly A (1982) Allocation of cognitive processing capacity during human autonomic classical conditioning. J Exp Psychol Gen 111:273–295

Dawson ME, Nuechterlein KH (1984) Psychophysiological dysfunctions in the developmental course of schizophrenic disorders. Schiz Bull 10:204–232

Deecke L, Grötzinger B, Kornhuber H-H (1976) Voluntary finger movements in man: Cerebral potentials and theory. Biol Cybern 23:99–119

Denenberg VH (1980) General systems theory, brain organization and early experiences. Am J Physiol 238 (Regul Integrat Comp Physiol 7):R3–R13

Destrade C, Ott T (1982) Modulation of memory formation by hypothalamic posttrial stimulation driving two types of hippocampal rhythmical slow activity. In: Marsan CA, Matthies H (eds) Neuronal plasticity and memory formation, IBRO Monograph Series, Vol 9. Raven, New York, pp 495–509

Deutsch JA, Deutsch D (1963) Attention: Some theoretical considerations. Psychol Rev 70:80–90

De Wied D (1979) Schizophrenia as an inborn error in the degradation of β-endorphin – a hypothesis. TINS March 1979. Elsevier, Amsterdam

Dickinson A, Boakes RA (1979) Mechanisms of learning and motivation. Lawrence Erlbaum, Hillsdale, N.J.

Dolce G, Waldeier H (1974) Spectral and multivariate analysis of EEG changes during mental activity in man. Electroencephalogr Clin Neurophysiol 36:577–584

Donchin E (1979) Event-related brain potentials: A tool in the study of human information processing. In: Begleiter H (ed) Evoked brain potentials and behavior. Plenum, New York, pp 13–88

Donchin E (1981) Surprise! . . . Surprise? Psychophysiology 18:493–513

Donchin E (1984) Dissociation between electrophysiology and behavior – a disaster or a challenge? In: Donchin E (ed) Cognitive psychophysiology: Event-related potentials and the study of cognition. The Carmel Conferences, Vol I. Lawrence Erlbaum, Hillsdale, N.J., pp 107–118

Douglas RJ (1972) Pavlovian conditioning and the brain. In: Boakes RA, Halliday MS (eds) Inhibition and learning. Academic Press, London, pp 529–555

Duffy E (1934) Emotion: An example of the need for reorientation in psychology. Psychol Rev 41:184–198

Duffy E (1962) Activation and behavior. Wiley, New York

Dumermuth G (1968) Variance spectra of electroencephalograms in twins. In: Kellaway P, Petersen I (eds) Clinical electroencephalography of children. Grune & Stratton, New York, pp 119–154

Dumermuth G (1976) Elektroenzephalographie im Kindesalter. Thieme, Stuttgart

Duncan-Johnson CC (1981) P300 latency. A new metric of information processing. Psychophysiology 18:207–215

Duncan-Johnson CC (1987) P300 applications to research on schizophrenia. Electroencephalogr Clin Neurophysiol (in press)

Duncan-Johnson CC, Donchin E (1982) The P300 component of the event-related brain potential as an index of information processing. Biol Psychol 14:1–52

Dunn AJ (1980) Neurochemistry of learning and memory: An evaluation of recent data. Ann Rev Psychol 31:343–390

Edelman GM, Mountcastle VB (1978) The mindful brain. MIT Press, Cambridge, Mass.

Ehrlichman H, Wiener MS (1980) EEG asymmetry during covert mental activity. Psychophysiology 17:228–235

Eich JE (1980) The cue-dependent nature of state-dependent retrieval. Memory Cognition 8:157–173

Ellingson RJ (1954) The incidence of EEG abnormality among patients with mental disorders of apparently nonorganic origin; a critical review. Am J Psychiatry 111:263–275

Emmons WH, Simon C (1956) Response to material presented during various levels of sleep. J Exp Psychol 51:89–97

Emrich H (1976) Elektrophysiologische Korrelate psychischer Abläufe. Thieme, Stuttgart

Emmrich HM, Hippius H (1984) Die Bedeutung diagnostischer Kriterien für biologisch-psychiatrische Untersuchungen (Übersicht über bisherige Ansätze). In: Hopf A, Beckmann H (Hrsg) Forschungen zur biologischen Psychiatrie. Springer, Berlin Heidelberg New York Tokyo, S 43–49

Epstein S, Coleman M (1970) Drive theories of schizophrenia. Psychosom Med 32:113–136

Etevenon P, Peron-Magnan P, Rioux P, Pidoux B, Bisserbe JC, Verdeaux G, Deniker P (1981) Schizophrenia assessed by computerized EEG. Adv Biol Psychiatry 6:29–34

Evarts EV (1964) Temporal patterns of discharge of pyramidal tract neurons during sleep and waking in the monkey. J Neurophysiol 27:152–171

Fahrenberg J (1979) Psychophysiologie. In: Kisker KP, Meyer JE, Müller C, Strömgen E (Hrsg) Psychiatrie der Gegenwart, Bd I/1. Springer, Berlin Heidelberg New York

Farrell BA (1983) The correlation between body, behavior and mind. In: Gale A, Edwards JA (eds) Physiological correlates of human behavior, Vol I. Academic Press, New York, pp 7–19

Fink M (1969) EEG classification of psychoactive compounds in man: Review and theory of behavioral association. In: Etron D, Cole J, Levine J, Wittenborn JR (eds) Psychopharmacology – A review of progress. Government Printing Office, Washington, D.C.

Fink M (1975) Cerebral electrometry – quantitative EEG applied to human psychopharmacology. In: Dolce G, Künkel H (eds) CEAN-computerized EEG analysis. Fischer, Stuttgart, pp 271–288

Fink M (1978) EEG and psychopharmacology. In: Cobb WA, van Duijn H (eds) Contemporary clinical neurophysiology (EEG Suppl. No. 34). Elsevier, Amsterdam, pp 41–56

Fischer R (1975) Cartography of inner space. In: Siegel RK, West LJ (eds) Hallucinations: Behavior, experience and theory. Wiley, New York, pp 197–239

Fishbein W, Gutwein B (1977) Paradoxical sleep and memory storage processes. Behav Biol 19:425–464

Fishman LG (1983) Dreams, halluzinogenic drug-states and schizophrenia. Schiz Bull 9:73–94

Fisk AD, Schneider W (1983) Category and word search: Generalizing search principles to complex processing. J Exp Psychol Learning Memory Cognition 9:177–195

Flavell JH (1977) Cognitive development. Prentice-Hall, Englewood Cliffs, N.J.

Flor-Henry P (1969) Psychosis and temporal lobe epilepsy. A controlled investigation. Epilepsia 10:363–395

Flor-Henry P (1976) Lateralized temporal-limbic dysfunktion and psychopathology. Ann NY Acad Sci 280:777–795

Flor-Henry P (1983) Commentary and synthesis. In: Flor-Henry P, Gruzelier J (eds) Laterality and psychopathology. Elsevier, Amsterdam, pp 1–18

Flor-Henry P, Gruzelier J (eds) (1983) Laterality and psychopathology. Elsevier, Amsterdam

Flor-Henry P, Koles ZJ, Tucker DM (1982) Studies in EEG power and coherence in depression, mania, and schizophrenia compared to controls. Adv Biol Psychiatry 9:1–7

Folkard S, Monk TH (1983) Chronopsychology: Circadian rhythms and human performance. In: Gale A, Edwards JA (eds) Physiological correlates of human behavior, Vol II. Academic Press, New York, pp 57–78

Foppa K (1968) Lernen, Gedächtnis, Verhalten. Kiepenheuer & Witsch, Köln

Foulkes WD (1962) Dream reports from different stages of sleep. J Abnorm Psychol 65:14–25

Frame CL, Oltmanns TF (1982) Serial recall by schizophrenic and affective patients during and after psychotic episodes. J Abnorm Psychol 91:311–318

French T (1954) The integration of behavior. Univ. of Chicago Press, Chicago

Friedman D, Vaughan HG, Erlenmeyer-Kimling L (1982) Cognitive brain potentials in children at risk for schizophrenia. Schiz Bull 8:514–531

142

Frith CD (1979) Consciousness, information processing and schizophrenia. Br J Psychiatry 134:225–235

Frith CD (1984) Schizophrenia, memory, and anticholinergic drugs. J Abnorm Psychol 93:339–341

Frith CD, Done DJ (1983 a) Stimulus integration in schizophrenia. Br J Clin Psychol 22:221–222

Frith CD, Done DJ (1983 b) Stereotyped responding by schizophrenic patients on a two-choice guessing task. Psychol Med 13:779–786

Gaillard JM, Iorio G, Campajola P, Kemali D (1984) Temporal organization of sleep in schizophrenics and patients with obsessive-compulsive disorder. Adv Biol Psychiatry 15:76–83

Gale A (1977) Some EEG correlates of sustained attention. In: Macie RR (ed) Vigilance: Theory, operational performance and physiological correlates. Plenum, New York, pp 263–283

Gale A (1981) EEG-Studies of extroversion-introversion. In: Lynn R (ed) Dimensions of personality. Pergamon Press, Oxford

Gale A, Davies I, Smallbone A (1978) Changes in the EEG as the subject learns to recall. Biol Psychol 6:169–179

Gale A, Edwards JA (1983) The EEG and human behavior. In: Gale A, Edwards JA (eds) Physiological correlates of human behavior, Vol II. Academic Press, New York, pp 99–127

Galin D (1974) Implications for psychiatry of left and right cerebral specialization. Arch Gen Psychiatry 31:572–583

Galin D, Ornstein R (1972) Lateral specialization of cognitive mode: An EEG study. Psychophysiology 9:412–418

Gallistel CR (1980) The organisation of action: A new synthesis. Lawrence Erlbaum, Hillsdale, N.J.

Garner WR (1970) The stimulus in information processing. Am Psychol 25:350–358

Gasser T, Möcks J, Bächer P (1983) Topographic factor analysis of the EEG with applications to development and to mental retardation. Electroencephalogr Clin Neurophysiol 55:445–463

Gelman R (1978) Cognitive development. Ann Rev Psychol 29:297–332

Gevins AS (1980) Quantitative aspects of electroencephaolography. In: Aminoff MJ (ed) Electrodiagnosis in clinical neurology. Churchill Livingstone, London, pp 118–166

Gevins AS, Doyle JC, Cutillo BA et al. (1981) Electrical potentials in human brain during cognition. New method reveals dynamic patterns of correlation. Science 213:918–922

Gevins AS, Zeitlin GM, Doyle JC, Yingling CD, Schaffer RE, Callaway E, Yeager CL (1979) Electroencephalogram correlates of higher cortical functions. Science 203:665–668

Giannitrapani D, Kayton L (1974) Schizophrenia and EEG spectral analysis. Electroencephalogr Clin Neurophysiol 36:377–386

Gibbs FA (1939) Cortical frequency spectra of schizophrenic epileptic and normal individual. Trans Am Neurophysiol Assoc 65:141–144

Gibbs EV, Gibbs FA (1947) Diagnostic and localizing value of electroencephalographic studies in sleep. Res Publ Assoc Nerv Ment Dis 26:366–382

Giedke H, Thier P, Bolz H (1981) The relationship between P3-latency and reaction time in depression. Biol Psychol 13:31–49

Goldstein L (1974) Psychotropic drugs induced EEG changes as revealed by the amplitude integration method. In: Itil T (ed) Psychotropic drugs and the human EEG. Mod Probl Pharmacopsychiatry 8:131–148

Goldstein L (1981) Statistical organizational features of the computerized EEG under various behavioral states. Adv Biol Psychiatry 6:12–16

Goldstein L, Sugerman AA, Stolberg H, Murphee HB, Pfeiffer CC (1965) Electrocerebral activity in schizophrenics and non-psychotic subjects. Electroencephalogr Clin Neurophysiol 19:350–361

Goodenough DR (1978) Dream recall. In: Arkin AM, Antrobus JS, Ellman SI (eds) The mind in sleep. Lawrence Erlbaum, Hillsdale, N.J., pp 113–142

Goodwin D, Powell B, Bremer D, Hoine H, Stern J (1969) Alcohol and recall: State dependent effects in man. Science 163:1358–1360

Graham FK (1979) Distinguishing among orienting defense and startle reflexes. In: Kimmel HD, van Olst EH, Orlebeke JF (eds) The orienting reflex in humans. Lawrence Erlbaum, Hillsdale, N.J., pp 137–167

Griffith D (1976) The attentional demands of mnemonic control processes. Memory Cognition 4:103–108

Grings WW (1973) The role of consciousness and cognition in autonomic behavior change. In: McGuigan FJ, Schoonover RA (eds) The psychophysiology of thinking: Studies of covert processes. Academic Press, New York, pp 233–262

Grings WW (1977) Orientation, conditioning, and learning. Psychophysiology 14:343–350

Grings WW (1979) Interrelationships among components of orienting behavior. In: Kimmel HD, van Olst EH, Orlebeke JF (eds) The orienting reflex in humans. Lawrence Erlbaum, Hillsdale, N.J., pp 305–321

Gross G, Huber G (1984) Die Bedeutung diagnostischer Konzepte und Kriterien für die biologisch-psychiatrische Forschung bei Schizophrenen und schizoaffektiven Psychosen. In: Hopf A, Beckmann H (Hrsg) Forschungen zur biologischen Psychiatrie. Springer, Berlin Heidelberg New York Tokyo, S 54–62

Gross G, Huber G, Schüttler R (1982) Phänomenologie und operationalisierte Dokumentation von Basissymptomen: kognitive Störungen. In: Huber G (Hrsg) Endogene Psychosen: Diagnostik, Basissymptome und biologische Parameter. Schattauer, Stuttgart S 189–199

Grünewald E (1982) Movement potentials and goal directed behavior. In: Gaillard AWK, Ritter W (eds) Tutorials in ERP-research: Endogenous components. Elsevier, Amsterdam

Grünewald-Zuberbier E, Grünewald G, Rasche A (1975) Hyperactive behavior and EEG arousal reactions in children. Electroencephalogr Clin Neurophysiol 38:149–159

Grünewald-Zuberbier E, Grünewald G, Rasche A, Netz J (1978) Contingent negative variation and alpha attenuation responses in children with different abilities to concentrate. Electroencephalogr Clin Neurophysiol 44:37–47

Gruzelier JH (1983) Left- and right-sided dysfunction in psychosis: Implications for electroencephalographic measurements. Adv Biol Psychiatry 13:192–195

Gruzelier JH (1984) Funktionelle Hemisphärenasymmetrien bei Schizophrenen. In: Hopf A, Beckmann H (Hrsg) Forschungen zur biologischen Psychiatrie. Springer, Berlin Heidelberg New York Tokyo, S 3–17

Gruzelier J, Flor-Henry P (eds) (1979) Hemisphere asymmetries of function in psychopathology. Elsevier, Amsterdam

Haase J (1984) Arbeitsbuch Physiologie, Bd 3: Neurophysiologie, 2. Aufl. Urban & Schwarzenberg, München

Häfner H (1982) Beziehungen zwischen Diagnose und Verlauf bei der Schizophrenie. In: Beckmann H (Hrsg) Biologische Psychiatrie. Thieme, Stuttgart

Haider M, Groll-Knapp E, Ganglberger JA (1981) Event-related slow (DC) potentials in the human brain. Rev Physiol Biochem Pharmacol 88:125–197

Hartmann E (1967) The biology of dreaming. Thomas, Springfield, Ill.

Hartmann JE, Verdone P, Snyder P (1966) Longitudinal studies of sleep and dreaming patterns in psychiatric patients. J Nerv Ment Dis 142:117–126

Hartwich P (1980) Schizophrenie und Aufmerksamkeitsstörungen. Springer, Berlin Heidelberg New York

Hartwich P (1983) Kognitive Störungen bei Schizophrenen. Nervenarzt 54:455–466

Hasher L, Zacks RT (1979) Automatic and effortful processes in memory. J Exp Psychol Gen 108:356–388

Hearst E (1972) Some persistent problems in the analysis of conditioned inhibition. In: Boakes RA, Halliday MS (eds) Inhibition and learning. Academic Press, New York, pp 5–39

Hebb DO (1949) Organization of behavior. Science Editions, New York

Heimann H (1972) Grundsätzliche Überlegungen zu erfahrungswissenschaftlicher Methodik in der Psychiatrie. Nervenarzt 43:345–350

Heimann H (1979) Psychopathologie. In: Kisker KP, Meyer JE, Müller C, Strömgen E (Hrsg) Psychiatrie der Gegenwart, Vol I/1. Springer, Berlin Heidelberg New York

Heimann H (1983) Biologie der Schizophrenie. Schweiz Arch Neurol Neurochir Psychiatry 132:193–205

Heimann H (1985) Specificity and nonspecificity – A major problem in biologically oriented psychopathology. Psychopathology 18:82–87

Helmchen H (1984) Zur Problematik diagnostischer Kriterien für biologisch-psychiatrische Untersuchungen. In: Hopf A, Beckmann H (Hrsg) Forschungen zur biologischen Psychiatrie. Springer, Berlin Heidelberg New York Tokyo, S 50–53

Helmchen H, Künkel H (1964) Der Einfluß von EEG-Verlaufsuntersuchungen unter psychiatrischer Pharmakotherapie auf die Prognostik von Psychosen. Arch Psychiatr Nervenkr 205:1–18

Henn V, Cohen B, Young LR (1980) Visual-vestibular interaction in motion perception and the generation of nystagmus. Neurosc Res Prog Bull 18:457–651

Hermann WM (1982) Development and critical evaluation of an objective procedure for the electroencephalographic classification of psychotropic drugs. In: Hermann WM (ed) EEG in drug research. Fischer, Stuttgart, pp 249–352

Hess R (1963) Elektrische Hirnaktivität und Psychopathologie. Schweiz Med Wochenschr 93:102–107

Hess WR (1965) Sleep as a phenomenon of the integral organism. In: Akert K, Bally C, Schadé JP (eds) Sleep mechanisms. Elsevier, Amsterdam, pp 3–8

Hess WR (1968) Psychologie in biologischer Sicht, 2. Aufl. Thieme, Stuttgart

Hiatt JF, Floyd TC, Katz PH, Feinberg I (1985) Further evidence of abnormal non-rapid-eye movement sleep in schizophrenia. Arch Gen Psychiatry 42:797–802

Hillyard SA (1981) Selective auditory attention and early event-related potentials: A rejoinder. Can J Psychol Rev 35:159–174

Hillyard SA (1984) Event-related potentials and selective attention. In: Donchin E (ed) Cognitive psychophysiology. The Carmel Conferences, Vol 1. Lawrence Erlbaum, Hilsdale, N.J., pp 51–70

Hillyard SA, Kutas M (1983) Electrophysiology of cognitive processing. Ann Rev Psychol 34:33–61

Hillyard SA, Picton TW (1979) Event related brain potentials and selective information processing in men. In: Desmedt JE (ed) Cognitive components in cerebral ERPs and selective attention. Karger, Basel, pp 1–50

Hiramatsu K, Kameyama T, Niwa S, Saitoh O, Rymar K, Itoh K (1983) Schizophrenic deficit in information processing as reflected in event-related potential abnormalities during syllable discrimination tasks. Adv Biol Psychiatry 13:63–74

Hirst W, Spelte ES, Reaves CC, Caharack G, Neisser U (1980) Dividing attention without alteration or automaticity. J Exp Psychol Gen 109:98–117

Hocking F (1970) Extreme environmental stress and its significance for psychopathology. Am J Psychother 24:4–26

Horn G (1969) Novelty, attention and habituation. In: Evans CR, Mulholland TB (eds) Attention in neurophysiology. Butterworth, London, pp 230–246

Horton DL, Mills CB (1984) Human learning and memory. Ann Rev Psychol 35:361–394

Hubel DH, Wiesel TN (1962) Receptive fields, binocular interaction and functional architecture in the cats visual cortex. J Physiol 160:106–154

Hubel DH, Wiesel TN (1977) Functional architecture of macaque monkey visual system. Proc R Soc Lond [Biol] 198:1–59

Huber G (1976) Indizien für die Somatosehypothese bei den Schizophrenien. Fortschr Neurol Psychiatr 44:77–94

Huber G (1980) Hauptströme der gegenwärtigen ätiologischen Diskussion der Schizophrenie. In: Peters UH (Hrsg) Die Psychologie des 20. Jahrhunderts, Bd 10. Kindler, Zürich

Huber G (1981) Psychiatrie, 3. Aufl. Schattauer, Stuttgart

Hugdahl K, Broman JE, Franzon M (1983) Effects of stimulus content and brain lateralization on the habituation of the electrodermal orienting reaction (OR). Biol Psychol 17:153–168

Iakono WG (1982) Bilateral electrodermal habituation-dishabituation and resting EEG in remitted schizophrenics. J Nerv Ment Dis 170:91–101

Isaacson RL (1972) Neural systems of the limbic brain and behavioral inhibition. In: Boakes RA, Halliday MS (eds) Inhibition and learning. Academic Press, New York, pp 620–652

Itil TM (1974 a) Computerized EEG findings in schizophrenic patients. In: Mitsuda H, Fukuda T (eds) Biological mechanisms of schizophrenia and schizophrenia-like psychoses. Igaku Shoin, Tokyo

Itil TM (1974 b) Quantitative pharmaco-encephalography. In: Itil T (ed) Psychotropic drugs and the human EEG. Karger, Basel, pp 43–75

Itil TM (1975) Digital computer period analysed EEG in psychiatry and psychopharmacology. In: Dolce G, Künkel H (eds) Computerized EEG analysis. Fischer, Stuttgart, pp 289–308

Itil TM (1977) Qualitative and quantitative EEG findings in schizophrenia. Schiz Bull 3:61–79

Itil TM, Hsu W, Klingenberg H, Saletu B, Gannon P (1972 a) Digital-computer-analyzed all-night sleep EEG patterns in schizophrenics. Biol Psychiatry 4:3–16

Itil TM, Hsu W, Saletu B, Mednick S (1974 b) Computer EEG and evoked potential investigations in children of high risk for schizophrenia. Am J Psychiatry 131:892–900

Itil TM, Itil KZ (1986) CEEG and dynamic brain mapping in the biovailability and bioequivalence of psychotropic drugs. In: Shagass C, Josiassen RC, Roemer RA (eds) Brain electrical potentials and psychopathology. Elsevier, New York, pp 345–358

Itil TM, Huque MF, Shapiro DM, Mednick SA (1983) Computer-analyzed EEG findings in children of schizophrenic parents (high-risk children). Integr Psychiatry 1:71–85

Itil TM, Marasa J, Saletu B, Davis S (1975) Computerized EEG: Predictor of outcome in schizophrenia. J Nerv Ment Dis 160:188–203

Itil TM, Saletu B, Davis S (1972 b) EEG findings in chronic schizophrenics based on digital computer period analysis and analog power spectra. Biol Psychiatry 5:1–13

Itil TM, Saletu B, Davis S, Allen M (1974 a) Stability studies in schizophrenics and normals using computer-analyzed EEG. Biol Psychiatry 8:321–335

Jacobson A, Lehmann D, Kales A, Wenner WH (1965) Somnambule Handlungen im Schlaf mit langsamen EEG-Wellen. Arch Psychiatr Nervenkr 207:141–150

Jasper HH, Ricci G, Doaye B (1960) Microelectrode analysis of cortical cell discharge during avoidance conditioning in the monkey. Electroencephalogr Clin Neurophysiol 13:137–155

Jeffrey WE (1968) The orienting reflex and attention in cognitive development. Psychol Rev 75:323–334

Jeffrey WE (1980) The developing brain and child development. In: Wittrock MC (ed) The brain and psychology. Academic Press, New York

Joseph MH, Frith CD, Waddington JL (1979) Dopaminergic mechanisms and cognitive deficit in schizophrenia. Psychopharmacology 63:273–280

Jost K (1983) Störungen des unmittelbaren Behaltens bei Schizophrenen. In: Brenner HD, Rey ER, Stramke WG (Hrsg) Empirische Schizophrenieforschung. Huber, Bern, S 117–129

Jung R (1961) Neuronal integration in the visual cortex and its significance for visual information. In: Rosenblith W (ed) Sensory communication. MIT Press and Wiley, New York, pp 627–674

Jung R (1983) W.R. Hess und das Ordnungsprinzip in der Physiologie. Schweiz Arch Neurol Neurochir Psychiatr 132:277–308

Jung R (1984) Electrophysiological cues of the language dominant hemisphere in man: Slow brain potentials during language processing and writing. Exp Brain Res [Suppl] 9:340–350

Kahneman D (1973) Attention and effort. Prentice-Hall, Englewood Cliffs, N.J.

Kahneman D, Treisman A (1984) Changing views of attention and automaticity. In: Parasuraman R, Davies DR (eds) Varieties of attention. Academic Press, New York, pp 29–61

Kanizsa G (1979) Organization in vision. Praeger, New York

Katada A, Ozaki H, Suzuki H, Suhara K (1981) Developmental characteristics of normal and mentally retarded children's EEGs. Electroencephalogr Clin Neurophysiol 52:192–201

Kay SR, Singh MM (1979) Cognitive abnormality in schizophrenia: A dual-process model. Biol Psychiatry 14:155–176

Kemali D, Vacca L, Marciano F, Nolfe G, Iorio GC (1981) EEG findings in schizophrenics, depressives, obsessives, heroin addicts and normals. Adv Biol Psychiatry 6:17–28

146

Kendell RE (1978) Die Diagnose in der Psychiatrie. Enke, Stuttgart
Kety SS (1980) The syndrome of schizophrenia: Unresolved questions and opportunities for research. Br J Psychiatry 136:421–436
Kimmel HD, Piroch J, Ray RL (1979) Monotony and uncertainty in the habituation of the orienting reflex: In: Kimmel HD, van Olst EH, Orlebeke JF (eds) The orienting reflex in humans. Lawrence Erlbaum, Hillsdale, N.J., pp 425–442
Klix F (1971) Information und Verhalten. Huber, Bern
Klix F (1978) Der Informationsbegriff und die Bedingungsanalyse kognitiver Leistungen. In: Steiner G (Hrsg) Die Psychologie des 20. Jahrhunderts, Bd 7. Kindler, Zürich
Kluwe R (1979) Wissen und Denken. Kohlhammer, Stuttgart
Koella WP (1969) The central nervous control of sleep. In: Haymaker W, Anderson E, Nauta WCH (eds) The hypothalamus. Thomas, Springfield, Ill., pp 622–644
Koella WP (1982) The organisation and regulation of sleep. A review of the experimental evidence and a novel integrated model of two organizing and regulating apparatus. Experientia 38:1426–1437
Koh SD (1978) Remembering of verbal materials by schizophrenic young adults. In: Schwartz S (ed) Language and cognition in schizophrenia. Lawrence Erlbaum, Hillsdale, N.J., pp 55–99
Koh SD, Kayton L, Barry R (1973) Mnemonic organization in young nonpsychotic schizophrenics. J Abnorm Psychol 81:299–310
Koh SD, Kayton L, Peterson RA (1976) Affective encoding and consequent remembering in schizophrenic young adults. J Abnorm Psychol 85:156–166
Koh SD, Marusarz TZ, Rosen AJ (1980) Remembering of sentences by schizophrenic young adults. J Abnorm Psychol 89:291–294
Konorsky J (1967) Integrative activity of the brain. The University of Chicago Press, Chicago
Koukkou M (1977) EEG und Disposition zu Halluzinationen. Festschrift zum Friedrich-Götz-Preis. Universität Zürich, Zürich, S 12–14
Koukkou M (1980 a) EEG correlates of information processing in acute schizophrenics. Adv Biol Psychiatry 4:102–110
Koukkou M (1980 b) EEG reactivity in acute schizophrenics reflects deviant (ectropic) state changes during information processing. In: Koukkou M, Lehmann D, Angst J (eds) Functional states of the brain: Their determinants. Elsevier, Amsterdam, pp 265–290
Koukkou M (1981) EEG and behavioral differences between the first acute schizophrenic episode and remission. Adv Biol Psychiatry 6:35–40
Koukkou M (1982) EEG states of the brain, information processing and schizophrenic primary symptoms. Psychiatry Res 6:235–244
Koukkou M (1983) EEG reactivity and psychopathology: A psychophysiological information processing approach. Adv Biol Psychiatry 13:43–48
Koukkou M (1985) EEG-reactivity to stimuli as expression of orienting function: Within and between-session characteristics. Biol Psychol 20:201
Koukkou M, Andreae A, Lehmann D (1981 a) EEG states and classes of day dreaming mentation. Electroencephalogr Clin Neurophysiol 52:60
Koukkou M, Angst J, Zimmer D (1979) Paroxysmal EEG activity and psychopathology during treatment with clozapine. Pharmacopsychiatria 12:173–183
Koukkou M, Bigler M, Lehmann D (1982) Central components of the orienting response (EEG reactivity) in acute and former schizophrenics, neurotics and normals. Adv Biol Psychiatry 9:20–27
Koukkou M, Dittrich A, Lehmann D (1975) Hypnagogic experiences and EEG: Assessment by post-awakening questionnaire. Sleep Res 4:169
Koukkou M, Lehmann D (1968) EEG and memory storage in sleep experiments with humans. Electroencephalogr Clin Neurophysiol 25:455–462
Koukkou M, Lehmann D (1976) Human EEG spectra before and during cannabis hallucinations. Biol Psychiatry 11:663–677
Koukkou M, Lehmann D (1977) EEG spectra indicate predisposition to visual hallucinations under psilocybin, cannabis, hypnagogic and day-dream conditions. Electroencephalogr Clin Neurophysiol 43:499–500

Koukkou M, Lehmann D (1978) Correlations between cannabis-induced psychopathology and EEG before and after drug ingestion. Pharmacopsychiatria 11:220–227

Koukkou M, Lehmann D (1979) EEG und Halluzinationen: Schizophrenie und experimentelle Induktion. In: Eckenberger L (Hrsg) Bericht über den 31. Kongreß der Deutschen Gesellschaft für Psychologie, Bd 2: Praxisfelder der Psychologie. Hogrefe, Göttingen, S 222–224

Koukkou M, Lehmann D (1980) Psychophysiologie des Träumens und der Neurosentherapie: Das Zustands-Wechsel-Modell. Fortschr Neurol Psychiatry 48:324–350

Koukkou M, Lehmann D (1983 a) Dreaming: The functional state-shift hypothesis. A neuropsychophysiological model. Br J Psychiatry 142:221–231

Koukkou M, Lehmann D (1983 b) A psychophysiological model of dreaming with implications for the therapeutic effect of dream interpretation. In: Minsel W-R, Herff W (eds) Research on psychotherapeutic approaches. Proceedings of the 1st European Conference on Psychotherapy Research, Trier, 1981, Vol II. Peter Lang, Frankfurt am Main, pp 27–34

Koukkou M, Lehmann D (1983 c) EEG-Characteristika der Prädisposition zu optisch halluzinatorischen Erlebnissen: Studien mit psychisch Gesunden und Schizophrenen in Remission. In: Brenner HD, Rey ER, Stramke WG (Hrsg) Empirische Schizophrenie-Forschung. Huber, Bern, S 59–72

Koukkou M, Lehmann D, Andreae A (1981 b) Information processing and hemispheric electrical states: Studies with normals, acute schizophrenics, and neurotics. In: Perris C, Struwe G, Jansson B (eds) Biological psychiatry. Elsevier, Amsterdam, pp 199–202

Koukkou M, Lehmann D, Beck H (1980) Quality of verbal learning reflected in EEG spectral measures. Neurosci Lett [Suppl] 5:174

Koukkou M, Lehmann D, Manske W (1985) Hemispheric EEG reactivity and information processing: Within and between session characteristics. Electroencephalogr Clin Neurophyisol 61:S 31

Koukkou M, Lehmann D, Zimmer D (1978) EEG spectra of humans reflect quality of verbal learning. Neurosci Letters, [Suppl] 1:248

Koukkou M, Lehmann D, Zimmer D, Wyss U (1976) Tendency to cannabis induced hallucinations indicated by predrug EEG. Electroencephalogr Clin Neurophysiol 41:665

Koukkou M, Manske W (1986) Functional states of the brain and schizophrenic states of behavior. In: Shagass C, Josiassen RC, Roemer RA (eds) Brain electrical potentials and psychopathology. Elsevier, New York, pp 91–114

Koukkou M, Woggon B, Angst J, (1986) A psychophysiological information processing approach to psychopathology: Longitudinal studies of EEG reactivity. Proceeding of the IV World Congress of Biological Psychiatry, Philadelphia

Koukkou M, Zimmer-Höfler D, Lehmann D (1983) Lateralized aspects of forced EEG normalization and depressive symptoms in psychopathology. In: Flor-Henry P, Gruzelier J (eds) Laterality and psychopathology, Vol 6: Developments in psychiatry. Elsevier, Amsterdam, pp 301–313

Kramis R, Vanderwolf CH, Bland BH (1975) Two types of hippocampal rhythmical slow activity (RSA) in both rat and rabbit: Relations to behavior. Exp Neurol 49:58–85

Kubicki S, Hermann WM, Fichte K, Freund G (1979) Reflections on the topics: EEG-frequency bands and regulation of vigilance. Pharmacopsychiatria 12:237–245

Kugelmass S, Marcus J, Schmueli J (1985) Psychophysiological reactivity in high-risk children. Schiz Bull 11:66–73

Kuhlo W, Lehmann D (1964) Das Einschlaferleben und seine neurophysiologischen Korrelate. Arch Psychiatr Nervenkr 205:687–716

Kukla F (1980 a) Kognitive Störungen bei Schizophrenie – ihre experimentalpsychologische Untersuchung und Erklärung im Rahmen des Konzepts kognitiver Informationsverarbeitung. Psychiatr Neurol Med Psychol 7:385–398

Kukla F (1980 b) Zum Konzept der Informationsverarbeitung bei der Untersuchung und Erklärung kognitiver Störungen. – Ein Überblick unter besonderer Berücksichtigung der Schizophrenie. Probl Ergeb Psychol 73:75–94

Künkel H (1972) Simultane Vielkanal-on-line-EEG-Analyse in Echtzeit. EEG-EMG 3:30–38

Künkel H (1975) Quantitative EEG-Analyse und schizophrene Psychosen. In: Helmchen H, Hippius H (Hrsg) Entwicklungstendenzen biologischer Psychiatrie. Fischer, Stuttgart

Kutas M, McCarthy G, Donchin E (1977) Augmenting mental chronometry: The P300 as a measure of stimulus evaluation time. Science 197:792–795

LaBerge D (1973) Attention and the measurement of perceptual learning. Memory Cognition 1:268–276

LaBerge D (1981) Automatic information processing: A review. In: Long J, Baddeley A (eds) Attention and performance, Vol IX. Lawrence Erlbaum, Hillsdale, N.J.

Lacey JI (1967) Somatic response patterning and stress: Some revisions of activation theory. In: Appley MH, Trumbull R (eds) Psychological stress: Issues in research. Appleton-Century-Crofts, New York, pp 14–37

Lacey JI, Lacey BC (1970) Some autonomic central nervous system interrelationships. In: Black P (ed) Physiological correlates of emotion. Academic Press, New York, pp 205–227

Lachmann R, Lachmann JL, Butterfield EC (1979) Cognitive psychology and information processing. Lawrence Erlbaum, Hillsdale, N.J.

Landau SG, Buchsbaum MS, Carpenter W, Strauss J, Sacks M (1975) Schizophrenia and stimulus intensity control. Arch Gen Psychiatry 32:1239–1246

Landis T, Lehmann D, Mita T, Skrandies W (1984) Evoked potential correlates of figure and ground. Int J Psychophysiol 1:345–348

Landolt H (1955) Über Verstimmungen, Dämmerzustände und schizophrene Zustandsbilder bei Epilepsie. Schweiz Arch Neurol Neurochir Psychiatr 76:313–321

Lang PJ, Buss AH (1965) Psychological deficit in schizophrenia, Vol II: Interference and activation. J Abnorm Psychol 70:77–106

Lanin-Kettering I, Harrow M (1985) The thought behind the words: A view of schizophrenic speech and thinking disorders. Schiz Bull 11:1–7

Lapidus LB, Schmolling P (1975) Anxiety, arousal, and schizophrenia: A theoretical integration. Psychol Bull 82:689–710

Larbic W, Elbert T, Lutzenberger W, Rockstroh B, Schnerr G, Birbaumer N (1982) EEG and slow brain potentials during anticipation and control of painful stimulation. Electroencephalogr Clin Neurophysiol 53:298–309

Lazarus RS (1976) Adjustment. McGraw-Hill, New York

Lehmann D (1975) EEG phase differences and their physiological significance in scalp field studies. In: Dolce E, Künkel H (eds) Computerised EEG analysis. Fischer, Stuttgart, pp 102–110

Lehmann D (1980) Fluctuations of functional state: EEG patterns and perceptual and cognitive strategies. In: Koukkou M, Lehmann D, Angst J (eds) Functional states of the brain: Their determinants. Elsevier, Amsterdam, pp 189–202

Lehmann D (1984) EEG assessment of brain activity: Spatial aspects, segmentation and imaging. Int J Psychophysiol 1:267–276

Lehmann D, Callaway E (eds) (1979) Human evoked potentials: Application and problems. Plenum, London

Lehmann D, Dumermuth G, Lange B, Meier CA (1983) EEG spectral power related to dream recall during REM sleep periods. Electroencephalogr Clin Neurophysiol 55:19P

Lehmann D, Koukkou M (1971) Das EEG des Menschen beim Lernen von neuem und bekanntem Material. Arch Psychiatr Nervenkr 215:22–32

Lehmann D, Koukkou M (1974) Computer analysis of EEG wakefulness sleep patterns during learning of novel and familiar sentences. Electroencephalogr Clin Neurophysiol 37:73–84

Lehmann D, Koukkou M (1980) Classes of spontaneous private experiences, and ongoing human EEG activity. In: Pfurtscheller G, Buser P, Lopes da Silva F, Petsche H (eds) Rhythmic EEG activities and cortical functioning. Elsevier, Amsterdam, pp 289–297

Lehmann D, Koukkou M (1983 a) Psychophysiologie des Traums. In: Ermann M (Hrsg) Der Traum in Psychoanalyse und analytischer Psychotherapie. Springer, Berlin Heidelberg New York Tokyo, S 54–67

Lehmann D, Koukkou M (1983 b) Information processing during sleep. In: Koella WP (ed) Sleep 1982. Karger, Basel, pp 46–48

Lehmann D, Koukkou M, Andreae A (1981) Classes of day-dream mentation and EEG power spectra. Sleep Res 10:152

Lehmann D, Ozaki H, Pal J (1984) Segmentierung der EEG-Skalpfelder in Sekundenbruchteilen: Beziehungen zu Vigilanz und Denkstrategien. In: Kugler J, Leutner V (Hrsg) Vigilanz. Editiones Roche, Basel, S 53–74

Lehmann D, Skrandies W (1984) Spatial analysis of evoked potentials in man – A review. Prog Neurobiol 23:227–250

Lemere F (1936) The significance of individual differences in the Berger rhythm. Brain 59:366–375

Lempp R (1973) Psychosen im Kindes- und Jugendalter – eine Realitätsbezugsstörung. Huber, Bern

Lempp R (1981) Eine Pathologie der psychischen Entwicklung. Huber, Bern Stuttgart

Levey AB (1980) Measurement units in psychophysiology. In: Martin I, Venables P (eds) Techniques in psychophysiology. Wiley, Chichester, pp 597–628

Levit AL, Sutton S, Zubin J (1983) Evoked potential correlates of information processing in psychiatric patients. Psychol Med 3:487–497

Lewis DJ (1979) Psychobiology of active and inactive memory. Psychol Bull 86:1054–1083

Libet B, Wright EW, Gleason CA (1982) Readiness-potentials preceding unrestricted "spontaneous" vs pre-planned voluntary acts. Electroencephalogr Clin Neurophysiol 54:322–335

Lifshitz K, Gradijan J (1972) Relationships between measures of the coefficient of variation of the mean absolute EEG voltage and spectral intensities in schizophrenic and control subjects. Biol Psychiatry 5:149–163

Lindsay PH (1970) Multichannel proussing in perception. In: Mostofsky DI (ed) Attention: Contemporary theory and analysis. Appleton-Century-Crofts, New York

Lindsley DB (1951) Emotion. In: Stevens SS (ed) Handbook of experimental psychology. Wiley, New York, pp 473–516

Lindsley DB (1960) Attention, consciousness, sleep and wakefulness. In: Field J, Magoun HW, Hall VE (eds) Handbook of physiology, Section 1: Neurophysiology, Vol 3. American Physiological Society, Washington, D.C., pp 1553–1593

Lopes da Silva FH, Hoeks A, Smits H, Zetterberg LH (1974) Model of brain rhythmic activity. Kybernetik 15:27–37

Lorr M, Klett CJ, McNair DM, Lasky JJ (1962) Inpatient multidimensional psychiatric scale. Consulting Psychologist Press, Palo Alto

Loveless N (1983) The orienting response and evoked potentials in man. In: Siddle D (ed) Orienting and habituation: Perspectives in human research. Wiley, New York, pp 71–108

Lykken DT, Tellegen A, Iakono WG (1982) EEG spectra in twins: Evidence for a neglected mechanism of genetic determination. Physiol Psychol 10:60–65

Lykken DT, Tellegen A, Thorkelson K (1974) Genetic determination of EEG frequency spectra. Biol Psycholog. 1:245–259

Lynn R (1966) Attention, arousal and the orientation reaction. International Series of Monographs in Experimental Psychology, Vol VIII. Pergamon Press, New York

Magoun HW (1958) The waking brain. Thomas, Springfield, Ill.

Maier T, Plaum E (1983) Untersuchungen zum Problem schizophrener Denkstörungen im Zusammenhang mit spezifischen Gedächtnisdefiziten. In: Brenner HD, Rey ER, Stramke WG (Hrsg) Empirische Schizophrenie-Forschung. Huber, Bern, S 130–148

Mandler G (1962) From association to structure. Psychol Rev 69:415–427

Mandler G (1975) Mind and emotion. Wiley, New York

Marcel AJ (1978) Unconscious reading: Experiments on people who do not know they are reading. Visible Language 12:392–404

Martin I, Levey AB (1969) The genesis of the classical conditioned response. Pergamon Press, London

Martin I, Levey AB (1980) Failure of extinction in classical conditioning. In: Koukkou M, Lehmann D, Angst J (eds) Functional states of the brain: Their determinants. Elsevier, Amsterdam, pp 131–150

Martin I, Rust I (1976) Habituation and the structure of the electrodermal system. Psychophysiology 13:554–562

Martin M (1984) Memory and mood. Commentary for Broadbent DE: The Maltese cross: A new simplistic model for memory. Behav Brain Sci 7:55–94

Masters JC (1981) Developmental psychology. Ann Rev Psychol 32:117–152

Matejcek M (1981) EEG und Vigilanz. Dissertation. Psychologisches Institut der Universität Basel

Matousek M, Petersen I (1973) Frequency analysis of the EEG in normal children and adolescents. In: Kellaway P, Petersen I (eds) Automation of clinical electroencephalography. Raven, New York pp 75–102

Matussek N (1976) Wirkungsmechanismen antipsychotischer Pharmaka und biochemische Untersuchungen an schizophrenen Patienten. In: Huber G (Hrsg) Therapie, Rehabilitation und Prävention schizophrener Erkrankungen. Schattauer, Stuttgart S 7–15

May PRA, Itil TM, Van Putten T, Lee MA, Yale C (1982) A preliminary attempt to relate individual differences in EEG test does response to clinical effect. Biol Psychiatry 17:599–603

McCarthy G, Donchin E (1980) A metric for thought: A comparison of P300 latency and reaction time. Science 211:77–80

McDonald D (1975) Studies of information processing in sleep. Psychophysiology 12:624–629

McGaugh JL (1983) Hormonal influences on memory. Ann Rev Psychol 34:297–324

McGaugh JL, Gold PE, Handwerker MJ, Jensen RA, Martinez JL, Meligeni JA, Vasquez BJ (1979) Altering memory by electrical and chemical stimulation of the brain. In: Brazier MAB (ed) Brain mechanisms in memory and learning: From the single neuron to man. Raven Press, New York pp 151–164

McGaugh JL, Petrinovich L (1965) Effects of drugs on learning and memory. Int Rev Neurobiol 8:139–196

McGuigan FJ (1973) Electrical measurements of covert processes as an explication of "higher mental events". In: McGuigan FJ, Schoonover RA (eds) The psychophysiology of thinking. Academic Press, New York pp 343–385

McGuinness D, Pribram KH (1980) The neuropsychology of attention: Emotional and motivational controls. In: Wittrock MC (ed) The brain and psychology. Academic Press, New York

Metcalfe-Eich J (1982) A composite holographic associative recall model. Psychol Rev 89:627–661

Michon JA (1978) The making of the present. In: Requin J (ed) Attention and performance, Vol VII. Lawrence Erlbaum, Hillsdale, N.J. pp 89–114

Miller JG (1969) Living systems: Basic concepts. In: Gray W, Duhl FJ, Rizzo ND (eds) General systems theory and psychiatry. Little Brown, Boston

Milner B (1971) Interhemispheric differences in the location of psychological processes in man. Br Med Bull 27:272–277

Milstein V, Stevens J, Sachdev K (1969) Habituation of the alpha attenuation response in children and adults with psychiatric disorders. Electroencephalogr Clin Neurophysiol 26:12–18

Mirsky AF (1969) Neuropsychological bases of schizophrenia. Ann Rev Psychol 20:321–348

Mirsky AF, Duncan CC (1986) Etiology and expression of schizophrenia: Neurobiological and psychosocial factors. Ann Rev Psychol 37:291–320

Mock H, Künkel H (1982) EEG-profile of mepindolol as compared to diazepam and placebo. In: Hermann WH (ed) Electroencephalography in drug research. Fischer, Stuttgart, pp 511–524

Möller HJ, von Zerssen D (1980) Probleme und Verbesserungsmöglichkeiten der psychiatrischen Diagnostik. In: Biefang S (Hrsg) Evaluationsforschung in der Psychiatrie: Fragestellungen und Methoden. Enke, Stuttgart, S 167–207

Morstyn R, Duffy FH, McCarley RW (1983 a) Altered P300 topography in schizophrenia. Arch Gen Psychiatry 40:729–734

Morstyn R, Duffy FH, McCarley RW (1983 b) Altered topography of EEG spectral content in schizophrenia. Electroencephalogr Clin Neurophysiol 56:263–271

Moruzzi G, Magoun HW (1949) Brain stem reticular formation and activation of the EEG. Electroencephalogr Clin Neurophysiol 1:445–473

Mountcastle VB (1975) The view from within: Pathways to the study of perception. Johns Hopkins Med J 136:109–131

Mountcastle VB (1978) An organizing principle of cerebral function: The unit module and the distributed system. In: Edelman M, Mountcastle VB (eds) The mindful brain. MIT Press, Cambridge, Mass. pp 7–50

Näätänen R (1979) Orienting and evoked potentials. In: Kimmel HD, van Olst EH, Orlebeke JF (eds) The orienting reflex in humans. Lawrence Erlbaum, Hillsdale, N.J., pp 61–76

Näätänen R (1982) Processing negativity: An evoked-potential reflection of selective attention. Psychol Bull 92:605–640

Näätänen R, Gaillard AWK (1983) The orienting reflex and the N2 deflection of the ERP. In: Gaillard AWK, Ritter W (eds) Tutorials in event related potential research: Endogenous components. Elsevier, Amsterdam

Nagler S, Mirsky AF (1985) Introduction: The Israeli high-risk study. Schiz Bull 11:19–29

Neale JM, Oltmanns TF (1980) Schizophrenia. Wiley, New York

Neely JH (1977) Semantic priming and retrieval from lexical memory. J Exp Psychol Gen 106:226–254

Neisser U (1967) Cognitive psychology. Appleton-Century-Crofts, New York

Neisser U (1976) Cognition and reality: Principles and implications of cognitive psychology. Freeman, San Francisco

Neumann O (1984) Automatic processing: A review of recent findings and a plea for an old theory. In: Prinz W, Sanders AF (eds) Cognition and motor processes. Springer, Berlin Heidelberg New York Tokyo pp 255–293

Norman DA (1968) Toward a theory of memory and attention. Psychol Rev 75:522–536

Norman DA (1973) What have the animal experiments taught us about human memory? In: Deutsch JA (ed) The physiological basis of memory. Academic Press, New York, pp 397–413

Norman DA (1976) Memory and attention. An introduction to human information processing. Wiley, New York

Norman DA (1984) Theories and models in cognitive psychology. In: Donchin E (ed) Cognitive psychophysiology. The Carmel Conferences, Vol 1. Lawrence Erlbaum, Hillsdale, N.J., pp 119–138

Norman DA, Bobrow DG (1976) On data-limited and resource-limited processes. Cogn Psychol 7:44–64

Norman DA, Rumelhart DE (1977) A system for perception and memory. In: Norman DA (ed) Models of human memory. Academic Press, New York, pp 21–64

Nuechterlein KH (1977) Reaction time and attention in schizophrenia: A critical evaluation of the data and theories. Schiz Bull 3:373–428

Nuechterlein KH, Dawson ME (1984) A heuristic vulnerability/stress model of schizophrenic episodes. Schiz Bull 10:300–312

Öhman A (1979) The orienting response, attention, and learning: An information-processing perspective. In: Kimmel HD, van Olst EH, Orlebeke JF (eds) The orienting reflex in humans. Lawrence Erlbaum, Hillsdale, N.J., pp 443–472

Öhman A (1981) Electrodermal activity and vulnerability to schizophrenia: A review. Biol Psychiatry 12:87–145

Öhman A (1983) The orienting respose during parlovian conditioning. In: Siddle D (ed) Orienting and habituation: Perspectives in human research. Wiley, New York, pp 315–370

Olbrich R (1983) Expressed Emotion (EE) und die Auslösung schizophrener Episoden: eine Literaturübersicht. Nervenarzt 54:113–121

Oldigs J, Rey ER, Ulardt I (1983) Aufmerksamkeitsstörungen bei Schizophrenie: Darstellung, empirische Ergebnisse und kritische Bewertung des experimentellen Ansatzes von J. Zubin. In: Brenner HD, Rey ER, Stramke WG (Hrsg) Empirische Schizophrenieforschung. Huber, Bern, S 73–96

Oltman PK, Goodenough DR, Koulack D, Maclin E, Schroeder HR, Flannagan MJ (1977) Short-term memory during stage-2 sleep. Psychophysiology 14:439–444

Oltmanns TF (1978) Selective attention in schizophrenic and manic psychoses: The effect of distraction on information processing. J Abnorm Psychol 87:212–225

Ornstein R, Herron J, Johnstone J, Swecionis C (1979) Differential right hemisphere involvement in two reading tasks. Psychophysiology 16:398–401

Osaka M (1984) Peak alpha frequency of EEG during a mental task: Task difficulty and hemispheric differences. Psychophysiology 21:101–105

Otis LS (1964) Dissociation and recovery of a response learned under the influence of chlorpromazine or saline. Science 143:1347–1348

Otto E (1967) The effect of instructions influencing the level of alertness of the EEG activity. In: Ruttkay-Nedecky I, Ciganek L, Zikmund V, Kellerova E (eds) Mechanisms of orienting reaction in man. Publishing House of Slovak Academy of Sciences, Bratislava

Overton DA (1971) Discriminative control of behavior by drug states. In: Thompson T, Pickens R (eds) Stimulus properties of drugs. Appleton Century Crofts, New York, pp 87–110

Overton DA (1972 a) State dependent learning produced by alcohol and its relevance to alcoholism. In: Kissen J, Begleiter F (eds) The biology of alcoholism. Physiology and behavior, Vol II. Plenum, New York, pp 193–217

Overton DA (1972 b) State dependent retention of learned responses produced by drugs. In: Koella WP, Levine P (eds) Sleep. Karger, Basel, pp 48–53

Overton DA (1978) Major theories of state dependent learning. In: Ho BT, Richards DW, Chute DL (eds) Drug discrimination and state dependent learning. Academic Press, New York

Overton DA (1979) Drug discrimination training with progressively lowered doses. Science 205:720–721

Pasakulich RL, Nielson HC (1976) Cue use in state-dependent learning. Physiol Psychol 4:421–428

Pavlow IP (1928) Lectures on conditioned reflexes. International Publishers, New York

Perret DI, Rolls ET, Caan W (1982) Visual neurones responsive to faces in the monkey temporal cortex. Exp Brain Res 47:329–342

Petersen RC (1979) Scopolamine state-dependent memory processes in man. Psychopharmacology 64:309–314

Petersen I, Eeg-Olofsson O (1971) The development of the electroencephalogram in normal children from the age of 1 through 15 years. Neuropädiatrie 2:247–304

Piaget J (1963) The attainment of invariants and reversible operations in the development of thinking. Soc Res 30:283–299

Piaget J (1968) On the development of memory and identity. Clark University Press, Barre, Mass.

Piaget J, Inhelder B (1969) The psychology of the child. Basic Books, New York

Picton TW, Campbell KB, Baribeau-Braun I, Proulx GB (1978) The neurophysiology of human attention. In: Requin J (ed) Attention and performance, Vol VII. Lawrence Erlbaum, Hillsdale, N.J., pp 429–467

Picton TW, Hillyard SA, Krausz HI, Galambos R (1974) Human auditory evoked potentials I: Evaluation of components. Eletroencephalogr Clin Neurophysiol 36:179–190

Pfurtscheller G, Aranibar A (1977) Event-related cortical desynchronization detected by power measurements of scalp EEG. Electroencephalogr Clin Neurophysiol 42:817–826

Pfurtscheller G, Aranibar A (1979) Evaluation of event-related desynchronization (ERD) preceding and following voluntary self-paced movement. Electroencephalogr Clin Neurophysiol 46:138–146

Pfurtscheller G, Aranibar A (1980) Voluntary movement ERD: Normative studies. In: Pfurtscheller G, Buser P, Lopez da Silva FH, Petsche H (eds) Rhythmic EEG activities and cortical functioning. Elsevier, Amsterdam, pp 151–178

Ploog D, Gottwald P (1974) Verhaltensforschung: Instinkt – Lernen – Hirnfunktion. Urban & Schwarzenberg, München

Poljakov J (1973) Schizophrenie und Erkenntnistätigkeit. Thieme, Stuttgart

Pollin W (1972) The pathogenesis of schizophrenia. Possible relationships between genetic, biochemical and experimental factors. Arch Gen Psychiatry 27:29–37

Posner MI (1978) Chronometric explorations of mind. Lawrence Erlbaum, Hillsdale, N.J.

Posner MI, Boies SI (1971) Components of attention. Psychol Rev 78:391–408

Posner MI, Klein RM (1973) On the functions of consciousness. In: Kornblum S (ed) Attention and performance. Academic Press, New York

Posner MI, Klein RS, Summers J, Buggie S (1973) On the selection of signals. Memory Cognition 1:2–12

Posner MI, McLeod P (1982) Information-processing models – in search of elementary operations. Ann Rev Psychol 33:477–514

Posner MI, Snyder CR (1975) Attention and cognitive control. In: Solso RL (ed) Information processing and cognition. The Loylola Symposium. Lawrence Erlbaum, Hillsdale, N.J., pp 55–86

Precht W (1981) Multimodale Konvergenz im vestibulären System und ihre Bedeutung für die Kontrolle der Augenbewegungen. Verh. Dtsch. Zool. Ges. Fischer, Stuttgart S 31–48

Precht W (1983) Reorganization of neuronal circuitry in the vestibular system following unilateral labyrinthine removal. In: Basar E, Flohr H, Haken H , Mandell A (eds) Synergetics of the brain. Springer, Berlin Heidelberg New York Tokyo, S 75–88

Pribram KH (1967) The limbic systems, efferent control of neural inhibition and behavior. In: Adey WR, Tokizane T (eds) Structure and function of the limbic system. Elsevier, Amsterdam, pp 318–336

Pribram KH (1971) Languages of the brain. Experimental paradoxes and principles in neurophysiology. Prentice-Hall, Englewood Cliffs, N.J.

Pribram KH (1976) Executive functions of the frontal lobes. In: Desiraju T (ed) Mechanisms in transmission of signals for conscious behavior. Elsevier, Amsterdam, pp 303–322

Pribram KH (1979) The orienting reaction: Key to brain-presentational mechanisms. In: Kimmel HD, van Olst EH, Orlebeke JF (eds) The orienting reflex in humans. Lawrence Erlbaum, Hillsdale, N.J., pp 3–20

Pribram KH, Gill MM (1976) Freud's 'Project' Re-assessed. Basic Books, New York

Pribram KH, McGuinness D (1975) Arousal, activation and effort in the control of attention. Psychol Rev 82:116–149

Rabkin JG, Struening EL (1976) Life events, stress and illness. Science 194:1013–1019

Rapaport D (1977) Gefühl und Erinnerung. Klett, Stuttgart

Rappaport M, Hopkins HK, Hall KR, Elleza T (1975) Schizophrenia and evoked potentials: Maximum amplitude, frequency peaks, variability, and phenothiazine effects. Psychophyiology 12:196–207

Reichelt KL, Edminson PD, Saelid G (1982) Peptides and memory. In: Ajmone Marsan C, Matthies H (eds) Neuronal plasticity and memory formation. Raven Press, New York, pp 63–74

Reus VI, Weingartner H, Post RM (1979) Clinical implications of state-dependent learning. Am J Psychiatry 136:927–931

Rockstroh B, Elbert T, Birbaumer N, Lutzenberger W (1982) Slow brain potentials and behavior. Urban & Schwarzenberg, München

Rodin E, Grisell J, Gottlieb J (1968) Some electrographic differences between chronic schizophrenic patients and normal subjects. In: Wortis J (ed) Recent advances in biological psychiatry, Vol X. Plenum, New York, pp 194–204

Rohrbaugh JW (1984) The orienting reflex: Performance and central nervous system manifestations. In: Parasuraman R, Davies DR (eds) Varieties of attention. Academic Press, New York, pp 323–373

Rosenzweig MR, Bennett EL (eds) Neural mechanisms of learning and memory. MIT Press, Cambridge, Mass., pp 549–560

Rösler F (1980) Statistische Verarbeitung von Biosignalen: Die Quantifizierung hirnelektrischer Signale. In: Baumann U, Berbalk H, Seidenstücker G (Hrsg) Klinische Psychologie. Trends in Forschung und Praxis. Huber, Bern S 112–155

Rösler F (1982 a) Hirnelektrische Korrelate kognitiver Prozesse. Springer, Berlin Heidelberg New York

Rösler F (1982 b) Endogenous ERPs and cognition: Probes, prospects and pitfalls in matching pieces of the mind-body puzzle. In: Gaillard AWK, Ritter W (eds) Tutorials in ERP-Research: Endogenous components. Elsevier, Amsterdam

Rosvold HE (1956) A continuous performance test of brain damage. J Consult Psychol 20:343–350

Roth WT (1977) Late event-related potentials and psychopathology. Schiz Bull 3:105–120

Roth WT, Kopell BS (1973) P300 – an orienting reaction in the human evoked response. Percept Mot Skills 36:219–225

Rougeul-Buser A, Bouyer JJ, Buser P (1978) Transitional states of awareness and short-term fluctuations of selective attention: Neurophysiological correlates and hypotheses. In: Buser P, Rougeul-Buser A (eds) Cerebral correlates of conscious experience. Elsevier, Amsterdam, pp 215–232

Ruckstuhl U (1981) Schizophrenie-Forschung. Beltz, Weinheim

Rugg MD, Dickens AMJ (1982) Dissociation of alpha and theta activity as a function of verbal and visuospatial tasks. Electroencephalogr Clin Neurophysiol 53:201–207

Rugg MD, Venables PH (1980) EEG correlates of the acquisition of high and low-imagery words. Neurosci Lett 16:67–72

Rumelhart DE, Lindsay PH, Norman DA (1972) A process model for long-term-memory. In: Tulving E, Donaldson W (eds) Organisation of memory. Academic Press, New York

Saletu B, Grünberger J, Saletu M, Mader R, Karobath M (1982 a) The acute drug effect as predictor of therapeutic outcome: Neurophysiological/behavioral correlations during anxiolytic therapy of alcoholics. Adv Biol Psychiatry 9:67–80

Saletu B, Grünberger J, Taeuber K, Nitsche V (1982 b) Relation between pharmacodynamics and kintecis. In: Hermann WM (ed) Electroencephalography in drug research. Fischer, Stuttgart, pp 89–112

Saletu B, Itil TM, Saletu M (1971) Auditory evoked response, EEG, and thought processes in schizophrenics. Am J Psychiatry 128:336–344

Saletu B, Saletu M, Grünberger J, Mader R (1979) Drawing interferences about the therapeutic efficacy of drugs in patients from their CNS effect in normals: Comparative quantitative pharmaco-EEG and clinical investigations. In: Saletu B, Berner B, Hollister J (eds) Neuropsychopharmacology. Pergamon Press, Oxford, pp 393–407

Saletu B, Saletu M, Itil TM (1973) The relationships between psychopathology and evoked responses before, during and after psychotropic drug treatment. Biol Psychiatry 6:45–74

Schandry R (1981) Psychophysiologie. Urban & Schwarzenberg, München

Scharfetter C (1983) Schizophrene Menschen. Urban & Schwarzenberg, München

Scharfetter C (1976) Allgemeine Psychopathologie. Thieme, Stuttgart

Schlank RC (1982) Dynamic memory. University Press, Cambridge

Schmettaw A (1970) Zwei EEG Merkmalsverbände und ihre psychologischen Korrelate. Ergebnisse einer Zusammenhangsuntersuchung mittels automatischer Intervall-Analyse. Z EEG-EMG 1:169–182

Schmidt RF (1979) Integrative Funktionen des Zentralnervensystems. In: Schmidt RF, Thews G (Hrsg) Einführung in die Physiologie des Menschen. Springer, Berlin Heidelberg New York, S 146–175

Schneider W, Fisk AD (1982) Concurrent automatic and controlled visual search: Can processing occur without resource cost? J Exp Psychol Learning Memory Cognition 8:261–278

Schneider W, Shiffrin RM (1977) Controlled and automatic human information processing: I. Detection search and attention. Psychol Rev 84:1–66

Shagass C (1973) Evoked potential studies in patients with mental disorders. In: Sabelli HC (ed) Chemical modulation of brain function. Raven, New York pp 313–326

Shagass C (1976) An electrophysiological view of schizophrenia. Biol Psychiatry 11:3–30

Shagass C (1977) Early evoked potentials. Schiz Bull 3:80–92

Shagass C (1979) Sensory evoked potentials in psychosis: In: Begleiter H (ed) Evoked brain potentials and behavior. Plenum, New York, pp 467–498

Shagass C, Ornitz EM, Sutton S (1978) Event-related potentials and psychopathology. In: Callaway E, Tueting P, Koslow SH (eds) Event-related brain potentials in man. Academic Press, New York pp 443–496

Shagass C, Roemer RA, Straumanis JJ (1982) Relationships between psychiatric diagnoses and some quantitative EEG variables. Arch Gen Psychiatry 39:1423–1435

Shagass C, Roemer RA, Straumanis JJ (1983) EEG activation levels in psychiatric disorders. Adv Biol Psychiatry 13:36–42

Shagass C, Roemer RA, Straumanis JJ, Josiassen RC (1981) Differentiation of depressive and schizophrenic psychoses by evoked potentials. Adv Biol Psychiatry 6:173–179

Shagass C, Roemer RA, Straumanis JJ, Josiassen RC (1984) Psychiatric diagnostic discriminations with combination of quantitative EEG variables. Br J Psychiatry 144:581–592

Shagass C, Soskis DA, Straumanis JJ, Overton DA (1974) Symptom patterns related to somatosensory evoked response differences within a schizophrenic population. Biol Psychiatry 9:25–36

Shakow D (1977) Segmental set:The adaptive process in schizophrenia. Am Psychol 32:129–139

Shannon CE (1948) A mathematical theory of communication. Bell Syst Techn J 27:379–423

Shapiro SA (1981) Contemporary theories of schizophrenia. McGraw-Hill, New York

Sharpless S, Jasper H (1956) Habituation of the arousal reaction. Brain 79:655–680

Shashoua VE (1982) Molecular and cell biological aspects of learning: Toward a theory of memory. Adv Cell Neurobiol 3:97–141

Shaw JG, O'Connor KP, Ongley G (1977) The EEG as a measure of cerebral funtional organization. Br J Psychiatry 130:260–264

Shiffrin RM (1975) The locus and role of attention in memory systems. In: Rabbitt PMA, Dornic S (eds) Attention and performance, Vol V. Academic Press, New York

Shiffrin RM (1976) Capacity limitations in information processing, attention and memory. In: Estes WK (ed) Handbook of learning and cognitive processes, Vol 4: Attention and memory. Lawrence Erlbaum, Hillsdale, N.J.

Shiffrin RM, Schneider W (1977) Controlled and automatic human information processing: II. Perceptual learning, automatic attending, and a general theory. Psychol Rev 84:127–190

Shimizu A, Takehashi H, Sumitsuji N, Tanaka M, Yoshida I, Kaneko Z (1977) Memory retention of stimulations during REM and NREM stages on sleep. Electroencephalogr Clin Neurophysiol 43:658–665

Siddle D (ed) (1983) Orienting and habituation: Perspectives in human research. Wiley, New York

Siebenthal W von (1984) Die Wissenschaft vom Traum. Springer, Berlin Heidelberg New York Tokyo

Simon HA (1976) The information storage system called "human memory". In: Rosenzweig RM, Bennett EL (eds) Neural mechanisms of learning and memory. MIT Press, Cambridge, Mass., pp 79–96

Simon HA (1979) Information processing models of cognition. Ann Rev Psychol 30:363–396

Skinner BF (1957) Verbal behavior. Appleton-Century-Crofts, New York

Skinner JE, Yingling CD (1977) Central gating mechanisms that regulate event-related potentials and behavior. In: Desmedt JE (ed) Attention, voluntary contraction and event-related cerebral potentials. Progr. Clin. Neurophysiol., Vol 1. Karger, Basel, pp 30–69

Skrandies W (1984) Scalp potential fields evoked by grating stimuli: Effects of spatial frequency and orientation. Electroencephalogr Clin Neurophysiol 58:325–332

Small JG (1983) EEG in Schizophrenia. In: Hughes JR, Wilson WP (eds) EEG and evoked potentials in psychiatry and behavioral neurology. Butterworth, London pp 25–40

Small JG, Small IF (1965) Reevaluation of clinical EEG findings in schizophrenia. Dis Nerv Syst 26:345–352

Small JG, Small IF, Surphlis WR (1964) Temporal EEG-abnormalities in acute schizophrenia. Am J Psychiatry 121:262–264

Sokolov EN (1960) Neuronal models and the orienting reflex. In: Brazier M (ed) The central nervous system and behavior. Macy, New York, pp 187–276

Sokolov EN (1963) Perception and the conditioned reflex. Pergamon Press, London

Sokolov EN (1969) The modeling properties of the nervous system. In: Cole M, Maltzman I (eds) A handbook of contemporary Soviet psychology. Basic Books, New York, pp 671–704

Sperry RW (1976) A unifying approach to mind and brain:Ten years perspective. In: Corner MA, Swaab DF (eds) Perspectives in brain research. Progr. Brain Res., Vol 45. Elsevier, Amsterdam

156

Spinks JA, Siddle D (1983) The functional significance of the orienting response. In: Siddle D (ed) Orienting and habituation: Perspectives in human research. Wiley, New York, pp 237–314

Spohn HE, Patterson R (1979) Recent studies of psychophysiology in schizophrenia. Schiz Bull 5:581–611

Spring B, Nuechterlein KH, Sugarman J, Matthysse S (1977) The "new look" in studies of schizophrenic attention and information processing. Schiz Bull 3:470–482

Spring B, Zubin J (1977) Reaction time and attention in schizophrenia: A comment on K.H. Nuechterlein's critical evaluation of the data and theories. Schiz Bull 3:437–444

Springer SP, Deutsch G (1981) Left brain, right brain. Freeman, San Francisco

Stephenson D, Siddle D (1983) Theories of habituation. In: Siddle D (ed) Orienting and habituation: Perspectives in human research. Wiley, New York, pp 183–236

Stevens JR, Bigelow L, Denney D, Lipkin J, Livermore AH (1979) Telemetered EEG-EOG during psychotic behaviors of schizophrenia. Arch Gen Psychiatry 36:251–262

Strandburg RJ, Marsh JT, Brown WS, Asarnow RF, Guthrie D (1984) Event-related potential concomitants of information processing dysfunction in schizophrenic children. Electroencephalogr Clin Neurophysiol 57:236–253

Straube ER (1980) Reduced reactivity and psychopathology – Examples from research on schizophrenia. In: Koukkou M, Lehmann D, Angst J (eds) Functional states of the brain: Their determinants. Elsevier, Amsterdam pp 291–308

Straube ER (1983 a) High and low arousability in schizophrenia. A clue to cause and development of the illness ascertained by differences in autonomic nervous system reactivity? Adv Biol Psychiatry 13:107–114

Straube E (1983 b) Kann die psychologisch-physiologische Grundlagenforschung einen Beitrag zur Therapie- und Prognoseforschung leisten? In: Brenner HD, Rey ER, Stramke WG (Hrsg) Empirische Schizophrenie-Forschung. Huber, Bern S 37–58

Strauss JS, Carpenter WT (1983) What is schizophrenia? Schiz Bull 9:7–11

Strauss ME, Lew MF, Coyle JT, Tune LE (1985) Psychopharmacologic and clinical correlates of attention in chronic schizophrenia. Am J Psychiatry 142:497–499

Stroebel C (1967) Behavioral aspects of circadian rhythms. In: Zubin J, Hund HF (eds) Comparative psychopathology. Grune & Straton, New York

Struve FA (1977) EEG findings detected in routine screening of psychiatric patients. Clin Electroencephalogr 8:47–50

Süllwold L (1971) Die frühen Symptome der Schizophrenie unter lernpsychologischem Aspekt. In: Huber G (Hrsg) Ätiologie der Schizophrenien. Bestandsaufnahme und Zukunftsperspektiven. Schattauer, Stuttgart

Süllwold L (1977) Symptome schizophrener Erkrankungen. Uncharakteristische Basisstörungen. Monographien aus dem Gesamtgebiete der Psychiatrie, Bd 13. Springer, Berlin Heidelberg New York

Süllwold L (1980) Zur Phänomenologie und Bedeutung des unmittelbaren Konfigurationsgedächtnisses. Z Exp Angew Psychol 26:26–43

Süllwold L (1983) Schizophrenie. Kohlhammer, Stuttgart Berlin

Survillo WW (1975 a) The electroencephalogram in the prediction of human reaction time during growth and development. Biol Psychol 3:79–90

Survillo WW (1975 b) Reaction time variability, periodicities in reaction time distributions and the EEG gating-signal hypothesis. Biol Psychol 3:247:261

Tani G, Yoshii N (1970) Efficiency of verbal learning during sleep as related to the EEG patterns. Brain Res 17:277–285

Tanji J, Evarts EV (1976) Anticipatory activity of motor cortex neurons in relation to direction of an intended movement. J Neurophysiol 39:1062–1068

Teasdale JD, Fennell MJV (1982) Immediate effects on depression of cognitive therapy interventions. Cogn Ther Res 6:343–351

Teasdale JD, Russel ML (1985) Differential effects of induced mood on recall of positive negative and neutral words. Br J Clin Psychol 58:138–146

Tecce JJ, Cole JO (1976) The distraction-arousal hypothesis, CNV, and schizophrenia. In: Mostofsky DI (ed) Behavior control and modification of physiological activity. Prentice-Hall, Englewood Cliffs, N. J., pp 220–278

Thompson LW, Obrist WD (1963) EEG correlates of verbal learning and over-learning. Electroencephalogr Clin Neurophysiol 16:332–342

Thompson LW, Thompson VD (1965) Comparison of EEG changes in learning and over-learning of nonsense syllabes. Psychol Rev 16:339–344

Tighe TJ, Leaton RN (1976) Habituation: Perspectives from child development, animal behavior, and neurophysiology. Lawrence Erlbaum, Hillsdale, N.J.

Timsit-Berthier M, Mantanus H, Ansseau M, Doumont A, Legros JJ (1983) Methodological problems raised by contingent negative variations interpretation in psychopathological conditions. Adv Biol Psychiatry 13:80–92

Traupman K (1975) Effects of categorization and imagery on recognition and recall by process and reactive schizophrenics. J Abnorm Psychol 84:307–314

Tucker DM (1981) Lateral brain function, emotion, and conceptualization. Psychol Bull 89:19–46

Tucker DM (1983) Asymmetries of activation and arousal in psychopathology. Adv Biol Psychiatry 13:19–25

Turpin G (1983) Unconditioned reflexes and the autonomic nervous system. In: Siddle D (ed) Orienting and habituation: Perspectives in human research. Wiley, New York, pp 1–70

Underwood G (1979) Memory systems and conscious processes. In: Underwood G, Stevens R (eds) Aspects of consciousness, Vol 1. Academic Press, London pp 91–122

Ursin H (1978) Activation, coping and psychosomatics. In: Ursin H, Baade E, Levine S (eds) Psychobiology of stress: A study of coping men. Academic Press, New York, pp 38–52

Ursin R (1980) Deactivation, sleep and serotonergic functions. In: Koukkou M, Lehmann D, Angst J (eds) Functional states of the brain: Their determinants. Elsevier, Amsterdam, pp 163–174

Vacca L, Kemali D, Marciano F, Celani T, Pierro C (1980) Quantitative EEG analysis in schizophrenics and depressed patients. Adv Biol Psychiatry 4:111–118

Vanderwolf CH, Kramis R, Gillespie LA, Bland BH (1975) Hippocampal rhythmical slow activity and neocortical low voltage activity: Relations to behavior. In: Isaacson RL, Pribram KH (eds) The hippocampus: A comprehensive treatise. Plenum, New York pp 101–128

Vanderwolf CH, Robinson TE (1981) Reticulo-cortical activity and behavior: A critique of the arousal theory and a new synthesis. Behav Brain Sci 4:459–514

Van Winsum W, Segreant J, Geuze R (1984) The functional significance of event-related desynchronization of alpha rhythm in attentional and activating tasks. Electroencephalogr Clin Neurophysiol 58:519–524

Velden M (1978) Some necessary revisions of the neuronal model concepts of the orienting response. Psychophysiology 15:181–185

Venables PH (1973) Input regulation and psychopathology. In: Hammer M, Salzinger K, Sutton S (eds) Psychopathology. Contributions from the social, behavioral and biological sciences. Wiley, New York, pp 261–284

Venables PH, Christie MJ (eds) (1975) Research in psychophysiology. Wiley, London

Venables PH (1966) Psychophysiological aspects of schizophrenia. Br J Med Psychol 39:289–312

Verleger R, Cohen R (1978) Effects of certainty, modality shift and guess outcome on evoked potentials and reaction time in chronic schizophrenics. Psychol Med 8:81–89

Vogel E (1970) The genetic basis of the normal human electroencephalogram. Humangenetik 10:91–114

Vogel W, Broverman DM, Klaiber EL (1968) EEG and mental abilities. Electroencephalogr Clin Neurophysiol 24:166–175

Volavka J, Matousek M, Roubicek J (1966) EEG frequency analysis in schizophrenia. Acta Psychiatr Scand 42:237–245

Von der Heydt R, Peterhans E, Baumgartner G (1985) Illusory contours and cortical neuron responses. Science 224:1260–1262

Walter WG (1953) The living brain. Norton, New York
Warren JM, Akert K (eds) (1964) The frontal granular cortex and behavior. McGraw-Hill, New York
Warren LR, Peltz L, Haueter ES (1976) Patterns of EEG alpha during word processing and relations to recall. Brain Lang 3:283–291
Watt NF, Fryer JH, Lewine RRJ, Prentky RA (1979) Toward longitudinal conceptions of psychiatric disorder. In: Maher BA (ed) Progress in experimental personality research, Vol 9. Academic Press, New York, pp 199–283
Webb WB, Cartwright RD (1978) Sleep and dreams. Ann Rev Psychol 29:223–252
Weber A (1984) Automatische Syndromerkennung in der Psychiatrie. Enke, Stuttgart
Weingartner H (1978) Human state-dependent learning. In: Ho BT, Richards DW, Chute DL (eds) Drug discriminatian and state-dependent learning. Academic Press, New York, pp 361–382
Whalen RE, Neal GS (1984) Biological motivation. Ann Rev Psychol 35:257–276
Whitton JL, Moldofsky H, Lue F (1978) EEG frequency patterns associated with hallucinations in schizophrenia and "creativity" in normals. Biol Psychiatry 13:123–133
Wickelgren WA (1981) Human learning and memory. Ann Rev Psychol 32:21–52
Wikler A (1954) Clinical and electroencephalographic studies on the effects of mescaline, N-allylnormorphine and morphine in man. J Nerv Ment Dis 120:157–175
Wilder J (1950) The law of initial values. Psychosom Med 12:392:402
Williams HL (1973) Information processing during sleep. In: Koella WP, Levine P (eds) Sleep. Karger, Basel, pp 36–43
Wimmer H, Perner J (1979) Kognitions-Psychologie. Kohlhammer, Stuttgart
Wing JK (1978) Social influences on the course of schizophrenia. In: Wynne LC, Cromwell RL, Mathysse S (eds) The nature of schizophrenia. Wiley, New York, pp 599–616
Winter JC (1974) Hallucinogens as discriminative stimuli. Fed Proc 33:1825–1832
Woggon B (1979) Untersuchung zur Validität der übergeordneten AMP-Skalen durch Vergleich mit der Hamilton-Depressions-Skala, BPRS, IMPS. Int Pharmacopsychiat 14:338–349
Woggon B (1980) Veränderungen der psychopathologischen Symptomatik während 20tägiger antidepressiver oder neuroleptischer Behandlung. Psychiatr Clin (Basel) 13:150–164
Woggon B (1983) Prognose der Psychopharmakotherapie. Klinische Untersuchung zur Voraussagbarkeit des Kurzzeittherapieerfolges von Neuroleptika und Antidepressiva. Enke, Stuttgart
Woggon B, Baumann U (1983) Multimethodological approach in psychiatric predictor research. Pharmacopsychiatria 16:175–178
Woggon B, Baumann U, Angst J (1978) Interrater-Reliabilität von AMP-Syndromen. Arch Psychiatr Nervenkr 225:73–85
Wolpe J (1952) Experimental neurosis as learned behavior. Br J Psychol 43:243–268
Yingling CD (1980) Cognition, action and mechanisms of EEG asymmetry. In: Pfurtscheller G, Buser P, Lopes da Silva FH (eds) Rhythmic EEG activities and cortical functioning. Elsevier, Amsterdam, pp 79–90
Yoshii N, Hasegawa Y, Yamazaki H (1959) Electroencephalographic study of defensive conditioned reflex in dog. Folia Psychiatr Neurol Jap 13:320–367
Zahn TP, Carpenter WT, McGlashan TH (1981) Autonomic nervous system activity in acute schizophrenia. II: Relationship to short term prognosis and clinical state. Arch Gen Psychiatry 38:260–266
Zubin J (1975) Problems of attention in schizophrenia. In: Kietzman M, Sutton S, Zubin J (eds) Experimental approaches to psychopathology. Academic Press, New York, pp 139–166
Zubin J, Spring B (1977) Vulnerability – A new view of schizophrenia. J Abnorm Psychol 86:103–126
Zubin J, Steinhauer SR (1981) How to break the logjam in schizophrenia. A look beyond genetics. J Nerv Ment Dis 169:477–496
Zubin J, Steinhauer SR, van Kammen DP (1985) Schizophrenia at the crossroads: A blueprint for the 80s, Comprehensive Psychiatry 26: 217–240

Sachverzeichnis